CLEMENS G. ARVAY

Der Heilungscode der Natur

GOLDMANN

Buch

Stehen vor Ihrem Fenster Bäume? Das statistische Risiko, an Zivilisationskrankheiten zu erkranken, verringert sich damit deutlich im Vergleich zu Stadtbewohnern ohne Berührungspunkte zu Grünflächen. Auch der Kontakt mit Tieren aktiviert nachweislich das menschliche Immunsystem und führt zu erhöhter Oxytocin-Ausschüttung. Und dass Spaziergänge im Wald das körpereigene Verjüngungshormon DHEA ankurbeln, ist ebenso wissenschaftlich belegt.

Der Biologe Clemens G. Arvay führt auf Basis aktueller Studien und eigener Forschungen den Beweis: Die Natur ist das beste Heilmittel bei vielen Krankheiten. Die tiefgreifende Verbindung zwischen Menschen, Pflanzen und Tieren untersucht Arvay bis hin zu ihrem Ursprung und leitet aus den dabei gewonnenen Erkenntnissen eine Medizin der Zukunft ab, in der wir Menschen wieder als das verstanden werden, was wir sind: als Naturwesen, untrennbar verbunden mit natürlichen Lebensräumen.

Autor

Clemens G. Arvay war ein Diplom-Ingenieur, Biologe und Sachbuchautor. Er studierte Landschaftsökologie und angewandte Pflanzenwissenschaften in Wien und Graz. Arvay beschäftigte sich mit der Beziehung zwischen Mensch und Natur, wobei er die gesundheitsfördernden Effekte des Kontakts mit Pflanzen, Tieren und Landschaften in den Mittelpunkt rückte. Ökologisch produzierte Lebensmittel sowie die Kritik an der Wirtschaftsweise großer Lebensmittelkonzerne war ein weiterer Themenschwerpunkt des Autors. Clemens G. Arvay hat zahlreiche Bücher verfasst, darunter den Bestseller »Der Biophilia-Effekt«.

Von Clemens Arvay ist bei Goldmann außerdem erschienen:
Biophilia in der Stadt. Wie wir die Heilkraft der Natur in unsere Städte bringen
Mit den Bäumen wachsen wir in den Himmel. Autistische Kinder mit der Heilkraft des Waldes fördern

Clemens G. Arvay

Der Heilungscode der Natur

Die verborgenen Kräfte von Pflanzen und Tieren entdecken

GOLDMANN

Sollte diese Publikation Links auf Webseiten Dritter enthalten, so übernehmen wir für deren Inhalte keine Haftung, da wir uns diese nicht zu eigen machen, sondern lediglich auf deren Stand zum Zeitpunkt der Erstveröffentlichung verweisen.

Hinweis:
Da Sachbücher ein besonders hohes Maß an Übersichtlichkeit und Lesbarkeit beanspruchen, wurde beim Verfassen des vorliegenden Buches weitgehend auf geschlechtsneutrale Formulierungen verzichtet. Sofern es aus dem Kontext nicht anders hervorgeht, sind stets Frauen sowie Männer gleichermaßen gemeint und angesprochen.

MIX
Papier | Fördert gute Waldnutzung
FSC® C014496

Penguin Random House Verlagsgruppe FSC® N001967

7. Auflage
Taschenbuchausgabe April 2018
Wilhelm Goldmann Verlag, München,
in der Penguin Random House Verlagsgruppe GmbH,
Neumarkter Str. 28, 81673 München

Lektorat: Ralf Lay, Mönchengladbach
Umschlaggestaltung: UNO Werbeagentur, München, nach einer Idee von Stephan Heering, Berlin, unter Verwendung eines Fotos von Bidouze Stephanel/123rf.de
Satz: Satzwerk Huber, Germering
KF · Herstellung: kw
Druck und Einband: GGP Media GmbH, Pößneck
Printed in Germany
ISBN: 978-3-442-15945-1

www.goldmann-verlag.de

»Alle Lebensvorgänge, von einer Zelle bis hin zum Zusammenleben von Menschheit und Natur, sind stets äußerst ineinander verzahnt. Alle Teile greifen ineinander.«

Hermann Haken[1]

Inhalt

Vorwort

Natur und Gesundheit – ein Thema für das neue Jahrtausend

Bücher über Heilkunde sind oft auf eine ältere Zielgruppe fokussiert. Es gibt aber gute Gründe, auch die Jüngeren anzusprechen, die einen neuen Zugang zu offenen Fragen ermöglichen und die Zukunft unserer Gesellschaft entscheidend mitgestalten werden. In den 1980er und 1990er-Jahren wurden die sogenannten »Millennials« geboren, auch als »Generation Y« bekannt. »Y« wird im Englischen ausgesprochen wie *why*. Tatsächlich stellen die Millennials (aber nicht nur sie) so ziemlich alles Bestehende infrage: Muss unser Lebensstil der Umwelt schaden? Ist das, was die Wissenschaft an Wissen schafft, wirklich alles?

Henry David Thoreau (1817–1862) gab die Antworten durch das Konstrukt *simplicity*: Ein naturnahes, unabhängiges Leben als Gegenentwurf zu einer von künstlichen Bedürfnissen beherrschten Gesellschaft bringt den Menschen dem tatsächlichen Leben näher.

Die Millennials sind für den Schutz natürlicher Lebensräume sensibilisiert und kennen die Defizite einer rein technologischen, rationalistischen Sicht auf die Natur. Daher sind sie besonders offen für die zunehmend evidenzbasierten Erkenntnisse der positiven Wirkung der Natur auf den Menschen. Clemens G. Arvay, geboren 1980, gehört zum ältesten Jahrgang der Millennials. Aber auch die *middle agers* und Ältere kennen das Problem: Die Welt ist nicht nur ökonomisch erschöpft. Die Zerstörung der natürlichen Lebensgrundlagen ist mindestens ebenso alarmierend.

Arvay zeigt auf, wie eng die Gesundheit des Einzelnen und der Gesellschaft mit der Gesundheit des Planeten zusammenhängt. Vorrangig geht es in diesem Buch um umfassende Erklärungen, *wie* der Naturkontakt auf unsere Organe und Zellen wirkt. Der Autor beleuchtet auch unser Verhältnis zu Tieren und zeigt, wie Begegnungen zwischen Mensch und Tier nachgewiesene medizinische und therapeutische Wirkungen entfalten.

Arvay vertieft hier die grundlegenden Erkenntnisse aus seinem Buch *Der Biophilia-Effekt*, in dem es vor allem darum ging, die heilenden Kräfte des Waldes durch praxisnahe Übungen für uns erfahrbar zu machen. Er legt zahlreiche neue Belege für die umfassendsten Wirkungsspektren der Natur dar und stellt die Heilkräfte von Pflanzen und Tieren auf eine solide wissenschaftliche Basis. Als Biologe macht er deutlich, dass die »grüne Wissenschaft« eine wichtige Rolle bei der Entwicklung medizinischer Vorbeugemaßnahmen und Behandlungen spielt. Auch wir haben diese Erkenntnisse an unserer Hochschule umgesetzt, etwa um für Patienten aus dem benachbarten Geriatriezentrum durch Gartentherapie eine Verbesserung ihrer Lebenssituation herbeizuführen. Die Erfolge zeigen, dass dies der richtige Weg ist, um die Ressourcen der Natur zum Wohle aller zu erleben.

Ich wünsche Ihnen, dass Sie bei der Lektüre dieses interessanten Buches viele neue und nützliche Erkenntnisse gewinnen und Anregungen finden, wie Sie im verantwortungsvollen Umgang mit der heilenden Kraft der Pflanzen und Tiere in erheblichem

Maße zur Erhaltung oder Wiederherstellung Ihrer Gesundheit beitragen können.

Dr. Thomas Haase
Rektor der Hochschule für Agrar- und Umweltpädagogik
Wien, im Februar 2016

Einleitung

Was Sie in diesem Buch erwartet

Ich »entführe« Sie im Laufe dieses Buches auf eine Reise bis zurück zur ersten lebenden Zelle der Erde, um unsere tiefgreifende Verbindung mit den Pflanzen und den Tieren zu erforschen und aus diesen Erkenntnissen eine Medizin der Zukunft zu entwickeln, in der wir Menschen wieder als das betrachtet werden, was wir sind: als Naturwesen, untrennbar von unseren natürlichen Lebensräumen. Der Mensch endet nicht an seiner Hautoberfläche!

Diese Wissenschaft bezeichne ich zunächst als »Mensch-Natur-Medizin«, aber im Laufe des Buches werden wir einen passenderen Begriff dafür finden. Wir beginnen unsere Betrachtungen mit einigen verblüffenden Erkenntnissen der modernen Forschung. Wussten Sie, dass allein der Anblick eines Baumes die Selbstheilungskräfte des Menschen aktiviert und dass mehr Bäume in Großstädten für die Stadtbewohner eine messbare Verjüngungskur von einigen Jahren bedeuten würden? Der Kontakt zu einem freundlichen Tier stärkt nachweislich unser Immunsystem und unterstützt sogar schwerkranke Menschen bei der Regeneration. An manchen Kliniken werden Hunde, Katzen, Meerschweinchen und Kaninchen bereits als »Therapeuten« beschäftigt – mit großem Erfolg! Natürlich werden wir auch Wildtieren auf heil- same Art begegnen.

War Ihnen bekannt, dass Sie im Wald einen Cocktail aus bioaktiven Pflanzenstoffen einatmen, der unsere Abwehrkräfte so sehr stärkt, dass sogar die internationale Krebsforschung auf die Substanzen der Bäume aufmerksam wurde? Sie werden dabei erfahren, was diese Stoffe mit der »Sprache« der Pflanzen zu tun haben.

Die Mensch-Natur-Medizin ist alles andere als Esoterik. Sie ist der Schlüssel für bessere medizinische Behandlungen, weil sie den Menschen mit all seinen über Äonen gewachsenen Verbindungen mit Pflanzen, Tieren und Ökosystemen betrachtet. So können wir Krankheiten besser verstehen, uns vor ihnen schützen und sie effektiver therapieren. Wir lernen dabei auch unsere eigene Spezies und unsere Verwandtschaft mit den Tieren besser kennen, die uns ähnlicher sind, als es vielen von uns bisher bewusst war. Moderne Erkenntnisse der Biologie beweisen, dass sogar in unserem Gehirn und unserem Nervensystem Mechanismen am Werk sind, die uns beim Aufbau echter Freundschaften und Beziehungen zu Tieren unterstützen. Aus diesen biochemischen Zusammenhängen resultieren auch die positiven Wirkungen, die der Kontakt zu Tieren auf unsere Gesundheit hat – und übrigens umgekehrt auch auf die Tiere, sofern wir sie würdevoll behandeln. Die kommenden Kapitel liefern deswegen auch Argumente, den gesellschaftlichen Umgang mit Tieren neu zu überdenken.

Alles in diesem Buch dreht sich um wissenschaftliche Erklärungen für die verborgenen Kräfte von Pflanzen und Tieren, die unsere Gesundheit gewährleisten, wenn wir uns ihnen öffnen. Wir erkunden die Heilwirkungen der Natur bis in unsere Organe und tief in unsere Zellen. So werden wir zum Beispiel auch sehen, wie es unser Nervenkostüm bewerkstelligt, sogar die Symbolsprache der Natur und bloße Sinnesreize aus der Welt der Pflanzen und Tiere ins Organische zu übersetzen.

In diesem Sinne lade ich Sie jetzt auf unsere Erkundungen der Mensch-Natur-Medizin ein. Unsere Reise wird uns noch bis zum Urknall zurückführen.

Kapitel 1

Das Geheimnis der Bäume

Was haben Bäume mit unserer Gesundheit zu tun?

Als ich an diesem Buch schrieb, lag mein kleiner Sohn Jonas im Krankenhaus, und ich war als Begleitperson an seiner Seite. Wir teilten uns ein Zimmer an der Universitätsklinik für Kinder- und Jugendheilkunde in meiner früheren Heimatstadt Graz im Süden Österreichs. Die stationäre Behandlung dauerte mehrere Wochen und war mit zahlreichen Strapazen für den kleinen Patienten verbunden, der damals erst siebzehn Monate alt war. Phasenweise wurde ihm täglich in den Finger gestochen, um Blut abzunehmen, in der Nacht hing er oft stundenlang an Infusionen oder war über Leitungen mit medizinischen Geräten verbunden. Der lange Krankenhausaufenthalt und die stete Ungewissheit, wie lange es noch dauern würde, zehrten an meinen ebenso wie an seinen Kräften. Doch im Umfeld der Klinik gab es etwas, was unsere Stimmung immer wieder aufhellte und uns half, den Mut nicht zu verlieren: Es war ein ausgedehnter Wald. Die Kinderklinik, die direkt am Waldrand lag, war regelrecht in die Waldlandschaft eingebettet.

Jeden Tag, wenn wir durch das Portal im Erdgeschoss ins Freie gingen, fing Jonas in seinem Kinderwagen an, voller Vorfreude mit den Beinen zu zappeln und zu lachen. Wir hatten bereits zu Beginn des Aufenthalts einen schmalen Pfad im Wald entdeckt, der abseits der Hauptwege lag. An der ersten Wegbiegung empfing uns eine alte Buche mit einem dicken silbergrauen Stamm. Immer wenn wir dort vorbeikamen, ließ Jonas seine Augen den Stamm hinaufgleiten. Über unseren Köpfen breitete die Buche ihre Äste und Zweige zu einer mächtigen Krone aus. Es war Herbst, und das Laubkleid leuchtete in intensiven Tönen von Rot und Gelb. Wir streiften durch das Dickicht und pflückten die letzten Beeren des Jahres von rankenden, dornigen Gewächsen. Wir beobachteten Rehe und Eichhörnchen. Einmal sahen wir sogar einen Fuchs.

Ich war beeindruckt davon, wie dieser Wald jeden Tag aufs Neue eine Faszination auf den kleinen Jungen ausübte, sodass er sogar nach strapaziösen Erlebnissen im Krankenhaus lauthals lachend und ausgelassen mit mir in der Natur unterwegs sein konnte. Ich bin mir sicher, dass die regelmäßigen Auszeiten im Wald meinem Sohn dabei halfen, Abstand vom Klinikalltag zu gewinnen, belastende Erlebnisse leichter zu verarbeiten und dadurch seine Psyche vor tiefer gehenden Schäden zu bewahren.

Dieselbe Wirkung verspürte ich an mir selbst. Aus dem Wald kehrte ich jedes Mal mit neuer Kraft zurück. In einem Krankenhaus umgeben von Betonschluchten und ohne Grünflächen wäre es uns mit Sicherheit weniger gut ergangen. Andere Patienten, die ich im Wald traf, berichteten von demselben wohltuenden Effekt, den sie dort erlebten. Auch die Krankenschwestern, Ärzte und Psychologen nutzten den Wald in ihren Pausen oder nach der Arbeit, um Abstand von ihrem oft belastenden Beruf zu gewinnen. Eine Onkologin, die tagtäglich krebskranke Kinder behandelt, erzählte mir, dass ihr abendliche Waldspaziergänge nach getaner Arbeit häufig dabei halfen, »mit meinen eigenen Gefühlen der Traurigkeit umzugehen, die genauso zu meinem Beruf gehören wie Glücksgefühle nach erfolgreichen Therapien«.

Sogar für Patienten, die das Krankenhaus nicht verlassen können, ist die Umgebung von großer Bedeutung. Die Umweltpsychologin Rachel Kaplan an der Universität von Michigan stellte in einer wissenschaftlichen Untersuchung fest, dass selbst kurze Blicke aus dem Fenster auf Bäume oder Grünflächen in Stresssituationen entlastend und erholsam wirken. Auch dieses Phänomen erlebte ich im Krankenhaus am eigenen Leib. Aus dem Zimmer meines Sohnes konnten wir durch das Fenster über das Kronendach des Waldes sehen. Immer wieder erhaschte ich einen wohltuenden Blick hinaus, was mir die Gelegenheit dazu gab, für Augenblicke aus dem turbulenten Leben in der Klinik »auszusteigen« und durchzuatmen. Damit waren auch Gefühle der Vorfreude auf unseren nächsten Freigang ins Grüne verbunden. Das ausgedehnte Blätterdach des Waldes symbolisierte für mich »die Welt da draußen«, die Perspektive, den Krankenhausalltag wieder hinter mir lassen zu können. Eine Hausmauer hätte das keinesfalls bewirkt.

Den Vergleich zwischen Bäumen und Hausmauern in der Nähe von Krankenhäusern stellten Wissenschaftler bereits vor mehr als dreißig Jahren an. Im April 1984 wurden in *Science*, einer der bekanntesten naturwissenschaftlichen Fachjournale der Erde, die Ergebnisse einer klinischen Studie veröffentlicht, die Forscher über mehrere Jahre hinweg an einer Vielzahl von Patienten durchgeführt hatten. Der Gesundheitswissenschaftler Roger Ulrich, der als Professor an schwedischen sowie US-amerikanischen Universitäten lehrt und forscht, erbrachte gemeinsam mit seinen Mitarbeitern den Nachweis, dass allein der Ausblick aus dem Krankenhausfenster Einfluss auf die Heilung nimmt. Die Ärzte führten an allen Patienten eine standardisierte Gallenblasenoperation durch. Die Behandlung und die Unterbringung waren bei allen identisch. Nur ein einziger Faktor wurde immer wieder geändert: Ein Teil der Patienten konnte aus dem Fenster auf einen Baum blicken – Professor Ulrich sprach salopp von der »Baumgruppe«. Der andere Teil sah durch das Krankenhausfenster nichts anderes als eine Hausmauer. Die Ergebnisse sprachen für sich. Die Patienten aus der Baumgruppe konnten schneller wieder nach Hause gehen als diejenigen aus der Hausmauergruppe, da die Wundheilung und die allgemeine Regeneration beschleunigt waren. Sie benötigten signifikant weniger Schmerzmittel und auch schwächere Wirkstoffe.[2] Schließlich gab es bei der Baumgruppe sogar weniger postoperative Komplikationen, wobei Ulrich, wie er in *Science* ausführte, diesen Effekt eher als sekundär betrachtete und auf die schwächere Schmerzmedikation mit weniger Nebenwirkungen zurückführte.

Während ich an der Seite meines Sohnes im Krankenhaus war, kam mir diese Studie immer wieder in den Sinn, und ich war froh, dass wir aus dem Fenster nicht nur auf einen Baum, sondern gleich auf einen ganzen Wald blicken konnten.

Die Art, wie Professor Ulrich seine Untersuchungen anlegte, entspricht einer Forschungsmethode mit Vergleichsgruppen, die bei klinischen Studien häufig zum Einsatz kommt. Dabei teilen die Wissenschaftler ihre Patienten in Gruppen ein. Sie ändern nur einen einzelnen Faktor in jeder Gruppe, in diesem Fall »Baum« oder »Hausmauer«. Die Wirkungen dieser Variablen standen auf dem Prüfstand. Ansonsten waren alle Zimmer identisch ausgestattet. Ulrichs Teilnehmer hatten keine Ahnung davon, dass der Baum oder die Ziegelwand vor ihren Fenstern Teil eines Experiments waren. Das heißt, sie waren »blind« für diese Variablen. Dann verglichen die Forscher die beiden Gruppen im Durchschnitt miteinander. Welche Veränderungen bewirkt der Baum? Was passiert ohne Baum? Was ändert sich durch die Hausmauer? In Ulrichs Experiment wussten auch die behandelnden Ärzte nicht, dass die Bäume und Mauern vor dem Fenster eine Bedeutung hatten. Auch sie waren also »blind« dafür. Das nennt man »Doppelblindstudie«. Auf diese Weise ließ sich ausschließen, dass die bloße Erwartungshaltung der Patienten einen unbewussten Einfluss auf ihren Heilungsverlauf nahm oder dass die Ärzte sich wegen ihrer eigenen Erwartungen versehentlich gegenüber den Baumpatienten anders verhielten als gegenüber den Hausmauerpatienten.

Solche Doppelblindstudien sind der *Gold-Standard* in der medizinischen Forschung. Sie werden auch bei der Erprobung von Medikamenten eingesetzt. Jedes Medikament muss mit einem Placebo ohne Wirkstoff verglichen werden, und weder die Ärzte noch die Patienten wissen meistens, in welcher Pille ein Wirkstoff steckt und in welcher nicht. Wie Ulrichs Studie zeigte, lässt sich auch der Einfluss von Pflanzen auf die Gesundheit des Menschen anhand solcher Vergleichsstudien feststellen. Gruppenvergleiche werden in diesem Buch noch eine wichtige Rolle spielen, wenn wir die wissenschaftlichen Hintergründe der Mensch-Natur-Medizin näher beleuchten.

Die Forschung hat seit Ulrichs Baumstudien viele weitere Belege erbracht, aus denen hervorgeht, dass Bäume eine überraschend positive Wirkung auf unsere Gesundheit haben, die weit über den bloßen »Wohlfühleffekt« hinausgeht. Der Medizinprofessor Qing Li von der Nippon Medical School in Tokio analysierte gemeinsam mit seinem Forschungsteam statistische Gesundheitsdaten der japanischen Bevölkerung und kam zu dem eindeutigen Ergebnis, dass in Waldgebieten signifikant weniger Menschen an Krebs sterben als in unbewaldeten oder gerodeten

Gebieten. In diese Studie bezogen die Wissenschaftler alle Präfekturen Japans mit ein.[3]

Dieses Vorgehen ist gänzlich anders als bei klinischen Doppelblindstudien. Qing Li und seine Kollegen wendeten ein Verfahren der sogenannten »Epidemiologie« an. Das ist die statistische Untersuchung des Gesundheitszustandes von großen Bevölkerungsgruppen, bei der die Wissenschaftler ihre »Patienten« nicht direkt untersuchen, sondern auf Datenbanken zurückgreifen. So können sie sehr große Teile der Bevölkerung erfassen und miteinander vergleichen. Durch komplexe statistische Verfahren müssen sie dafür sorgen, dass die Variable »Waldgebiet« im Zentrum steht. Epidemiologen greifen auf Daten der Gesundheitsämter und Krankenkassen zurück – natürlich anonym. Wie oft besucht eine Person den Arzt oder muss ins Krankenhaus? Welche Erkrankungen treten auf? Welche Medikamente muss jemand nehmen? Qing Li und sein Team konnten auf diese Weise die Häufigkeit von Krebs mit der Vegetation in Verbindung bringen. Weil sie das gesamte Land mit einbezogen, steht fest, dass sowohl in der Stadt als auch auf dem Land die Bewaldung das Risiko senkt, an Krebs zu sterben. Epidemiologische Verfahren eignen sich vorzüglich, um die Heilkräfte der Natur an großen Bevölkerungsgruppen zu überprüfen. Sie sind in der Gesundheitswissenschaft weit verbreitet und wissenschaftlich anerkannt.

Marc Berman, Umwelt- und Neuropsychologe an der Universität von Chicago, ging noch einen Schritt weiter. Er wertete nicht nur Gesundheitsdaten aus, sondern kombinierte sie mit Satellitenbildern und Baumkartierungen aus Kanadas größter Metropole Toronto. An dieser aufwändigen epidemiologischen Untersuchung war ein großes Team beteiligt. Dabei stellte sich heraus, dass sich der Gesundheitsstatus der Stadtbewohner in dem Maß verbessert, in dem die Anzahl der Bäume rund um ihren Lebensmittelpunkt zunimmt. Berman bewies: Je mehr Bäume in der Nähe eines Menschen wachsen, desto geringer ist seine statistische Gefahr, an Herz-Kreislauf-Erkrankungen, Diabetes, Bluthochdruck und anderen typischen »Zivilisationskrankheiten« zu leiden. In diese Studie wurden Parks und Grünflächen noch gar nicht mit einbezogen. Die Gesundheitseffekte waren nur auf solche Bäume zurückzuführen, die sich in das städtische Straßenbild Torontos einfügten, also auf Alleebäume, Gehölze am Straßenrand und kleine Bauminseln im Großstadtverkehr. Marc Berman und sein Team erfassten 500 000 Stadtbäume. Sie verglichen die medizinischen Effekte dieser Bäume auch mit anderen Einflüssen auf unsere Gesundheit. Dabei wurde das Potenzial der Bäume erst so richtig sichtbar. Für den durchschnittlichen Großstadtbewohner, so Berman und Mitarbeiter, hätten zehn zusätzliche Bäume rund um den Wohnblock eine Gesundheitswirkung, die einer Verjüngungskur um sieben Jahre entspricht.

Die heilsamen Wirkungen der Natur sind also keinesfalls auf Wälder beschränkt, sondern können auch in Großstädten genutzt werden.

Die Studie wurde 2015 online durch das renommierte naturwissenschaftliche Fachjournal *Nature* veröffentlicht.[4] Faisal Moola, Professor für Waldökologie an der Universität von Toronto, zeigte sich im Interview mit der Stadtzeitung *The Star* sehr erfreut darüber, dass sich die gesundheitliche Bedeutung von Umweltfaktoren zum wiederholten Mal als sehr bedeutend herausgestellt hatte. Das sei bisher durch politische Entscheidungsträger unterschätzt worden. Er forderte mehr Bäume in Kanadas Großstädten. Glenn De Baeremaeker, Stadtrat in Toronto, sah die Baum-Studie als wegweisend, denn: »Es ist eine fast schon magische Lösung, und das für Peanuts.«

»Wir müssen das verstehen« – Bäume und Immunsystem

Versuchsleiter Marc Berman zeigte sich über die Ergebnisse ebenfalls begeistert und stellte Vermutungen über die möglichen Wirkungsweisen von Bäumen auf unsere Gesundheit an: »Ist es, weil Bäume die Luft reinigen? Ist es, weil sie die Leute dazu motivieren, hinauszugehen und mehr Sport zu treiben? Oder ist es die ästhetische Schönheit der Bäume? Wir müssen das verstehen.«[5]

Natürlich lag Marc Berman in der Interpretation seiner Studie nicht falsch, als er an die luftreinigende Wirkung der Bäume dachte. Die Motivation für mehr Bewegung unter freiem Himmel, die von grünen Elementen in der Stadt ausgeht, spielt sicher auch eine Rolle, und Bäume haben, wie fast jeder Mensch bestätigen würde, einen ästhetischen Wert. Doch das reicht alles nicht aus, um zu erklären, warum mehr Bäume in der Stadt uns um sieben Jahre jünger machen und vor häufigen Krankheiten schützen. Um das heilende Band zwischen Menschen und Bäumen zu *verstehen*, müssen wir zuerst mehr in Erfahrung bringen, wie zum Beispiel das, was Mediziner aus Tokio herausgefunden haben. Diese Erkenntnisse eröffnen völlig neue Ansätze und Denkrichtungen auf unserer Suche nach Erklärungen für die Heilwirkungen der Bäume. Ich nutze sie als Einstieg in unsere wissenschaftlichen Erkundungen der Heilkräfte der Natur.

In Japan stehen staatliche Mittel für die Erforschung der Mensch-Natur-Medizin zur Verfügung. Der japanische Staat finanziert auch aufwändige Studien mit teuren Untersuchungsmethoden, die über viele Jahre hinweg laufen. Ärzte integrieren den Kontakt mit der Natur in das therapeutische Angebot an öffentlichen Krankenhäusern, und Experten erforschen an medizinischen Universitäten die gesundheitlichen Aspekte der Bäume und Wälder.

Shinrin Yoku, das »Waldbaden«, blickt in Japan auf eine lange Tradition in der Volksmedizin zurück.[6] Die gleiche Tradition findet sich in Nord- und Südkorea und heißt dort *Sanrimyok*. Auch in der Traditionellen Chinesischen Medizin findet sich das alte Wissen über die Heilung aus der Natur. Zahlreiche Übungen aus dem *Chi Kung*, einer meditativen Bewegungslehre, die auch Elemente der Kampfkünste enthält, zielen darauf ab, »das Chi der Natur aufzunehmen«, wie traditionelle chinesische Mediziner es ausdrücken. Diese Übungen werden überwiegend im Wald oder auf Grünflächen mit Bäumen durchgeführt. Schon die Chi-Kung-Meister vergangener Zeiten wussten offensichtlich, dass die Natur nicht nur in Form pflanzlicher und mineralischer Arzneistoffe heilend auf uns einwirkt, sondern auch durch unser bloßes Anwesendsein im Grünen und über unsere Atmung. Die Aufnahme von »Chi der Natur« ist im *Chi Kung* stets mit intensiven Atembewegungen verbunden. Auch die Naturmediziner in Japan übersetzen den Begriff *Shinrin Yoku* nicht nur als »Waldbaden«, sondern oft als »Einatmen der Waldatmosphäre«. Das deutet darauf hin, dass in der Waldluft etwas enthalten sein muss, was beim Einatmen medizinisch auf uns einwirkt.

Im Jahr 2013 veröffentlichte Qing Li die Ergebnisse mehrerer Studien, die er in den Jahren zuvor gemeinsam mit japanischen, koreanischen und chinesischen Wissenschaftlern durchgeführt hatte. Die Forscher fanden heraus, dass der Aufenthalt in Wäldern zu Veränderungen im menschlichen Organismus führt, die über Blutproben und andere Verfahren deutlich messbar sind. An dieser Stelle greife ich zunächst nur eine dieser Veränderungen als Beispiel heraus, nämlich die Wirkung der Bäume auf das menschliche Immunsystem.

Qing Li und der Umweltmediziner Tomoyuki Kawada nahmen ihren Versuchspersonen vor und nach Besuchen in Wäldern

Blut ab. Dabei stellten sie fest, dass der Wald wichtige Bestandteile des menschlichen Immunsystems aktiviert und stärkt. Unser Immunsystem spricht schon auf kurze Waldspaziergänge an. Ein ganzer Tag in einem Waldgebiet führte bei den Versuchsteilnehmern im Schnitt zu einem Anstieg der natürlichen Killerzellen im Blut um fast 40 Prozent. Diese wichtigen Abwehrzellen waren nicht nur mehr geworden, sondern sie waren noch dazu deutlich aktiver als zuvor. Der Effekt hielt sieben Tage lang an. Nach zwei Tagen in einem Waldgebiet enthielt das Blut der Teilnehmer sogar doppelt so viele Killerzellen als vorher. In diesem Fall war der Effekt noch dreißig Tage später messbar.[7]

Der Begriff »natürliche Killerzellen« weckt nicht gerade die schönsten Assoziationen. Die kriegerischen Metaphern, mit denen Wissenschaftler die Abläufe in unserem Immunsystem beschreiben, lösen immer wieder Debatten darüber aus, ob eine solche Wortwahl gerechtfertigt ist. Können biologische Prozesse mit Kriegen verglichen werden? Da ist oft von »Waffen« die Rede, die unser Körper gegen Krankheitserreger als »Eindringlinge« sowie gegen Tumoren als »Feinde« einsetzt. Manche Wissenschaftler befürchten, dass es für Patienten belastend sein könnte, sich ihren Körper als Kriegsschauplatz vorzustellen. Andere meinen hingegen, das fördere sogar den »Kampfgeist« im Falle einer Erkrankung. Statistisch betrachtet, überleben Patienten mit der Mentalität des sogenannten *Fighting Spirit* eher schwere Krankheiten als Patienten, die sich als machtlos gegenüber der Erkrankung fühlen und resignieren.[8]

Die Wortwahl ist jedenfalls nicht allzu weit hergeholt. Die natürlichen Killerzellen, die der menschliche Organismus im Wald vermehrt produziert, sind dafür verantwortlich, Viren in unserem Körper unschädlich zu machen. Sie halten die Viren in Schach, bis genügend spezielle Antikörper gebildet wurden, die dann in der

Lage sind, alle Viren abzutöten. Außerdem rücken die natürlichen Killerzellen gegen gefährliche Körperzellen an, die zu bösartigen Tumoren entarten könnten. Sie halten uns also gesund und schützen uns vorsorglich vor Krebs beziehungsweise sind zur Heilung dieser Erkrankung unerlässlich.

Ein Blick auf die Art und Weise, wie natürliche Killerzellen gegen Viren und Tumorzellen vorgehen, lässt die kämpferische Wortwahl aus den Lehrbüchern der Immunologie noch plausibler erscheinen. Natürliche Killerzellen sind Teil unseres angeborenen Immunsystems; das heißt, es handelt sich nicht um spezielle Antikörper, die erst nach dem Kontakt mit einem bestimmten Virus entstehen und nur gegen dieses eine wirken – zum Beispiel gegen ein Grippevirus. Die natürlichen Killerzellen bilden sich im Knochenmark und sind bereits aktiv, wenn wir geboren werden. Sie begleiten uns unser ganzes Leben lang. Eine Killerzelle hat die Fähigkeit, an der Oberflächenstruktur einer Körperzelle zu erkennen, wenn diese in ihrem Inneren von einem Virus befallen wurde. Sie aktiviert dann ein Programm, das Immunologen als »Tötungsmechanismus« bezeichnen.[9] Da Viren aber nicht direkt angegriffen werden können, muss die ganze Körperzelle unschädlich gemacht werden. Viren schleusen nämlich ihr eigenes Erbgut in das der Zelle ein und bringen sie so dazu, sozusagen aus Versehen neue Viren zu produzieren. Die Killerzellen setzen mikroskopisch kleine Körnchen an der Oberfläche der befallenen Zelle ab. Diese Körnchen enthalten Eiweißstoffe, die in die Zelle eindringen und dort den natürlichen Zelltod einleiten. Sie zwingen die Zelle also zur Selbstzerstörung, und das bedeutet auch für die eingedrungenen Viren das Ende.

Exakt dasselbe stellen die natürlichen Killerzellen mit entartenden Zellen an, die in weiterer Folge zu Krebs führen würden und daher höchst gefährlich sind. Krebs beginnt immer mit einer Zelle, deren Zeit eigentlich gekommen wäre, die aber dennoch nicht abstirbt. Sie bildet weitere unsterbliche Zellen, die zu wuchern beginnen. Die Killerzellen helfen also nach, wenn eine Zelle nicht sterben will und somit ein Gesundheitsrisiko für den Menschen darstellt. Die Körnchen und Eiweißstoffe, welche die Killerzellen dazu benötigen, werden wegen ihrer Funktion auch »Anti-Krebs-Proteine« genannt.[10]

Qing Li und Tomoyuki Kawada fanden heraus, dass »Doktor Wald« nicht nur mehr und aktivere Killerzellen entstehen lässt, sondern auch die Bildung dieser Anti-Krebs-Proteine fördert. Die Versuchspersonen hatten nach ihren Waldaufenthalten signifikant mehr davon im Blut. Die Anwesenheit im Wald kann also unsere natürlichen Mechanismen unterstützen, die für die Abwehr gegenüber Viren zuständig sind und uns vor Krebserkrankungen schützen beziehungsweise gegen bestehende Tumoren antreten. Es steht fest, dass diese Wirkungen tatsächlich auf die Wälder zurückzuführen sind, denn an Vergleichsgruppen, die in städtischen Gebieten unterwegs waren, stellten die Wissenschaftler keine positiven Veränderungen fest. Die Teilnehmer betrieben keinen Sport im Wald, der die gesundheitsfördernde Wirkung hätte auslösen können, sondern die Versuchspersonen waren lediglich im Wald anwesend.

Bei solchen Studien dreht sich alles um Gruppenvergleiche, die ich bereits als Gold-Standard der medizinischen Forschung beschrieben habe. Eine Gruppe geht ins Grüne, die andere in die Stadt. Es gibt nur eine Einschränkung, wenn Wissenschaftler ihre Patienten direkt in die Natur schicken: Bei einem Baum vor dem Krankenhausfenster kann man verheimlichen, dass er die zentrale Rolle in dem Experiment spielt. Bei Feldstudien in der Natur ist es aber sehr schwierig, die Teilnehmer im Unklaren darüber zu lassen, worum es geht. Eine Doppelblindstudie, wie ich sie beschrieben habe, ist dann nicht möglich. Dennoch können Forscher vergleichbare Bedingungen zwischen der »Stadtgruppe« und der »Naturgruppe« schaffen und die wissenschaftlichen Ansprüche erfüllen. Alle Probanden müssen gleich lang unterwegs sein und sich auf vergleichbare Weise durch die Natur oder die Stadt bewegen. Meistens sorgen die Versuchsleiter sogar dafür, dass alle dasselbe essen. Der einzige Unterschied zwischen den verschiedenen Gruppen darf nur die Umgebung sein.

Durch Blutabnahmen in der Natur ist es möglich, Feldstudien mit Laboruntersuchungen zu kombinieren. Die natürlichen Killerzellen und die Anti-Krebs-Proteine des Immunsystems werden von Medizinern sehr oft als Messgrößen herangezogen. Sie gelten als aussagekräftig. Wir liegen also ganz im wissenschaftlichen Trend, wenn auch wir diese wichtigen Parameter unseres Immunsystems heranziehen, um die heilsame Wirkung der Natur zu belegen.

Eine begleitende Untersuchung ergab eine zusätzliche positive Beeinflussung des menschlichen Immunsystems durch Bäume. Unser Körper verfügt über eine Art »Erste-Hilfe-Zellen«, die dazu da sind, eindringende Krankheitserreger so schnell wie möglich anzugreifen, während andere Abwehrstoffe mobilisiert werden. Diese Ersthelfer werden »Neutrophilen« genannt und schwimmen im Blutstrom. Mithilfe klebriger Substanzen sind sie in der Lage, sich jederzeit blitzartig an die Innenwände der Blutgefäße zu heften und sich aus dem Blutstrom herauszuziehen, ohne weggespült zu werden. So verfehlen sie ihr Ziel nicht. Sie dringen ins Körpergewebe ein und fressen die Eindringlinge regelrecht auf, indem sie diese in sich aufnehmen und »verdauen«. Wir spüren und sehen diesen Prozess manchmal als Entzündung. Einige Substanzen, mit denen sich Erste-Hilfe-Zellen aus dem Blutstrom ziehen und Krankheitserreger auffressen, sind nach Aufenthalten im Wald vermehrt im Blut nachzuweisen.[11] Auch das sind handfeste Beweise für die Wirksamkeit der Mensch-Natur-Medizin.

Der Aufenthalt zwischen Bäumen stellt im Krankheitsfall keinen Ersatz für eine adäquate medizinische Behandlung dar, sondern eine komplementäre Maßnahme. Der Begriff »Komplementärmedizin« bedeutet, dass man gängige medizinische Therapien durch zusätzliche Behandlungen ergänzt, nicht aber, dass das eine in Konkurrenz mit dem anderen gestellt wird. Bei der Erforschung der Heilwirkungen der Bäume handelt es sich nichtsdestotrotz um eine Wissenschaft, die auf belegbare Fakten zurückgreifen kann. Waldmedizin ist also evidenzbasiert, wie es im modernen medizinischen Jargon genannt wird.

Bleiben wir zunächst noch bei den Wirkungen der Bäume auf das menschliche Immunsystem – bei den natürlichen Killerzellen, den Erste-Hilfe-Zellen und den Anti-Krebs-Proteinen. *Wodurch* werden diese im Wald gestärkt? Zur Beantwortung dieser wichtigsten aller Fragen machten sich gleich mehrere Teams aus Biologen, Medizinern und Psychologen in die schönsten Waldgebiete Japans auf, unter anderem auch in die Region Nagano, wo 1998 die XVIII. Olympischen Winterspiele stattfanden.

Von Baum zu Baum – und unsere Zellen lauschen mit

Ausgestattet mit Messinstrumenten, durchstreiften Tatsuro Ohira und Naoyuki Matsui vom Institut für Forstwirtschaft und Waldprodukte[12] in der japanischen Stadt Tsukuba die Wälder und dokumentierten genau, welche Substanzen in der Luft sie nachweisen konnten.

Wir alle wissen, wie aromatisch es unter Bäumen riecht. Die Düfte der Hölzer und Blätter, der Nadeln und Rinden sind jedoch weit mehr als bloß Gerüche in unserer Nase. Wenn wir uns darüber freuen, dass es »im Wald so gut riecht«, sind sich viele von uns im Alltag oft nicht darüber bewusst, dass die Bäume nicht einfach nur duften, sondern dass die aromatischen Substanzen eine ganz bestimmte Funktion erfüllen. Was uns als Duft in die Nase steigt, ist Teil der pflanzlichen Kommunikation.

Dass es unter Pflanzen einen Austausch von Informationen gibt, ist Biologen seit Jahrzehnten bekannt. In den Medien und in angesagten Büchern wird diese Erkenntnis oft als neu verkauft. Dann ist von den »sprechenden Bäumen« und den »flüsternden Farnen« die Rede, die miteinander »tuscheln«. Es soll sogar »schüchterne« Pflanzen geben, entnahm ich aus einem Pressebericht. Natürlich ist diese vermenschlichende Sprache nicht angebracht, denn Pflanzen sind ganz anders als wir. Sie haben sich im Stammbaum des Lebens vor sehr langer Zeit von uns und den Tieren getrennt und sind in ihrer Entwicklung völlig andere Wege gegangen. Die Pflanze ist »das gänzlich andere Wesen«, und genau das macht sie so faszinierend. Ich habe großen Respekt vor Pflanzen. Aber sie tuscheln nicht miteinander und sind auch nicht schüchtern oder vorlaut.

Fürs Erste halten wir fest: Bäume, Sträucher, andere Pflanzen sowie Pilze tauschen über gasförmige Substanzen Botschaften untereinander aus. Die Mikroorganismen im Boden tun das ebenfalls. Ein Wald stellt mit seiner Vielzahl unterschiedlicher Lebensformen, mit seiner Mannigfaltigkeit an miteinander verbundenen Organismen, einen Ort der regen Kommunikation dar. Das gilt übrigens für jeden natürlichen Lebensraum. Auch Wasserpflanzen, Algen, Korallen (die zu den Tieren zählen) und andere Meeresbewohner halten ihr Ökosystem durch den Austausch von Information aufrecht und senden ihre Botschaften sogar an die Meerestiere. Unzählige chemische Verbindungen, die Bedeutungen tragen, schwimmen im Meerwasser. Und genauso schwirren sie gasförmig in der Waldluft umher.

Sie alle gehören in die Stoffgruppe der *Terpene*. Mit deren Hilfe informieren Bäume und andere Pflanzen einander zum Beispiel über Schädlinge, von denen sie angegriffen werden. Sie können einander sogar Details über die anrückende Schädlingsarmee mitteilen, zum Beispiel über die Art der Schädlinge und die Stärke des Angriffs.

Pflanzen sind in der Lage, mittels Terpenen nützliche Insekten anzulocken, die dann als Gegenspieler der Schädlinge auftreten. Sie verwenden Terpene aber auch, um ihr Revier zu markieren und Konkurrenzpflanzen sowie Fressfeinden durch abschreckende Signale Einhalt zu gebieten. Pilze nutzen Terpene als Lockstoffe, damit ihre Geschlechtszellen den Weg zueinander finden. Auch die Duftstoffe der ätherischen Pflanzenöle sind Terpene. Wir werden gleich sehen, dass Mediziner inzwischen auch die Heilkräfte der Pflanzenöle bewiesen haben. Wir nehmen in der Natur aber bei Weitem nicht alle Terpene mit unserem Geruchssinn wahr. Viele bleiben ihm verborgen, nicht aber den Messgeräten der Wissenschaftler.

Die japanischen Waldforscher hatten rasch die Vermutung, dass die im Wald in hohen Mengen gemessenen Terpene für die gesundheitsfördernde Wirkung der Bäume auf uns Menschen ausschlaggebend sein könnten.[13] Um den Wahrheitsgehalt ihrer Hypothese zu prüfen, fassten die Forscher einen grandiosen Plan für ein Experiment.

Ein Team aus elf Wissenschaftlern der Nippon Medical School in Tokio isolierte eine Reihe verschiedener Terpene aus Waldbäumen. Sie wählten solche aus, die sie in der Waldluft besonders häufig gemessen hatten. Sie luden zahlreiche Versuchspersonen zu Übernachtungen in Hotels ein. Während des Schlafs reicherten sie die Luft in den Hotelzimmern für die Hälfte der Teilnehmer durch einen Zerstäuber mit den unterschiedlichen Terpenen an, ohne dass die Versuchspersonen etwas davon bemerkten. Die andere Hälfte schlief in unbehandelten Zimmern. Jeweils vor dem Schlafengehen sowie um sieben Uhr morgens nahmen die Wissenschaftler allen Personen Blut ab.

Das Ergebnis war bahnbrechend. Die Teilnehmer der »Baumgruppe«, die nachts Baum-Terpene eingeatmet hatten, wiesen am nächsten Tag eine deutliche Steigerung der Anzahl und Aktivität der natürlichen Killerzellen sowie einen erhöhten Gehalt der Anti-Krebs-Proteine im Blut auf.[14] Es traten also dieselben Wirkungen wie im Wald ein. Die Wirkung des Waldes war zwar wesentlich stärker, denn dort atmen wir eine reichhaltige Mischung aus Terpenen und anderen bioaktiven Substanzen ein. Die Wirkung der isolierten Terpene in den Hotels war dennoch signifikant. Bei den Teilnehmern, deren Zimmerluft nicht damit angereichert wurde, traten hingegen keine Veränderungen im Blut auf.

Dieses Experiment stellte eine ideale Doppelblindstudie dar. Durch die versteckten Zerstäuber in den Zimmern gelang es den Forschern, ihre Versuchspersonen in vollkommener Unwissenheit darüber zu belassen, dass sie nachts Terpene einatmeten. Sie hatten keine Ahnung, worum es ging: Placeboeffekt ausgeschlossen! Die Ärzte, die jeden Morgen das Blut abnahmen, wussten ebenfalls nichts davon, wer mit versteckten Terpenen behandelt wurde und wer nicht. Abgesehen davon sind die Messgeräte im Labor, mit denen Blutwerte erfasst werden, ohnehin zu 100 Prozent objektiv. Dieses ausgeklügelte Versuchsdesign zeigt, dass es möglich ist, die Mensch-Natur-Medizin mit höchster Präzision zu erforschen. Die Wissenschaftler verwandelten die Hotels in perfekte Labore.

Das nächste Puzzleteil: Parallel dazu legten die Waldmediziner in einem Labor Zellkulturen an, in denen sie menschliche Killerzellen mit verschiedenen Terpenen aus Waldbäumen behandelten. Siehe da: Auch in den Petrischalen sorgten die Substanzen der Bäume dafür, dass die natürlichen Killerzellen aktiver wurden und dass sich in ihrem Inneren der Gehalt an Anti-Krebs-Proteinen erhöhte.[15]

Es steht also seither fest, dass die gesundheitsfördernde Wirkung der Bäume unter anderem mit den Terpenen zusammenhängt, die Pflanzen bei der biochemischen Interaktion und Kommunikation mit anderen Lebewesen abgeben.[16] Zahlreiche Studien haben das nach den Gold-Standards der medizinischen Forschung bewiesen. Auch Wissenschaftler aus gänzlich anderen Forschungsrichtungen sicherten die Erkenntnisse der Waldmediziner von mehreren Seiten ab.

Die Krebsforscherin Roslin Thoppil von der US-amerikanischen Vanderbilt-Universität in Nashville sowie der Pharmazieprofessor Anupam Bishayee am Larkin-Institut für Gesundheitswissenschaften in Miami stießen völlig unabhängig von der Waldmedizin auf die Wirkung von Terpenen gegen bösartige Tumoren. Sie analysierten zahlreiche Laborexperimente von verschiedenen Forschungszentren der Erde und fassten die Ergebnisse zusammen. Dabei zeigte sich, dass Krebsforscher die Wirksamkeit von pflanzlichen Terpenen gegen Tumoren in Zellkulturen bereits vielfach belegt hatten.[17] Dass Terpene die natürlichen Killerzellen stärken und mehr davon entstehen lassen, wurde in den Laborexperimenten ebenfalls bestätigt.[18] Internationale Krebsforscher streben längst den Einsatz von Terpenen in der medizinischen Behandlung von Tumoren an. Die meisten dieser Wissenschaftler interessieren sich nicht direkt für Bäume. Ihre Ergebnisse stützen aber die Erkenntnisse der Waldmedizin. Die Erforschung der Heilkräfte aus der Natur ist ein stark interdisziplinär ausgerichtetes Projekt.

Es gibt noch eine weitere wichtige Überschneidung. Sowohl die Krebsforscher als auch die Waldmediziner identifizierten dieselben Terpene als die wirksamsten, nämlich die Limonene und die Pinene.[19] Beide Arten von Terpenen sind in Bäumen und anderen Pflanzen zu finden. Die Pinene werden unter anderem in den grünen Teilen der Nadelbäume wie zum Beispiel in Fichtennadeln gebildet, kommen aber auch im mediterranen Myrtenstrauch vor. Limonene sind unter anderem in Zitrusgewächsen sowie im Lavendel enthalten und werden von Fichten, Tannen und Kiefern abgegeben. Sie sind in hohen Konzentrationen ebenso in den ätherischen Ölen aus diesen Bäumen zu finden. Auch die Waldmedizin kam zu der Erkenntnis, dass Nadelbäume und immergrüne Gewächse am meisten sowie am stärksten wirksame Terpene abgeben. Das bedeutet allerdings nicht, dass Laubbäume wie Eichen und Buchen keine gesundheitsfördernden Terpene bildeten.

Die Übereinstimmungen sind von großer Bedeutung und eröffnen gänzlich neue, vielversprechende Wege in der Krebstherapie. Krebsforscher fanden heraus, dass die Limonene in Laborversuchen sage und schreibe 80 Prozent der Mammakarzinome zum Rückzug oder zum Verschwinden brachten.[20] Die Wirksamkeit verschiedener Terpene bei Krebs ist mannigfaltig belegt. Andere Terpene aus Pflanzen wirken zum Beispiel gegen Hautkrebs, Nieren- und Leberkrebs sowie weitere Tumoren.[21] Sie führen den Zelltod der Tumorzellen herbei und hemmen deren Aktivität. Die Wissenschaft verfolgt derzeit intensiv die Spur der Terpene, da sie als zukünftiges Heilmittel gegen Krebs infrage kommen.

Die höchste Konzentration der Terpene in der Waldluft finden wir, was wenig überraschend ist, im Sommer. Im Winter ist die Konzentration am niedrigsten, aber nicht bei null. Die Konzentration ist im Waldesinneren höher als am Waldrand, da dort die

Baumkronen dichter aneinanderstehen und gasförmige Substanzen besser zurückhalten. Nach einem Regen und bei Nebel ist die Luft besonders reich an Terpenen.

Der in Fachkreisen international renommierte Waldmediziner Qing Li leitete aus seinen Studienergebnissen der vergangenen Jahre eine konkrete Empfehlung ab: Verbringen Sie pro Monat zwei volle Tage in einem Waldgebiet und halten Sie sich dabei so lange wie möglich im Freien auf. So bleibt die Wirkung auf das Immunsystem einen Monat lang erhalten, bevor sie wieder aufgefrischt werden sollte. Für diesen Effekt ist es nicht Voraussetzung, im Wald Sport zu betreiben oder zu wandern. Wir nehmen die Terpene überwiegend beim Atmen über die Lunge auf, jedoch auch über die Haut, also schon allein durch unsere Anwesenheit. Die Substanzen der Bäume treten in unseren Blutkreislauf über und erreichen so unsere Organe und Zellen. Das limbische System in unserem Gehirn entschlüsselt sie darüber hinaus und reagiert auf Terpene mit der Ausschüttung von Neurotransmittern und Hormonen, die unsere Gesundheit fördern.[22] Damit werden wir uns noch im Detail befassen. Qing Li umschrieb die Waldmedizin als »natürliche Aromatherapie« und als »Entspannung und Erholung, während wir gasförmige organische Substanzen einatmen«.[23]

Menschen, die meine früheren Bücher gelesen haben, fragen mich manchmal, ob ich Bäume umarme. Nein, das tue ich nicht. Ich hätte kein grundsätzliches Problem damit, es ist einfach nicht meine Art. Es könnte aber sein, dass das Umarmen von Bäumen tatsächlich eine besondere gesundheitliche Wirkung entfaltet. Die Borke der Bäume ist nämlich eine der reichhaltigsten Quellen für Terpene. Wenn wir einen Baum umarmen, dann bewegen wir uns mit unseren Atmungsorganen und unserer Haut sehr nah an diese Quelle heran. Vielleicht haben Menschen, die Bäume umarmen, intuitiv gespürt, dass da »etwas« ist, was ihnen guttut. Bei Laubbäumen mitten im Winter, wenn diese keine Blätter mehr tragen, strömen die gasförmigen Terpene sogar fast ausschließlich aus der Borke. Ob unser Immunsystem beim Umarmen eines Baumes mit einer besonders effektiven Stärkung der Abwehrstoffe reagiert, hat allerdings bisher niemand untersucht. Diese Fragestellung würde sich für eine interessante Diplomarbeit für Biologen, Biochemiker oder Medizinwissenschaftler eignen.

Das Umarmen von Bäumen könnte auch über neurobiologische Mechanismen auf unsere Gesundheit wirken. In einem späteren Kapitel werde ich darauf eingehen, dass das menschliche Gehirn bei der Begegnung mit Tieren und Pflanzen auf ähnliche Weise reagiert wie bei der Begegnung mit einem geliebten Menschen. Es schüttet Bindungshormone aus, die bisher nur im Zusammenhang mit zwischenmenschlichen Beziehungen erforscht wurden. Diese Substanzen führen zu mehreren positiven Wirkungen in unserem Organismus. Erst jetzt findet die Wissenschaft heraus, dass diese besonderen Effekte der Begegnung und Bindung zwischen unterschiedlichen Spezies auf neurobiologischer Ebene ebenso funktionieren und eine vergleichbare Wirkung entfalten wie unter Menschen. Außerdem aktiviert der Kontakt zu Bäumen den Nerv der Ruhe, der sich durch seine Tätigkeit äußerst positiv auf unsere Organe auswirkt. Auch dazu komme ich an einer späteren Stelle noch.

Perspektivenwechsel

»Wir sind mit der überraschenden Tatsache konfrontiert, dass es sich beim Immunsystem um ein Sinnessystem handelt, das fähig ist wahrzunehmen, zu kommunizieren und zu handeln«, schrieb Joel Dimsdale, ein Pro-

fessor für Psychiatrie an der Universität von Kalifornien in San Diego.[24] Dabei bezog er sich auf neueste Erkenntnisse der Immunologie, die nahelegen, dass das menschliche Immunsystem – und natürlich auch das der Tiere und Pflanzen – in noch viel höherem Maße im Austausch mit der Umwelt steht, als bisher bekannt war. Unser »Sinnesorgan Immunsystem« kommuniziert aber nicht nur mit der Umwelt. Auch die Kommunikation zwischen Immunsystem, Hormonsystem, Nervensystem und anderen Organen des Körpers ist hochkomplex. Inzwischen ist es sogar bewiesen, dass es eine Kommunikation zwischen dem Immunsystem und den Darmbakterien gibt, die in uns leben und unsere Abwehrkräfte unterstützen. Durch moderne Verfahren lässt sich bereits verfolgen, wie sich psychische Vorgänge auf das Immunsystem und weiter auf die Organe auswirken. Ich werde später noch ausführlich darlegen, wie es unserem Organismus gelingt, sogar Sinnesreize aus der Natur, bei denen es sich nicht um Substanzen handelt, in die Sprache der Organe zu übersetzen.

Es ist auffällig, dass unser eigenes Immunsystem auf einige der Terpene in der Waldluft in ähnlicher Weise reagiert wie auch die Bäume selbst, nämlich mit einer Steigerung der Abwehrkräfte. Daraus zu schließen, dass unser kommunikationsfähiges Immunsystem die chemischen Wörter der Bäume verstehe, dass es also direkt mit den Bäumen kommuniziere, wäre zu weit gegriffen. Fest steht aber, dass es die Terpene in der Waldluft zu entschlüsseln weiß, dass es also in vorhersehbarer Weise auf sie reagiert. Wir können mit Sicherheit sagen, dass die Baum-Terpene nichts Neues für unser Immunsystem sind und dass es mit ihnen etwas anzufangen weiß. Es handelt sich um Heilungscodes aus der Natur. Das ist nicht überraschend. Eine Überraschung wäre es hingegen, wenn das menschliche Immunsystem mit Waldluft-Terpenen und anderen Naturstoffen *nichts* anfangen könnte.

Unser Immunsystem entwickelte sich über unvorstellbar lange Zeiträume. Es »evolvierte«, wie es im Jargon der Biologie heißt. Unter der Evolution verstehen Biologen einen fortwährenden Prozess der Anpassung von Lebewesen an ihre Umwelt. Evolution ist Veränderung. Dabei verändern sich auch die genetischen Merkmale, die bei der Fortpflanzung an die Nachkommen weitervererbt werden. Somit trägt jedes Lebewesen – ob Mensch, Pflanze, Pilz, Tier oder Einzeller – die gesamte Vergangenheit seiner Spezies in sich. Erstmals im 19. Jahrhundert von Charles Darwin formuliert, bietet die biologische Tatsache, dass sich Lebewesen evolutionär verändern und kontinuierlich an ihre Umwelt anpassen, eine plausible Erklärung für die enorme Artenvielfalt des Lebens. Das bedeutet auch, dass wir durch unser kollektives Verhalten und die Gestaltung unserer Umwelt in der Lage sind, die zukünftige biologische Entwicklung der menschlichen Art mitzugestalten.

Vertreter unserer Spezies *Homo sapiens* gibt es seit mindestens 100 000 Jahren, laut neuester Erkenntnisse vielleicht sogar schon seit 400 000 Jahren. In Israel wurden in einer Höhle fossile Zähne gefunden, die es auf dieses hohe Alter brachten. Humangenetische Untersuchungen haben ergeben, dass der frühe *Homo sapiens* im Osten des afrikanischen Kontinents aus einer relativ kleinen Bevölkerungsgruppe von 10 000 Menschen der Art *Homo erectus* hervorgegangen ist. Das menschliche Immunsystem ist natürlich nicht erst bei dem Übergang zwischen *Homo erectus* und *Homo sapiens* entstanden, sondern entwickelte sich kontinuierlich. Es lässt sich auf unsere Ururahnen und bis weit in die Geschichte der Säugetiere zurückverfolgen. Nicht nur unsere nächsten Verwandten, die Schimpansen, sondern auch viele andere Säugetiere, die aus unserem Stammbaum bereits vor Jahrmillionen abzweigten, weisen noch heute ähnlich funktionierende Immunsysteme auf wie wir.

Allein unsere Vorfahren aus den Gattungen *Homo* und *Australopithecus* bringen es auf eine Geschichte von vier Millionen Jahren auf der Erde. Unser Immunsystem entwickelte sich aus dem uralten Netzwerk des Lebens, mit dem es bis heute verbunden ist. Dazu gehören auch die Pflanzen und somit die Bäume. Es evolvierte *aus* der Natur, *in* der Natur und im Wechselspiel *mit* der Natur. Als kommunikationsfähiges Sinnessystem blickt das Immunsystem auf eine unvorstellbar lange Geschichte des biochemischen Austauschs mit Bäumen zurück. Salopp gesagt: Unser Immunsystem atmet seit Äonen Baum-Terpene, und die Vermutung liegt nahe, dass der Austausch mit bioaktiven Substanzen aus der Natur zu seinem ganzheitlichen Funktionieren notwendig ist. Wir sind also *funktional* mit der Natur verbunden und deswegen allein schon aus biochemischen Gründen von ihr untrennbar. Wie sich das entwickelt hat, wird im Laufe dieses Buches noch klarer werden.

Wir sind noch immer Teil des Netzwerks des Lebens. Diese Tatsache allein ist bereits ein guter Grund, die Perspektive zu wechseln. Anstatt zu sagen, der Kontakt zu Baum-Terpenen fördert unsere Gesundheit und lässt mehr natürliche Killerzellen und Anti-Krebs-Geschütze in unserem Körper entstehen, sollten wir uns die Frage stellen, ob es nicht andersherum ist: Die *Trennung* von natürlichen Ökosystemen, deren Teil wir sind, und somit auch die Trennung von den Baum-Terpenen führt dazu, dass wir *weniger* natürliche Killerzellen und *weniger* vor Krebs schützende Stoffe in uns tragen, als es unter natürlichen Bedingungen der Fall wäre. Nicht nur Umweltgifte und negative Einflüsse des modernen Lebens machen uns krank, sondern auch das Fehlen bioaktiver Substanzen aus der Pflanzenwelt, die unser Organismus benötigt, um gesund zu bleiben.

Die wissenschaftlichen Befunde können nur so interpretiert werden. Evolution ist immer ein Prozess der Anpassung an Umweltbedingungen, und unser Lebensraum, an den wir uns angepasst haben, besteht nicht aus Beton und Asphalt, sondern aus Erde, Bäumen, Sträuchern, Gräsern, Farnen, Pilzen, Flechten, Mikroorganismen und Tieren. Es ist ein organischer Lebensraum voll mit bioaktiven Pflanzenstoffen. Dort ist unser Immunsystem zu Hause. Die Trennung von diesen Substanzen führt zu einer Schwächung des Immunsystems im Vergleich zum natürlichen Zustand.

Ich rufe die Studien in Erinnerung, die ich zu Beginn dieses Kapitels wiedergegeben habe. Wissenschaftler von verschiedenen Universitäten der Welt – Mediziner, Biologen, Psychologen – stießen immer wieder auf den Zusammenhang zwischen Bäumen und Zivilisationskrankheiten. Mehr Bäume bedeuten ein geringeres Risiko für Herz-Kreislauf-Erkrankungen, Diabetes, Stoffwechselstörungen, Bluthochdruck und sogar Krebs. Der Vormarsch dieser Zivilisationskrankheiten liegt daher nicht nur an den schädlichen Einflüssen, denen wir zusätzlich ausgesetzt sind, sondern auch an dem Entzug von Naturstoffen. Diese Perspektive werde ich im Laufe des Buches noch weiter untermauern, und wir werden sehen, dass die Trennung von der Natur nicht nur für viele körperliche Krankheiten unserer Zeit verantwortlich ist, sondern auch für den Vormarsch der psychischen Erkrankungen.

Aus den bisherigen Erkenntnissen lässt sich noch eine weitere Konsequenz ableiten: Der menschliche Organismus endet nicht an den Außengrenzen des Körpers. Mit dieser Behauptung werden wir uns noch näher befassen.

Kurz & bündig
Die wichtigsten Inhalte dieses Kapitels in aller Kürze

Internationale Studien zeigen einen starken Zusammenhang zwischen der Anwesenheit von Bäumen und der menschlichen Gesundheit. Renommierte naturwissenschaftliche Fachjournale wie *Science* und *Nature* haben solche Belege bereits veröffentlicht. Schon der Blick aus dem Krankenhausfenster auf einen Baum aktiviert bei Patienten nach Operationen die Selbstheilungskräfte. Die Gefahr, an modernen Zivilisationskrankheiten zu leiden, sinkt mit der steigenden Anzahl an Bäumen rund um den Lebensmittelpunkt eines Menschen. Laut einer kanadischen Studie entspräche der Gesundheitseffekt von zehn zusätzlichen Bäumen rund um den Lebensmittelpunkt der Stadtbewohner von Toronto einer Verjüngungskur um sieben Jahre. Um diese immens positiven Wirkungen auf den Menschen zu ergründen, machten sich Wissenschaftler auf der ganzen Erde auf die Suche nach Erklärungen.

Dabei stellte sich unter anderem heraus, dass Bäume bei der pflanzlichen Kommunikation chemische »Wörter« abgeben, das sind Moleküle aus der Stoffgruppe der Terpene, die in der Welt der Pflanzen Bedeutungen tragen, ähnlich wie die Vokabeln der menschlichen Sprache. Unser Immunsystem, das nach jüngsten Erkenntnissen ein kommunikationsfähiges Sinnessystem ist, reagiert auf diese Substanzen mit einer signifikanten Steigerung der Abwehrkräfte und der vor Krebs schützenden Mechanismen.

Dass diese Wirkungen tatsächlich auf Baum-Terpene zurückzuführen sind, sicherten Wissenschaftler in begleitenden Laborexperimenten vielfach ab. Internationale Krebsforscher, die sonst nichts mit Bäumen zu tun haben, fanden unabhängig davon in Laborexperimenten heraus, dass Terpene aus Bäumen gegen Tumorzellen wirken. Diese Wissenschaftler unterstrichen sogar das pharmazeutische Potenzial pflanzlicher Terpene als hoch konzentrierte Chemotherapeutika in der zukünftigen Behandlung von Krebs.

Weil sich häufige Naturkontakte so positiv auf die menschliche Gesundheit auswirken, schlage ich einen Perspektivenwechsel vor. Unser Immunsystem wird durch Stoffe aus Bäumen nicht gestärkt, sondern wird umgekehrt durch die Trennung von diesen Stoffen im modernen Leben geschwächt. Aufenthalte in der Natur führen also nicht zu »mehr« Abwehrzellen, sondern bringen deren Zahl und Aktivität wieder auf ein natürliches Niveau. Das lässt sich auch evolutionär sehr gut nachvollziehen, da wir als Teil des Netzwerks des Lebens aus der Natur entstanden sind. Die bioaktiven Substanzen der Bäume sind dem Immunsystem nicht neu, sondern haben sich im Laufe der Evolution in seine Funktionsweise integriert. Der Vormarsch der Zivilisationskrankheiten wird nicht nur durch Umweltgifte verursacht, die hinzukommen, sondern auch durch die Trennung von Naturstoffen.

Kapitel 2

Evolution und Medizin

Die Geschichte meines Kniegelenks

Vor mehreren Jahren litt ich unter Schmerzen im linken Knie. Bei jedem Schritt verspürte ich ein äußerst unangenehmes »Schnappen« im Kniegelenk. Es fühlte sich so an, als würde dort eine Art Gummiband immer wieder ruckartig hinter meiner Kniescheibe hin- und herrutschen. Hinzu kamen ein Entzündungsschmerz und ein leises Knirschen, wann immer ich mich aus der Hocke aufrichtete.

Um den Ursachen für diese Beschwerden auf den Grund zu gehen, landete mein Knie in der Röhre eines Kernspintomografen, auch als Magnetresonanztomograf oder »MRT« bekannt. Unter lautem Rattern und bassähnlichem Klopfen strahlte das Gerät ein starkes Magnetfeld sowie elektromagnetische Radiowellen durch die Gelenkkapsel hindurch, um in Resonanz mit den inneren Strukturen meines Körpers, in diesem Fall meines Knies, zu treten. Da die Atome im menschlichen Körper auf solche Magnetfelder mit der Ausstrahlung elektromagnetischer Energie antworten, konnte das Gerät aus diesen Resonanzen ein Bild der Strukturen in meinem Knie aufbauen. Davon leitet sich der Begriff »Magnet*resonanz*« ab. Der Arzt interpretierte das Bild und kam zu dem Schluss, dass bei mir ein Einriss des Meniskus vorläge. Eine Operation sei unumgänglich, um die volle Belastbarkeit des Knies wiederherzustellen.

Mit den Bildern aus der Magnetresonanz begab ich mich zu einem ausgewiesenen Kniespezialisten, um eine zweite Meinung einzuholen. Auch dieser riet mir dringend zu einer Operation. Ohne Eingriff, so wurde mir versichert, käme es schon bald zu einer vollständigen Blockade des Kniegelenks. So etwas könne innerhalb eines Augenblicks auftreten. Wer möchte schon im Straßenverkehr oder während einer Wanderung von einem plötzlich blockierten Knie niedergestreckt werden? Ich vereinbarte mit dem Arzt einen Operationstermin.

Was dann im Krankenhaus geschah, hätte Teil einer Komödie sein können. Das Pflegepersonal brachte mich nach meiner Ankunft frühmorgens auf mein Zimmer. Die Anästhesistin führte mit mir ein Routinegespräch, während ich nur mehr mit einem locker sitzenden weißen Kittel bekleidet war. Im Operationssaal bereitete sich mein Operateur vor, um mich zu empfangen. Alle scharrten in den Startlöchern. Ein assistierender Arzt trug inzwischen eine Paste auf mein Knie auf, um die Körperhaare damit aufzulösen und schließlich mit einem Rasiermesser gründlich zu entfernen. Ich blickte von oben auf mein Knie. Die Haut wurde immer nackter. Erst jetzt wurde mir bildhaft und ungeschönt bewusst, was mir als Nächstes bevorstand. Der Operateur würde gleich nach der Rasur mindestens zwei Löcher in mein Kniegelenk bohren, um in die Gelenkkapsel einzudringen und an meinem Meniskus herumzuschneiden und zu schleifen. Ich sah mein unversehrtes Knie und stellte mir vor, wie es in wenigen Minuten aussehen würde. In mir regte sich Widerstand. Ich wollte aus diesem heilen Knie keinen zweifach durchbohrten Körperteil machen lassen.

»Es wird keine Knieoperation geben«, sagte ich. »Zumindest nicht an mir.« Ein Augenpaar blickte mich von unten überrascht an, die Rasur des Knies kam zum Stillstand. Weitere Augenpaare, nämlich die der Krankenschwestern, sahen mich ähnlich verdutzt von rundherum an. Die chirurgische Routine war durchbrochen. Damit hatte offenbar niemand gerechnet. Der Assistenzarzt stemmte sein Augenpaar in die Höhe und sagte, er müsse erst den Operateur holen. Völlig unbeeindruckt davon, dass das gesamte Operationsteam bereits versammelt war, sprang ich auf, schlüpfte aus dem weißen Kittel und packte meine Sachen zusammen.

Der Chirurg kam und versicherte mir noch einmal, dass es zu einer schlimmen Blockade meines Knies kommen werde, wenn ich der Operation nicht doch noch zustimme. Solche Worte haben Macht. Sie schaffen Angst und Verunsicherung, vor allem dann, wenn sie von einem der renommiertesten Knieexperten meines Heimatlandes Österreich ausgesprochen werden. Ich unterzeichnete dennoch die Erklärung, das Krankenhaus auf eigene Verantwortung verlassen zu wollen. Denn zumindest wusste ich mit Sicherheit, dass ich dieses Krankenhaus ansonsten mit zwei Löchern im Knie, einigen Packungen Schmerzmitteln im Gepäck und der Gefahr postoperativer Komplikationen wieder verlassen würde. Und weit und breit war kein Baum zu sehen, der dagegen hätte wirken können. Die angeblich zu erwartende Knieblockade war hingegen vorerst nichts anderes als eine Vorstellung. So kam es, dass ich mit meinem klappernden Knie noch am selben Tag durch das Kliniktor hinausschlenderte, mein Köfferchen in der Hand. Dabei atmete ich erleichtert auf.

Kurz darauf lag ich auf der Untersuchungsbank eines weiteren Orthopäden. Die erfahrenen Hände tasteten mein Knie ab, bewegten mein Kniegelenk und legten sich schließlich im Schoß des Arztes ineinander: »Mit dem Meniskus ist alles in Ordnung.«

Ich verwies auf die Ergebnisse der Magnetresonanz. Doch mein neuer Vertrauensarzt interessierte sich nicht für den Vorbefund. Er setzte ganz auf die guten alten Methoden des Tastens und der physikalischen Untersuchung, die in der Orthopädie lange Zeit beste Ergebnisse geliefert haben. Denn dabei könne ein Orthopäde durch Erfahrung treffsicher feststellen, sagte er, in welchem Zustand sich ein Meniskus befinde.

Die bewährte Methode hatte bei mir ergeben, dass ich einen sogenannten Scheibenmeniskus habe. Ein Blick auf die Bilder aus der Magnetresonanz bestätigte den Verdacht. Mein neuer Behandler interpretierte diese Aufnahme also völlig anders als seine Kollegen zuvor. Der Meniskus ist üblicherweise wie ein Hufeisen geformt. Der Bereich in der Mitte bleibt frei, damit sich die Knorpel des Kniegelenks darin bewegen können. Bei mir und manchen anderen Menschen ist der Meniskus eher wie eine Scheibe geformt. Die Aussparung in der Mitte ist nicht so stark ausgeprägt wie beim Durchschnitt der Menschheit. Dadurch kommt es beim Bewegen des Kniegelenks zu Reibungen der Knorpel am Meniskus. Der kann dabei immer wieder für einen Augenblick eingeklemmt werden, was sich als Schnappen im Kniegelenk bemerkbar macht. Über die Jahre kann der Meniskus in der Mitte auch etwas ausfransen, und das wird in der bildgebenden Diagnostik oft fälschlicherweise als Einriss gedeutet. Ein Scheibenmeniskus ist keine Erkrankung, sondern eine anatomische Spielweise der Natur. Zwar wird er oft chirurgisch therapiert, eine Operation wäre aber nur in seltenen Fällen wirklich notwendig, und wenn, dann hauptsächlich bei übergewichtigen Personen, zu denen ich nicht gehöre. Mein neuer Arzt empfahl mir, Rad zu fahren.

»Einfach nur Rad fahren?«, fragte ich.

»Ja, regelmäßiges Training stärkt die Kniemuskulatur und löst das Problem«, antwortete der Orthopäde.

Ich folgte dem Ratschlag, und binnen zwei Monaten waren sämtliche Beschwerden aus meinem Knie verschwunden. Ich empfand kein Schnappen mehr und kein Knirschen, kein Klappern und keinen Schmerz. Ohne medizinische Maßnahmen und vor allem ohne Operation war mein Problem gelöst. Daraus ist eine große Leidenschaft entstanden, die seit damals zu meinem Leben gehört, nämlich das Mountainbiking.

Das Radfahren ist durch die runden Bewegungen eine besonders kniefreundliche Sportart. Vor allem beim Fahren gegen mittlere Widerstände, also dann, wenn man sich anstrengt, ohne mit Gewalt in die Pedale zu treten, stärkt das Radfahren die Muskulatur, die das gesamte Knie durchzieht. Da es die Muskeln sind, die unsere Knorpel und Weichteile wie ein Korsett in Form sowie unseren Körper aufrecht halten, sind kräftige Muskeln auch in der Lage, das Kniegelenk von innen heraus zu stabilisieren.

Der Druck auf die Knieknorpel und den Meniskus – in meinem Fall auf den Scheibenmeniskus – nahm ab, und die Symptome verschwanden. Seither hatte ich nie mehr Probleme mit meinem Knie, und ich schließe jede Wette ab, dass ich nie eine Knieblockade erleiden werde, die mir von ärztlicher Seite vorausgesagt, ja regelrecht »garantiert« wurde. Hätte ich mich hingegen einer Operation unterzogen, hätte es zu Folgeschäden kommen können, da bei Meniskusoperationen Teile des Meniskus entfernt werden und die Durchbohrung der Gelenkkapseln außerdem Komplikationen nach sich ziehen kann.

Im Dezember 2013 veröffentlichte das *New England Journal of Medicine* die Ergebnisse eines klinischen Experiments einer finnischen Meniskus-Forschungsgruppe. Ein großes Team aus Medizinwissenschaftlern und Ärzten führte eine Studie durch, in der sie Patienten mit der Diagnose eines Meniskuseinrisses und entsprechenden Symptomen per Zufallsprinzip in zwei Gruppen einteilten. Beide Gruppen erhielten unter Lokalanästhesie eine Arthroskopie des Knies, also eine Gelenkspiegelung, bei der eine Kamera ins Kniegelenk eingeführt wurde. Dabei handelte es sich um eine Diagnosemaßnahme und nicht um eine therapeutische Behandlung. Bei der ersten Gruppe führten die Ärzte aber in diesem Zuge eine herkömmliche Meniskusoperation durch. Das geschah durch die Löcher, die schon bei der Spiegelung gemacht worden waren. Bei der Operation wurde Meniskusgewebe teilweise entfernt. Es handelte sich um einen standardisierten Eingriff, der häufig durchgeführt wird.

Die zweite Gruppe erhielt nach der Gelenkspiegelung lediglich eine Placebo-Operation. Diese Patienten wurden also getäuscht, indem man ihnen auf dem Monitor die Aufnahme der Knieoperation eines anderen Menschen vorspielte, während sie in dem Glauben waren, sie würden ihre eigene Meniskusoperation beobachten.

Wie nach solchen Eingriffen üblich, mussten alle Patienten danach für Wochen und Monate zur Physiotherapie. Die Wissenschaftler beobachteten den Heilungsverlauf ein ganzes Jahr lang. Wichtig war, dass die Forscher, die den Verlauf dokumentierten, nicht dieselben waren, die die Behandlungen durchgeführt hatten. Sie wussten nicht, welcher Patient tatsächlich und welcher nur zum Schein operiert worden war. Es handelte sich also um eine klassische Doppelblindstudie.

Das Ergebnis war verblüffend. Die Patienten, an denen die Operation tatsächlich durchgeführt wurde, erzielten keine besseren Ergebnisse als die Patienten nach der Pseudooperation. Für den Heilungserfolg war es also völlig irrelevant, ob der chirurgische Eingriff stattgefunden hatte oder nicht.[25]

Die Wissenschaftler führten den Erfolg der Pseudoeingriffe teilweise auf den Placeboeffekt zurück, also auf die Wirkung von

Scheinbehandlungen über psychische Mechanismen. Das Phänomen ist ein faszinierender Hinweis auf die Zusammenhänge zwischen körperlicher Gesundheit und psychischer Verfassung. Der Placeboeffekt wurde in der Vergangenheit durch viele Wissenschaftler vernachlässigt und rückt jetzt immer mehr in den Mittelpunkt medizinischer Forschung. Im Falle der finnischen Studie mit den Scheinoperationen ist aber davon auszugehen, dass die Genesung der Patienten mit oder ohne Operation vor allem auf die Physiotherapie zurückzuführen war, die alle Patienten absolvierten.

Einige Wissenschaftler kritisieren schon seit Längerem, dass es keinen eindeutigen Wirkungsnachweis für die Teilentfernung des Meniskus bei Kniebeschwerden gibt. Die Operation werde routinemäßig viel zu häufig durchgeführt. Studien führten sogar zu dem Ergebnis, dass zu den Spätfolgen von Meniskusoperationen Gelenkentzündungen gehören können. Diese negativen Konsequenzen der Operation treten oft erst fünfzehn oder zwanzig Jahre nach dem Eingriff auf.[26] Es gibt mit Sicherheit Fälle, in denen eine chirurgische Teilentfernung des Meniskus unumgänglich ist, doch es ist offensichtlich, dass dieser Eingriff auf die Liste der viel zu häufig durchgeführten Operationen gesetzt werden muss, von denen es zahlreiche weitere gibt.

Die Studie der finnischen Meniskusforscher zeigt, was ich aus eigener Erfahrung bestätigen kann: Natürliche Bewegung und Muskelaufbau sind der Weg zu gesunden Knien und helfen, bereits geschädigte Kniegelenke wieder zu stabilisieren. Bei mir waren das Mountainbiking und der Waldlauf die Rettung, bei den genannten Studienteilnehmern die Physiotherapie. Das menschliche Knie will »kniegerecht« behandelt werden. Asphalt und Beton sind nicht die richtige Umwelt dafür. Die harten Stöße verursachen Schäden an Gelenken und Knorpelgewebe. Dagegen nutzen spezielle Stoßdämpfer an den Sohlen, die der Markt zur Genüge bietet, nicht viel. Die meisten Menschen bewegen sich zu wenig und sitzen zu lange. Das moderne Knie führt zu wenige kniegerechte Bewegungen aus und verharrt viel zu viele Stunden pro Tag in der Sitzposition.

Auch meine eigenen Knieprobleme fingen in einer Lebensphase an, in der ich wenig Zeit für Ausflüge in die Natur oder für Sport zur Verfügung hatte. Ich arbeitete in dieser Zeit für ein Unternehmen, in dem es als selbstverständlich galt, fünfzig bis sechzig Stunden pro Woche in der Firma anwesend zu sein. Daneben nahm ich an einem Weiterbildungslehrgang teil. Ich führte ein Leben zwischen Schreibtisch, U-Bahn und Universitätsbibliothek.

Die Zusammenhänge zwischen dem modernen Stadt- sowie Berufsleben und dem Zustand des menschlichen Bewegungsapparats dürften nahezu jedem Menschen bewusst sein, und ich renne bei Ihnen bestimmt offene Türen ein. Umweltmediziner haben überzeugende Beweise dafür gesammelt, dass der menschliche Körper im Industriezeitalter ein ganz und gar nicht artgerechtes Dasein fristet und dadurch Schäden nimmt. Es fehlt allerdings die Umsetzung dieser Erkenntnisse in der medizinischen Praxis – und in der Gestaltung unserer Lebenswelt fehlt sie erst recht.

Um das menschliche Knie kniegerecht zu behandeln und zu therapieren, sollten wir nicht leichtfertig Löcher in Gelenkkapseln bohren und Körperteile ganz oder zum Teil entfernen, sondern stattdessen die Funktionsweise des Kniegelenks ganzheitlich verstehen und in unserem Leben sowie in der Therapie berücksichtigen. Dazu müssen wir einen Blick auf die Evolutionsgeschichte des Knies und auf seine natürliche Umwelt werfen.

Evolution von Krankheit und Gesundheit

Als ich anfing, mein Knie wieder kniegerecht zu behandeln, verschwanden meine Beschwerden. Nicht nur das Mountainbiking half, sondern auch das Wandern und Laufen über natürliches Gelände. Der weiche Waldboden war beim Jogging eine Wohltat unter meinen Füßen. Die Unebenheiten auf Wiesen, Waldwegen und Felsen, die meine Muskulatur ständig ausgleichen musste, trainierten auch die feinsten Muskelpartien meines Knies und bauten von innen Körperspannung und Stabilität auf. Das kniegerechte Leben in einer kniegerechten Umwelt war die beste Therapie. Die natürliche Umwelt des Knies ist, genau wie beim Immunsystem, die Welt der Pflanzen und Tiere, der Pilze und Wälder, der Wiesen und Felsen.

»Nichts in der Biologie ergibt einen Sinn, außer im Licht der Evolution.« Diese Worte stammen von dem Genetiker und Evolutionsbiologen Theodosius Dobzhansky, der 1900 in Nemirow – damals Teil des russischen Zarenreichs und heute in der Ukraine gelegen – geboren wurde und den größten Teil seines Lebens als Wissenschaftler in den Vereinigten Staaten von Amerika verbrachte. Dobzhansky prägte die moderne Evolutionsbiologie maßgeblich mit, indem er Gregor Mendels Gesetze der Vererbung mit der Lehre über die Evolution in Verbindung brachte. Wenn er sagte, dass nichts in der Biologie einen Sinn ergibt, außer im Lichte der Evolution, dann muss er damit auch die Krankheiten gemeint haben.

Die evolutionäre Geschichte unserer Spezies zu berücksichtigen ist ein zukunftsfähiger Ansatz in der Medizin. An Universitäten arbeiten Biologen und Medizinwissenschaftler daher gemeinsam an der sogenannten »evolutionären Medizin«. Im Alltag der meisten Ärzte spielt das evolutionäre Denken bisher noch keine

Rolle. Das wird sich in den nächsten Jahrzehnten mit Sicherheit ändern, denn die evolutionäre Medizin bietet uns die Chance, die Entstehung von Krankheiten in einem viel größeren Kontext und somit auch *besser* zu verstehen. Dabei geht es um weit mehr als bloß um solche banalen Erkenntnisse wie zum Beispiel, dass das Gehen auf Asphalt den Kniegelenken von Primaten wie dem Menschen, die aus Urwäldern und Savannen kommen, nicht guttut.

Ich erinnere noch einmal an das evolutionäre Alter der menschlichen Gattung. Der *Homo erectus* tauchte vor fast zwei Millionen Jahren auf der Weltbühne auf, und unsere eigene Art, der *Homo sapiens,* existiert auf der Erde seit 100 000 bis 400 000 Jahren. Die Unterart *Homo sapiens sapiens*, das ist die allermodernste Ausführung, der Sie und ich angehören, bringt es immerhin bereits auf 40 000 Jahre. Die meisten Krankheiten, mit denen wir es heute zu tun haben, entstanden hingegen frühestens vor 10 000 Jahren oder bedeutend später. Manche, wie zum Beispiel Aids, sind erst ein paar Jahrzehnte alt.

Mehr als die Hälfte der krankmachenden Viren und Bakterien, denen wir ausgeliefert sind, entwickelten sich, nachdem unsere Vorfahren sesshaft geworden waren und mit der Tierzucht begonnen hatten. Die Krankheitserreger gingen ursprünglich von Nutz- und Haustieren auf den Menschen über. Als in den Jahren 2009 und 2010 der Begriff »Schweinegrippe« in den internationalen Medien kursierte und überall auf der Erde Aufregung verursachte, dürften die wenigsten Menschen gewusst haben, dass selbst gewöhnliche Grippeviren einst von Schweinen auf unsere Vorfahren übertragen wurden. So gesehen war jede Grippeerkrankung schon immer eine »Schweinegrippe«. Die Pocken könnten nach dieser Logik als »Kamelvirus« benannt werden, denn sie gehen auf Kamele zurück. Nach demselben Muster wären die Masern die »Rinderkrankheit«, und Herpes könnte »Schimpansenfieber« genannt werden.

Als in den frühen 1980er-Jahren das humane Immundefizitvirus HIV, das Aids verursacht, entdeckt wurde, fanden Wissenschaftler einen Verwandten dieses Erregers zunächst in Hausschafen. Bald stellte sich heraus, dass unter den Primaten außer den Menschen auch die Makaken unter Symptomen leiden, die Aids sehr ähnlich sind. Heute gehen Molekularbiologen davon aus, dass der HIV-Erreger des Menschen von einem Virus aus nicht menschlichen Primaten in Zentral- und Westafrika abstammt. Es handelt sich um SIV, das sogenannte simiane Immundefizitvirus, also das »Affen-Immundefizit-Virus«. In den vergangenen Jahrzehnten mutierte HIV mehrmals, was die Suche nach einer Heilungsmethode sehr schwierig macht. Der Erreger entkommt den Medikamenten durch seine raschen Anpassungsleistungen zu schnell.[27] Wenn wir die Evolution des HI-Virus eines Tages besser verstehen, wird es uns auch gelingen, wirksame Mittel gegen diesen Erreger zu finden. Die evolutionäre Medizin wird mit großer Wahrscheinlichkeit der Schlüssel zur Heilung von Aids sein.

Macht uns die Trennung von der Natur krank?

Ob jemand weit-, kurz- oder normalsichtig ist, hängt mit der Länge des Augapfels zusammen. Ein zu kurzer Augapfel führt zu Weitsichtigkeit, ein zu langer zu Kurzsichtigkeit. In den »Industrieländern« nimmt die Kurzsichtigkeit rasant zu. Durch Vererbung allein lässt sich diese Zunahme nicht erklären. Wie Untersuchungen eindeutig belegt haben, hängt Kurzsichtigkeit damit zusammen, dass viele von uns zu wenig unter freiem Himmel unterwegs sind.

Das menschliche Auge entwickelt seine endgültige Form schrittweise im Laufe der Kindheit, um ein korrektes Sehen zu ermöglichen. Dieser Prozess kann bis zu zehn Jahre dauern, danach sind keine nennenswerten Anpassungen mehr zu erwarten. In den ersten Lebensjahren sind fast alle Kinder weitsichtig, weil der Augapfel von vorn nach hinten gemessen noch zu kurz ist. Die Weitsichtigkeit wird aber in den meisten Fällen durch die Linse ausgeglichen, die bei Kindern elastischer ist als bei Erwachsenen. Das Auge nähert sich allmählich durch Wachstum an das korrekte Sehen an. Der Augapfel wächst in die Länge, bis das Auge normal sieht. Er tastet sich im Wechselspiel mit der Umwelt langsam an seine Form heran. Wie genau der menschliche Organismus diese grandiose Leistung bewerkstelligt, ist noch unklar.

Kurzsichtigkeit entsteht, wenn der Augapfel zu weit in die Länge wächst. Aus klinischen Studien wissen wir, dass natürliches Tageslicht ein zu starkes Längenwachstum des Augapfels eindämmt und so vor Kurzsichtigkeit schützt.[28] Hier bestätigt sich wieder die Regel, die wir bereits für das Immunsystem und das Knie aufgestellt haben. Der menschliche Organismus benötigt zum korrekten »Funktionieren« die Einflüsse seines natürlichen Lebensraums, also der Umwelt, in der er sich evolutionär über Äonen entwickelt hat.

Einer der Gründe für die rasende Zunahme von Kurzsichtigkeit ist also tatsächlich, dass nicht nur wir Erwachsenen, sondern bereits Kinder zu wenig Zeit im Freien verbringen und immer mehr Zeit in künstlich beleuchteten Räumen. Das ist keine Hypothese, sondern eine Tatsache, die auch dadurch gestützt wird, dass Kurzsichtigkeit in Städten noch häufiger auftritt als in ländlichen Regionen. In großen Metropolen wie Tokio sind fast 90 Prozent der Bewohner kurzsichtig. Der Schnitt für die Industrienationen liegt international bei etwa 35 Prozent, manche Statistiken geben sogar einen höheren Anteil an Kurzsichtigen an.

Nicht nur das Fehlen des natürlichen Tageslichts für unsere Augen ist für die Zunahme der Kurzsichtigkeit verantwortlich. Kinder und Erwachsene gehen auch zunehmend Alltagsbeschäftigungen nach, bei denen das Auge Naharbeit leisten muss. Das Lesen von Büchern ist dabei bestimmt das geringste Problem. Wir sitzen zu häufig am Computer, wo unser Auge durch den Bildschirm auf kurze Distanz stark beansprucht wird. Augenärzte empfehlen daher, während des Arbeitens am PC immer wieder aus dem Fenster auf entfernte Objekte zu blicken. Bäume bieten sich dazu ganz besonders an, denn ihr Anblick entfaltet heilsame Wirkungen, wie wir bereits wissen.

Weil sich das Auge in den ersten zehn Lebensjahren durch sein Längenwachstum an das richtige Sehen herantastet, sollten gerade Kinder möglichst wenig vor dem Computer sitzen und vermehrt im Freien spielen, wo Tageslicht auf ihr Auge trifft und wo sie immer wieder auf unterschiedliche Entfernungen fokussieren müssen. Auch das trainiert das Auge während der Wachstumsphase und gibt ihm die Möglichkeit, sein Wachstum durch die Interaktion mit der Umwelt ständig anzupassen. Naturerfahrung ist also allein schon für die Entwicklung der Augen unserer Kinder ein wichtiger Faktor. Derzeit findet jedoch eine Verlagerung von kindlichen Aktivitäten von draußen nach drinnen statt, und der Einsatz von Computern wird in Schulen immer früher gefördert und gefordert. Das ist eine klare Fehlentwicklung, die den Erkenntnissen der evolutionären Medizin widerspricht.

Die Tatsache, dass unsere Augen überhaupt einen Anpassungsprozess in der Kindheit durchlaufen müssen, hat ebenfalls evolutionäre Gründe. Im Lauf der Entwicklung des Lebens auf der Erde entstand das Auge im Tierreich viele Male. Wirbellose Weichtiere im Meer, wie zum Beispiel die Kraken und die Tintenfische, haben zwar ähnlich aufgebaute Augen wie wir, nämlich mit Linse,

Hornhaut und Glaskörper. Ihre Lichtrezeptoren sind aber dem Licht zugewandt. Das ist eine bessere Konstruktion als bei uns und allen anderen Wirbeltieren. Unsere Rezeptoren liegen, vereinfacht ausgedrückt, an der Rückseite der Netzhaut, also an der Seite, die dem Licht abgewandt ist. Das Licht muss die Blutgefäße und Nervenbahnen der Netzhaut passieren. Diese werfen Schatten, die unser Gehirn erst wegrechnen muss, damit ein störungsfreies Bild entsteht. Unser Auge ist also in gewisser Weise »verkehrt herum« eingebaut. Außerdem ist das besser konstruierte Auge von Krake, Tintenfisch & Co. evolutionär aus einer Einstülpung der Haut entstanden, während sich bei uns Wirbeltieren eine Ausstülpung des Zwischenhirns gebildet hat, aus der unser Auge geworden ist. Das Auge ist also ein Teil unseres Zentralnervensystems. Die spezielle Bauweise und die umgekehrte Lage der Lichtrezeptoren macht eine Einstellungsphase in den ersten Lebensjahren erforderlich.

Ein weiteres medizinisches Beispiel dafür, wie unsere evolutionäre Vergangenheit medizinisch relevant wird, ist die Fettleibigkeit. Haben Sie sich schon einmal gefragt, warum süße Kohlenhydrate wie Zucker so beliebt sind und weshalb zahlreiche Menschen gern fettig essen? Zucker und Fett scheinen bei vielen von uns einen geradezu unkontrollierbaren Drang nach mehr auszulösen. Eine gängige und einleuchtende Erklärung der Evolutionsbiologie besagt, dass energiereiche Nahrung für unsere Vorfahren in der Steinzeit Mangelware war. Es war überlebenswichtig, eine Vorliebe dafür zu entwickeln und das Geschmackserlebnis energiereicher Substanzen aktiv zu suchen. Zucker und Fett enthalten besonders viel Energie.

Heute leben wir im Zeitalter des Überflusses, in dem die Lebensmittelindustrie ihre kommerziellen Interessen verfolgt. Sie nutzt die archaischen Muster der Konsumenten ganz bewusst aus, um Profite zu machen. Insbesondere raffinierter Zucker und Fett können eine Art Suchtverhalten auslösen. Unser »Steinzeitorganismus« ist auf industrielle Lebensmittel einfach nicht eingestellt. Die für unsere Vorfahren nützliche Vorliebe für energiereiche Nahrung schlägt im Industriezeitalter völlig fehl. Die Folgen sind Übergewicht, Fettansammlung am Bauch, Bluthochdruck, Störungen des Fettstoffwechsels sowie Typ-2-Diabetes, auch als »Diabetes mellitus Typ 2« bekannt. Diese Zivilisationserkrankungen, die Mediziner als »Wohlstandssyndrom« zusammenfassen, sind ohne jeden Zweifel auf Ernährungsgewohnheiten zurückzuführen, die weit von den Gegebenheiten entfernt liegen, an die sich der menschliche Organismus einst angepasst hat. Hinzu kommt Bewegungsmangel als weiterer Risikofaktor. Unser Körper ist evolutionär auf regelmäßige Bewegung ausgelegt, nicht auf stundenlanges Sitzen und Stehen. Das Wohlstandssyndrom gilt in der Medizin als ein schwerwiegender Risikofaktor für Gefäßverkalkung und Herzinfarkt.

Studien der Mensch-Natur-Medizin haben ergeben, dass bereits leichte Bewegung und Spaziergänge im Wald zu einer signifikanten Senkung des Blutdrucks und bei Typ-2-Diabetes zu einer Senkung des Blutzuckerspiegels führen. Das Einatmen der Baum-Terpene fördert die Bildung körpereigener Herzschutzsubstanzen. An diesen Fällen wird abermals deutlich, dass neben schädigenden Einflüssen und Gewohnheiten, die heutzutage zusätzlich auf uns einwirken, auch das Fehlen von regelmäßigen Naturkontakten eine Rolle bei der Entstehung von Krankheiten spielt.[29]

Krebs begann mit LUCA

Da Theodosius Dobzhansky offensichtlich recht hatte und nichts in der Biologie einen Sinn ergibt, außer im Kontext der Evolution, und weil diese Erkenntnis auch für Krankheiten gilt, drängt sich die Frage auf, welche Erklärungen die evolutionäre Medizin für Erkrankungen wie Krebs zu bieten hat. Wie lässt sich die bedrohliche Entartung von Zellen zu Tumoren im Zusammenhang mit evolutionären Mechanismen verstehen?

Krebs existierte schon lange vor unserer Zeit. Wir wissen das durch einen Fund, den Paläobiologen machten. Das sind Wissenschaftler, die sich mit ausgestorbenen Arten aus längst vergangenen Zeitaltern befassen. Sie gruben einen fossilen Dinosaurierknochen mit einem versteinerten Tumor aus, der 150 Millionen Jahre alt war. Es muss also damals bereits Krebs gegeben haben, wobei sich nicht sagen lässt, wie häufig diese Erkrankung auftrat.

Das Potenzial, einen Tumor zu verursachen, dürfte in Zellen seit Anbeginn des Lebens angelegt sein. Gehen wir davon aus, dass das Leben auf der Erde, wie es die meisten Biologen annehmen, vor etwa vier Milliarden Jahren entstand. Damals tauchten die ersten Lebewesen auf unserem Planeten auf, über deren Ursprünge es bisher nur unbewiesene Hypothesen und wilde Spekulationen gibt. Mit hoher Wahrscheinlichkeit handelte es sich in diesen Urzeiten um einzellige Organismen, die im Wasser lebten. Biologen nennen die früheste aller Lebensformen »LUCA«. Dieses Akronym steht für *last universal common ancestor*. Die geschlechtslose, einzellige LUCA ist also unser aller »letzter universeller gemeinsamer Vorfahre«. Lassen wir für unsere Betrachtungen vorerst beiseite, dass manche Biologen es für möglich halten, LUCA sei beispielsweise durch einen Meteoriten aus einem anderen Teil des Weltalls auf die Erde transportiert worden. Das würde nichts daran ändern, dass alle Lebewesen der Erde – die Bäume, Sträucher und die übrigen Pflanzen, die Pilze und Bakterien sowie die Tiere und Menschen – auf eine Entfernung von einigen Milliarden Jahren mit LUCA verwandt sind. Ein bisschen etwas von ihr steckt daher in uns allen.

Die Urzeitzelle, die am Beginn der Evolution des Lebens steht, muss bereits über Erbgut verfügt haben und in der Lage gewesen sein, sich fortzupflanzen, also sich zu vervielfältigen. Einzeller verfügen über zwei Wege, sich zu vermehren. Einerseits können sie mit anderen Zellen verschmelzen. Das ist eine simple und sehr alte Form des Sex, die bereits nach demselben Prinzip funktioniert wie bei uns Menschen. Einzeller können sich zur Vermehrung aber auch ganz einfach teilen. Sie verdoppeln sich dabei nach dem Motto »Aus eins mach zwei«. Dazu brauchen sie keine weitere Zelle. Es ist der asexuelle Weg, die allerälteste Form der Vermehrung, zu der schon LUCA in der Lage gewesen sein muss. Die Nachkommen, die dabei entstehen, sind genetisch identisch mit der Zelle, aus der sie hervorgegangen sind. Sie sind Kopien davon. Das nennt man »vegetative Vermehrung«.

Wir Menschen sind mit der Gesamtheit unserer Körperzellen Nachfahren von LUCA. Folglich ist es nicht überraschend, dass unsere Zellen im Wesentlichen dieselbe vegetative Form der Vervielfältigung beherrschen, die wir von Einzellern kennen. Sie teilen sich und bringen während der gesamten Lebensspanne eines Menschen aus sich selbst heraus neue Zellen hervor. Dass die Nachkommen der Körperzellen in der Regel Kopien ihrer Mutterzellen sind, also Klone, entspricht genau ihrem Zweck. Aus einer Leberzelle muss wieder eine Leberzelle hervorgehen und aus einer Hautzelle eine Hautzelle. Auf diese Weise erneuert sich unser Körper am laufenden Band durch Zellteilung. Die Epidermis, das ist die äußerste Schicht der Haut, erneuert sich ungefähr alle vier Wochen vollständig. Die Zellen der Leber sind da schon wesentlich langsamer und benötigen 140 bis 400 Tage zur Erneuerung. Manche Zellen erneuern sich bei Erwachsenen überhaupt nicht mehr, zum Beispiel manche Typen von Nervenzellen.

Wenn sich Körperzellen regelmäßig erneuern, müssen die alten Zellen absterben und Platz machen. Aus diesem Grund verüben Körperzellen nach einer bestimmten Zeit Selbstmord. Weil dieser Freitod der Zelle genetisch festgeschrieben ist, sprechen wir vom »programmierten Zelltod«. Und an diesem Punkt wird es heikel, denn der wichtige programmierte Zelltod steht im Widerspruch zu den Urinteressen jeder Zelle, die existieren und sich verändern will. Die Evolution des Lebens basiert auf Änderungen des genetischen Programms. Eine winzige »Kopiermaschine« in lebendigen Zellen macht immer wieder Fehler beim Lesen und Schreiben dieses Programms. So kommt es zu Mutationen, also zu Veränderungen am Erbgut der Zelle. Diese Mutationen sind *einer* der Gründe, weshalb die Evolution überhaupt fortschreitet. Hätte die Urzelle LUCA, von der wir alle abstammen, immer nur perfekte und fehlerfreie Kopien von sich selbst angefertigt, gäbe es bis zum heutigen Tag auf der Erde keine andere Lebensform als sie. Vermutlich gäbe es gar kein Leben mehr, denn die Umweltbedingungen auf der Erde haben sich in vier Milliarden Jahren mehrfach dramatisch verändert, und die Lebensform LUCA hätte sich ohne Veränderung nicht an den Wandel ihres Lebensraums anpassen können. Mutationen, Verwandlung – das sind Triebwerke der Evolution, die in jeder Zelle wirken.

Eine Körperzelle kann durch Mutation unsterblich werden. Der programmierte Zelltod findet dann nicht mehr statt, und die Zelle teilt sich quicklebendig weiter. Da sie ihr verändertes Erbmaterial weitergibt, bringt sie neue Zellen hervor, die ebenfalls unsterblich sind. Die mutierten, unsterblichen Körperzellen sammeln sich an, statt den neuen Zellen Platz zu machen. Ein Tumor entsteht, der sich ausbreitet und in weiterer Folge die Organe des Körpers schädigen und zerstören kann. Das ist der Vorgang, den wir umgangssprachlich als »Entartung« von Zellen bezeichnen. Es ist nichts anderes als ein Evolutionsprozess der Zellen, die blind sind für das Befinden des Menschen, zu dem sie gehören. Folglich ist die evolutionäre Medizin mit ihrer Forschung von großer Bedeutung für die Weiterentwicklung der Therapien gegen Krebs.

An jedem Tag treten im Erbmaterial unserer Körperzellen noch dazu Tausende unterschiedliche Beschädigungen auf. Zum Beispiel greifen sogenannte »freie Radikale«, die bei chemischen Vorgängen im menschlichen Organismus entstehen, unser Erbgut an, das in Form der DNS (DNA) vorliegt. Freie Radikale sind extrem reaktionsfreudige Verbindungen, die auf der Suche nach einem chemischen Bindungspartner wie wild gewordene Frisbeescheiben durch unseren Körper flitzen und dabei sogar Bestandteile aus der DNS der Zellen herausreißen können. Auch diese Schäden können dazu führen, dass gefährliche Zellen entstehen. Wir verfügen deswegen über Reparaturmechanismen, die das beschädigte Erbmaterial wieder in Ordnung bringen. Schlägt die Reparatur fehl, kann es ebenfalls zur Ausbreitung der gefährlichen Zellen kommen.

Wir sehen also, dass es ein ständiger Akt der Balance ist, einen Organismus vor Krebs zu schützen, weil Krebs auf die Urkräfte des Lebens zurückgeht. Damit kein Tumor entsteht, müssen körpereigene Kräfte permanent wachsam sein und die grundlegenden Lebenskräfte der Zellen daran hindern, zu entgleisen und uns krank zu machen. Aus diesem Grund sprechen Mediziner und Biologen von der »Krebs-Lotterie«.[30] Neben genetischen Faktoren spielen in der »Krebs-Lotterie« die Umwelt sowie das Immunsystem eine wichtige Rolle. Umweltschadstoffe können unsere DNS zusätzlich schädigen. Die Reparaturmechanismen kommen mit der Arbeit dann nicht mehr nach, und das Krebsrisiko steigt an. Genauso schädlich ist eine unausgewogene Ernährung, die zum Beispiel das Entstehen freier Radikale begünstigen kann. Aus diesem Grund empfehlen Ernährungsmediziner die reichliche Aufnahme sekundärer Pflanzenstoffe aus Gemüse und Obst. Einige Pflanzenstoffe sind in der Lage, die Entstehung freier Radikale im Körper zu hemmen. Können Sie erraten, welche Pflanzenstoffe das sind? Fast alle vor Krebs schützenden Substanzen aus Obst und Gemüse gehören in die Gruppe der Terpene! Wir kennen diese Stoffgruppe bereits aus der Waldluft. Ein Beispiel dafür sind die Carotinoide. Das sind Terpene, die in gelbem und rotem Obst und Gemüse häufig vorkommen, wie etwa in Möhren, Tomaten, Kürbissen, Roten Beten, Pfirsichen, aber auch in Brokkoli, Spinat und so weiter.

Vor allem unser Immunsystem stellt einen entscheidenden Faktor im Spiel der Kräfte rund um Krebs dar. Ich habe bereits beschrieben, wie die natürlichen Killerzellen und die Anti-Krebs-Proteine gefährliche Zellen aufspüren und zum Selbstmord zwingen, und dass alle diese Abwehrstoffe durch das Einatmen von Baum-Terpenen aktiviert und vermehrt werden. Für unsere Gesundheit ist es beileibe nicht egal, ob die natürliche Umwelt der Erde intakt ist oder nicht. Das Verhältnis des Menschen zur Natur ist entscheidend für den Ausgang der »Krebs-Lotterie«. Funktionsfähige, saubere Ökosysteme weisen selbstverständlich weniger karzinogene Einflüsse auf als ein schadstoffbelasteter Planet, und wir können in ihnen mehr gesundheitsfördernde Pflanzenstoffe einatmen. Die Einflüsse der Natur lassen uns mit besseren Karten an der »Krebs-Lotterie« teilnehmen, weil sie die antikarzinogenen Mechanismen des Körpers stärken und zu einer natürlichen Funktion des Immunsystems beitragen. In der Sprache der Evolutionsbiologie können wir sagen: Die Entfremdung von der Natur erhöht die Fitness der potenziellen Krebszellen. Die Einflüsse ökologisch intakter Lebensräume stärken hingegen die Fitness der Abwehrzellen und anderer natürlicher Gegenspieler.

Wenngleich Krebs schon lange vor dem *Homo sapiens* existiert hat, zählt er beim Menschen seit dem 20. Jahrhundert zu einer der häufigsten Todesursachen. Im Tierreich ist das nicht der Fall. Krebs ist eine menschliche Zivilisationserkrankung des industriellen Zeitalters. Es sind auch evolutionäre Mechanismen, die Krebszellen dazu befähigen, resistent gegen Chemotherapeutika zu werden. Ähnlich wie Antibiotika bei Bakterien erhöhen Chemotherapeutika den künstlichen Selektionsdruck auf Tumorzellen. Mediziner setzen Zellgifte ein, welche die Tumorzellen abtöten. Zellen verfügen aber über winzig kleine Pumpen, mit denen sie Gifte wieder aus sich herauspumpen können. Manche Tumorzellen sind dabei schnell und effizient genug, um die Chemotherapie zu überleben. Das heißt, sie sind dagegen resistent. Wenn fast alle Krebszellen durch ein Chemotherapeutikum abgetötet werden außer den resistenten, können aus diesen noch hartnäckigere Tumoren entstehen, die lauter Kopien der resistenten Zellen enthalten. Die Behandlung eines solchen »Supertumors« ist mit einer stark verringerten Erfolgsaussicht verbunden. Die Krebstherapie der Zukunft muss also evolutionäre Erkenntnisse mit einbeziehen und »evolutionssichere« Behandlungsformen finden. Dazu ist es notwendig, vernetzt zu denken und den Menschen als das zu betrachten, was er ist, nämlich als ein Naturwesen, das aus dem Netzwerk des Lebens entstanden ist und sich niemals und unter gar keinen Umständen aus diesem Zusammenhang lösen kann. Eine Medizin, die das Mensch-Natur-Verhältnis ignoriert, kann in vielen Bereichen nie eine erfolgreiche Medizin werden.

Die »Evolutionsbrille« – Weg der Erkenntnis oder Irrweg?

Es ist modern, die Eigenschaften des Menschen durch die Evolution zu erklären. Dieser Trend geht weit über den menschlichen Körper und die Entstehung und Behandlung von Krebs hinaus. Zahlreiche populäre Bestsellerautoren kannten in den vergangenen Jahren für fast jedes Detail der menschlichen Kultur und des menschlichen Zusammenlebens eine evolutionäre Begründung. Frauen seien so und Männer so, weil sie in der Steinzeit dies oder jenes getan hätten. Manche Psychologen sparen bei ihren Interpretationen des menschlichen Verhaltens nicht mit ihrer schillernden Fantasie.

Wenn das menschliche Verhalten durch die evolutionäre Vergangenheit unserer Spezies erklärt wird, stellen sich vor allem Soziologen oft quer. Der Mensch sei ein Lernwesen, Verhalten sei daher erlernt und nicht biologisch angelegt. Die Soziologie bringt dafür auch Argumente vor. Während eines Kolloquiums unterhielten sich auf dem Podium die Soziologieprofessorin Helga Milz von der Universität Hamburg, der Professor für Verhaltensbiologie Kurt Kotrschal von der Universität Wien sowie andere Wissenschaftler miteinander.[31] Verhaltensbiologe Kotrschal sagte im Laufe des Gesprächs, dass Kultur ohne Biologie nicht möglich sei, dass also die Biologie des Menschen die *Grundlage* für unsere Kultur sei.

Daraufhin entgegnete die Soziologin Milz: »Ja, es gibt keine Kultur ohne lebende Menschen, insofern haben Sie recht. Aber die haben keine angeborenen Verhaltensweisen – das ist alles erlernt.«

Kotrschals kurze Antwort: »Jeder Mensch steckt in seiner Reaktionsnorm.«

Die Soziologin ging also davon aus, die einzige biologische Voraussetzung für Kultur sei die Tatsache, dass der Mensch ein lebendiges und somit biologisches Wesen sei. Menschliches Verhalten sei aber ausschließlich erlernt und nicht biologisch begründet. Der Verhaltensbiologe entgegnete, dass jeder Mensch sich in einer »Reaktionsnorm« bewege. Das bedeutet, jeder Mensch – und übrigens auch jedes Tier – eignet sich seine Verhaltensweisen zwar durch Lernen an, aber das geht nur innerhalb eines biologisch angelegten Rahmens. Die biologische Ausstattung ist demnach die Voraussetzung für ein bestimmtes Verhaltensrepertoire des Menschen. Und dieses wurde durch die evolutionäre Menschheitsgeschichte mit geprägt.

Der Diskurs zwischen den beiden Weltsichten der Soziologie und der Biologie ging weiter. Anke Prothmann, Kinderärztin an der Universitätsklinik München, schaltete sich ein: »Es gibt eine Studie, die mit drei Monate alten Säuglingen gemacht wurde und die Frage untersucht, welchen Bewegungsreizen sich die Säuglinge bevorzugt zuwenden. Und diese sind im Alter von drei Monaten in der Lage, biologische Bewegungen zu erkennen, und empfinden diese als attraktiver. Wie ist das gelernt?«

Die Soziologin Milz antwortete: »Es ist überlebenswichtig, das haben sie schon längst gelernt.«

Die Ärztin verwies daraufhin auf eigene Erfahrungen als Mutter. Ihr Sohn habe – daran gäbe es keinen Zweifel – bereits kurz nach seiner Geburt zwischen der mütterlichen Figur und beispielsweise einem Hund unterscheiden können. Ist das nicht ein Beweis dafür, dass es in Neugeborenen »programmiert« ist, ihre menschliche Mutter zu erkennen und von anderen Lebewesen zu unterscheiden? Immerhin war diese Unterscheidung schon in der Steinzeit extrem wichtig für das Überleben der Neugeborenen.

Die Soziologin Milz wiederholte ihr Argument: »Ja, aber das sagt nichts. Das ist alles erlernt.« Selbst so grundlegende Überlebensfunktionen wie das Erkennen der eigenen Mutter sollen, wenn es nach der Soziologin geht, also nicht biologisch festgelegt sein. Die Quintessenz dieser Behauptung ist: Menschen haben keine Instinkte, nur Tiere haben so etwas.

Der Verhaltensbiologe Kotrschal brachte den Disput souverän zu einem Ende und verwies darauf, dass der Widerspruch zwischen Angeborenem und Erlerntem in der Wissenschaft seit vierzig Jahren vom Tisch sei. »Sie können nur lernen, wofür Sie ein Gehirn haben«, sagte er. »Zwischen erlernt und angeboren ist kein Gegensatz.«

Es ist unbestritten, dass menschliches Verhalten und menschliche Kultur eine biologische *Grundlage* haben. Die Bandbreite, was wir lernen und wie wir uns verhalten können, ist durch die Fähigkeiten unseres Gehirns und anderer Organe gegeben. Da das Gehirn eine evolutionäre Geschichte hat und über unzählige Generationen hinweg geformt wurde, ist es naheliegend, dass menschliches Verhalten nicht nur durch Lernprozesse nach der Geburt entsteht, sondern auch durch die Stammesgeschichte des Menschen – also evolutionär. Die Evolution hat den Rahmen für menschliches Verhalten gesetzt und bei anderen Spezies für katzenhaftes, hündisches, fuchsartiges oder vogelartiges.

Die Tatsache, dass menschliche Kultur und menschliches Verhalten auch evolutionär geprägt sind, bedeutet aber nicht, dass wir für jede Verhaltensweise und für jedes kulturelle Phänomen eine evolutionäre Erklärung finden können. Evolutionäre Erklärungen für Verhalten und Kultur sind oft nur Vermutungen, die wir nicht überprüfen können. Für besonders problematisch halte ich den Trend, fast alle menschlichen Lebensäußerungen durch das Streben nach Selektionsvorteilen oder durch die Angst vor steinzeitlichen Raubtieren zu erklären. Durch diese Brille betrachtet, hätte jedes zwischenmenschliche Verhalten den Sinn, sich Vorteile zu verschaffen. Auch Nächstenliebe wird dann nur mehr als ein biologisches »Verhaltensprogramm« gedeutet, das dem Zweck dient, sich beliebt zu machen. Sind wir nur nett zueinander, um uns die Unterstützung der anderen Menschen zu sichern oder uns attraktiver für potenzielle Sexualpartner zu machen? Kooperation wäre demnach nichts weiter als das Ergebnis eines kollektiven Egoismus, da Kooperation für jeden einzelnen Menschen Vorteile bedeutet. Laut solchen Hypothesen kooperieren Menschen miteinander, um ihrer Sippe und somit sich selbst zu nutzen, aber niemals um der guten Tat willen. Die Vorstellung, soziales und ethisch motiviertes Handeln sei nichts anderes als ein evolutionäres Programm, wird als »Sozialdarwinismus« bezeichnet.

Einer, der selbst lange Zeit in evolutionären Vorteilen die alleinigen Ursachen für soziales Handeln suchte, ist Edward Wilson, ein in Fachkreisen international bekannter Professor für Evolutionsbiologie an der Harvard-Universität. Wilson ging, so wie andere Wissenschaftler, lange Zeit davon aus, dass soziale Verhaltensweisen beim Menschen dem Zweck dienen, die Gesamt-Fitness unserer Spezies zu erhöhen. Das heißt, einzelne Menschen verhalten sich sozial, damit die Art *Homo sapiens* oder ihre eigene Gemeinschaft bevorzugt überlebt. Sind Mitgefühl und gute Taten evolutionäre Mechanismen, um uns nicht aussterben zu lassen? Wilson hat inzwischen seine Meinung geändert. Seine Beobachtungen an Tieren hätten ihn gelehrt, dass sich soziales Verhalten nicht auf die Erhaltung der Gesamt-Fitness reduzieren ließe: »Das alte Paradigma der sozialen Evolution, das nach vier Jahrzehnten fast schon Heiligenstatus genießt, ist damit gescheitert«, schrieb der renommierte Evolutionsbiologe. Die Gesamt-Fitness sei »ein trügerisches mathematisches Konstrukt. Unter keinen Umständen lässt es sich so fassen, dass es wirklich biologische Bedeutung erhält.«[32]

Es liegt nahe, dass Verhalten einen biologischen und somit evolutionären *Rahmen* hat. Sozialdarwinisten übertreiben es allerdings mit ihren nicht mehr überprüfbaren Mutmaßungen, die eher an das Lesen im Kaffeesatz erinnern als an Wissenschaft. Die skurrilste Erklärung für menschliches Verhalten, die ich je gehört habe, kursiert nach wie vor unter Evolutionspsychologen. Gehören Sie zu jenen Menschen, denen das Kratzen von Kreide auf einer Tafel in den Ohren schmerzt? Bei den meisten von uns ist das so, und es soll nach Ansicht einiger Psychologen daran liegen, dass uns das Geräusch der Kreide an die Warnrufe der Makaken im Urwald erinnert.[33] Angeblich sollen unsere Vorfahren durch die Schreie der Affen auf gefährliche Raubtiere aufmerksam geworden sein. Deswegen, so die Mutmaßung, empfänden wir kratzende Kreide auf Tafeln als schrillen Schmerz in den Ohren.

Diese Erklärung ist aus mehreren Gründen offensichtlich falsch. Erstens klingen die Schreie der Makaken gar nicht wie das Kratzen der Kreide. Dabei handelt es sich lediglich um persönliche Assoziationen der Psychologen, die diese Theorie verbreiten. Zweitens stimmt das Verhalten der meisten Menschen, wenn sie Kreidegeräusche hören, nicht mit der Hypothese überein, dass es sich dabei für den *Homo sapiens* um ein Warnsignal handelte. Die meisten von uns halten sich die Ohren zu und verziehen das Gesicht dabei. In Alarmbereitschaft würden wir eher unsere Ohren spitzen und unsere Wahrnehmungsorgane aktivieren, statt sie zu verdecken. Ich habe noch nie jemanden gesehen, der beim Kratzen der Kreide aufgesprungen und davongelaufen wäre.

Muss wirklich jedes Detail des menschlichen Empfindens und Verhaltens in einen evolutionären Kontext gepresst werden? Oft sagen solche Erklärungen mehr über die Fantasie des jeweiligen

Wissenschaftlers aus als über Fakten. Ich behaupte nicht, dass in der Evolution keine Ursachen für menschliches Verhalten zu finden sind. Dessen Deutung kann aber nicht monokausal über die Evolution erfolgen, und wir sollten evolutionäre Erklärungen sparsam und wohlüberlegt dosieren. Der Widerstand der Soziologen gegen den Sozialdarwinismus ist berechtigt.

Die evolutionäre Medizin, wie ich sie in diesem Kapitel beschrieben habe, ist jedoch über die Kritik durch Soziologen insofern erhaben, als sie in der Menschheitsgeschichte nicht nach Erklärungen für Verhalten, Empathie, Liebe, Willensfreiheit oder Kultur sucht, sondern nach Erklärungen für Krankheit und Gesundheit. Der evolutionäre Blick auf den menschlichen Körper ist weitaus weniger problematisch als auf das menschliche Sozialleben. Zusammenhänge zwischen den Lebensräumen unserer Vorfahren und unseren Körperfunktionen sind leichter nachzuvollziehen als bei Verhaltensweisen und Kultur. Die evolutionäre Medizin fragt nicht, warum wir Musik schön finden und weshalb wir gute Taten begehen, sondern untersucht beispielsweise die Gründe, weshalb Zellen zu Tumoren entarten oder wieso das moderne Leben zu einer so dramatischen Zunahme von Herz-Kreislauf-Erkrankungen führt. Evolutionsmedizinische Betrachtungen der menschlichen Zelle und des menschlichen Körpers sind weit weniger mit waghalsigen Vermutungen verbunden als die evolutionäre Betrachtung des sozialen und kulturellen Miteinanders. Die Evolutionsmedizin bietet daher deutlich weniger Zündstoff für politische Grundsatzdiskussionen. Dennoch werde ich in einem späteren Kapitel dieses Buches eine Deutung der Zusammenhänge zwischen Evolution, Natur und psychischer Gesundheit wagen – wohldosiert.

Kurz & bündig
Die wichtigsten Inhalte dieses Kapitels in aller Kürze

Wir sind nicht nur Kultur-, sondern auch Naturwesen. Die Entstehung vieler Zivilisationskrankheiten, die im Zeitalter der Industrialisierung dramatisch zunehmen, lässt sich nur verstehen, wenn wir uns mit der Vergangenheit unserer Spezies auseinandersetzen. Unsere Art *Homo sapiens* gibt es seit 100 000 bis 400 000 Jahren, unsere Gattung *Homo* sogar schon seit ein paar Millionen Jahren. Die meisten krankheitserregenden Viren und Bakterien entstanden erst nach dem Übergang von der Jäger- und Sammlerkultur zur Viehzucht und zum Ackerbau. Mehr als die Hälfte der heutigen Infektionskrankheiten sind seit dieser Zeit von Tieren auf den Menschen übergegangen.

Am sichtbarsten hat sich unsere evolutionäre Vergangenheit in unseren Bewegungsapparat eingeschrieben. Anstatt mich zu einer Operation drängen zu lassen, befasste ich mich wegen Problemen am Meniskus mit einem kniegerechten Leben. Meine Beschwerden verschwanden durch Bewegung und Sport auf natürlichem Untergrund, an den mein menschliches Knie angepasst ist.

Untersuchungen ergaben, dass viele der heutzutage durchgeführten Knieoperationen überflüssig sind und sogar zu Langzeitfolgen wie Gelenkentzündungen führen. Ein finnisches Forschungsteam veröffentlichte eine klinische Studie, in der sich Placebo-Operationen als ebenso erfolgreich wie tatsächliche Meniskusoperationen erwiesen. Die kniegerechte Bewegung und der Aufbau einer gesunden Kniemuskulatur waren die eigentlichen Faktoren der Heilung. Natürlich gibt es auch Fälle, in denen eine Operation mit teilweiser Entfernung des Meniskus unumgänglich ist.

In Arztpraxen und an Kliniken spielen Erkenntnisse der Evolution bisher eine untergeordnete Rolle. Das dürfte sich aber in den nächsten Jahren ändern. So wissen wir aus Studien mit Sicherheit, dass die drastische Zunahme an Kurzsichtigkeit mit einem Mangel an natürlichem Tageslicht im Kindesalter zusammenhängt. Das Auge braucht sein evolutionäres, natürliches Umfeld, um sich zu entwickeln. Viele weitere Zivilisationserkrankungen wie Diabetes und hoher Blutdruck, Herz-Kreislauf-Erkrankungen, Stoffwechselbeschwerden und so weiter hängen damit zusammen, dass sich unsere Gesellschaft zu weit von ihrem natürlichen Lebensraum entfernt hat.

Einen wichtigen Beitrag leistet die evolutionäre Medizin auch zum Verständnis der Krebsentstehung und der Behandlung von Tumoren. Die Gefahr der Entartung von Zellen ist eine Begleiterscheinung des Lebens, die schon bei den Dinosauriern aufgetreten ist.

Die Urzelle LUCA, der früheste Vorfahre aller Lebewesen, war bereits zur Vermehrung durch Teilung fähig. Zu einer Weiterentwicklung des Lebens und zur Anpassung an Lebensräume – also zur Evolution – konnte es nur kommen, weil das Erbmaterial in der Lage ist, sich zu verändern. Dieses Urprinzip der Evolution wirkt noch heute in unseren Körperzellen. Krebs beginnt mit einer Zelle, deren Erbgut sich verändert und die nicht sterben will. Durch Umweltgifte steigt diese Gefahr. Gleichzeitig fehlen vielen Menschen die gesunderhaltenden Substanzen der Natur, die unser Immunsystem aktivieren und vor Krebs schützen. Tumoren sind daher *auch* eine Folge der gestörten Mensch-Natur-Beziehung.

Das HIV macht sich unter anderem durch rasche Mutation resistent gegen Behandlungen. Auch das ist Evolution. Die Heilung von Aids ist in Zukunft vermutlich möglich, weil die Medizin die Evolution des Virus besser verstehen wird.

Kapitel 3

Der Mensch im Netzwerk des Lebens

Ein Teil des Waldes

Im Wald lässt sich hautnah erleben, wie es sich in einem Ökosystem anfühlt. Die Pflanzendecke besteht dort aus mehreren Schichten. Schon das Kronendach für sich betrachtet ist mehr als bloß eine horizontale Schicht, sondern lässt mindestens drei Stockwerke erkennen. Die mächtigen Kronen der Baumriesen bilden das oberste Stockwerk. Es sind meist die ältesten und stärksten, die es bis dort oben geschafft haben. Sie ragen über die mittlere Kronenschicht hinaus. Darunter lässt sich noch eine dritte Baumschicht feststellen. Sie besteht aus solchen Gehölzen, die es im Schatten der anderen nicht hoch hinaufgeschafft haben. Viele davon warten auf eine Chance, noch höher vorzustoßen, wenn zum Beispiel einer der Baumriesen umstürzt und seinen Platz freigibt. Der Kampf um Licht ist ein natürlicher Selektionsmechanismus, der bereits auf junge Bäume einwirkt. Nur die im Streben nach Licht geschickten Bäume kommen durch. Natürlich darf man sich den Schichtbau des Waldes nicht vorstellen, als wäre er mit dem Lineal gezogen. Im Querschnitt betrachtet, greifen die einzelnen Baumkronen mosaikartig ineinander. Sie erfüllen wichtige Funktionen im Ökosystem Wald.

Das dichte Blätterdach hält im Sommer die direkte Sonneneinstrahlung ab und schafft ein besonderes Waldklima. Im Wald ist es zur heißen Jahreszeit ein wenig kühler als unter freiem Himmel, vor allem kühler als in der Stadt, die sich wegen ihrer blanken Asphalt- und Betonflächen unnatürlich stark aufheizt. Das ist der sogenannte Wärmeinseleffekt der Ballungszentren. Gepaart mit stickiger, abgasbelasteter Luft, stellt er einen der Gründe dafür dar, dass der Hochsommer in der Stadt besonders für Menschen mit Bluthochdruck, Atembeschwerden und Herzerkrankungen schwieriger zu ertragen ist als auf dem Land. Ein sommerlicher Aufenthalt im milden Waldklima stellt eine wahre Erlösung für die Betroffenen dar.

Dank der Baumkronen kühlt die Waldluft andererseits in der Nacht sowie an kalten Tagen nicht so sehr ab wie die Luft über Freiflächen, da die Wärme zurückgehalten wird. Waldklima ist ein sehr ausgeglichenes Klima. Der Waldboden trocknet sogar in längeren Perioden ohne Regen nicht aus, da er im Schatten liegt und von einer Streuschicht aus Laub, Nadeln und abgestorbenen Pflanzenteilen vor Verdunstung geschützt wird. Er bietet einen stabilen Ort für reges Bodenleben sowie ein unerschöpfliches Reservoir an Nährstoffen und Wasser für die Bäume und alle anderen Pflanzen des Waldes. Die Nährstoffe stehen in einem immerwährenden Kreislauf. Die Pflanzen nehmen sie auf, werfen Blätter, Nadeln und andere ihrer Organe ab und führen die Nährstoffe auf diese Weise wieder dem Boden zu. Die Aufgabe, die Pflanzenteile sowie tote Pflanzen zu zersetzen, damit die Nährstoffe wieder aus ihnen befreit werden, übernehmen Pilze, Bakterien und Kleinlebewesen des Bodens.

In den gemäßigten Klimazonen, also auch in Mitteleuropa, bildet sich in den Wäldern auf diese Weise eine dunkle Humusschicht von mehreren Zentimetern, die reich an organischen Nährstoffen ist. Das ist die Vorratskammer des Bodens. In den tropischen Wäldern ist die Humusschicht nur wenige Millimeter dick, was daran liegt, dass die Bäume und Bodenlebewesen dort das ganze Jahr über hochaktiv sind. Es gibt keine Winterpause. Die Bodenorganismen zersetzen die Streuschicht, und die Pflanzen holen sich die Nährstoffe sofort wieder. Die Nahrung des Waldes zirkuliert in den Tropen viel schneller als in den gemäßigten Breiten. Sie sammelt sich kaum als Humusauflage an. Deswegen sind die durch die Agrarindustrie gerodeten Regenwaldflächen eigentlich gar nicht zum Ackerbau geeignet. Sie enthalten keine verfügbaren Nährstoffreserven. Die Nährstoffe sind in den Bäumen, und diese werden nach der Rodung einfach abtransportiert, um irgendwo auf der anderen Seite der Erdkugel zum Beispiel als luxuriöses Möbelstück verkauft zu werden.

Die Folge des Raubbaus an der »Lunge der Erde« ist der Einsatz von massenweise Düngemitteln und Pestiziden, damit auf den zerstörten Regenwaldflächen überhaupt etwas angebaut werden kann. Und das sind in den meisten Fällen Futtermittel für die Fleischproduktion der »Industrieländer«. Dass Menschen sich keineswegs wie ein Teil der Ökosysteme verhalten, ändert nichts an der Tatsache, dass wir – zumindest potenziell – nach wie vor unseren Platz darin haben, worauf ich gleich zurückkommen werde.

Auch das abgeworfene Laub sammelt sich in tropischen Regenwäldern nicht zu einer so dichten Laubdecke an, die wir aus den Wäldern der mittleren Breitengrade kennen. Die Nährstoffe aus den alten Blättern werden rasch wieder im Gesamtsystem des Waldes gebraucht. In den mittleren Breiten schafft hingegen der Winter die nötige Vegetationspause, damit sich am Waldboden

Material ansammeln kann. Überall auf der Erde schützt das Laubkleid das Waldesinnere vor Wind, der die Streu und die oberste Humusauflage davonwehen könnte. Durch die Sträucher und niedrigen Gewächse am Waldrand ist das Ökosystem sogar rundherum gegen Wind abgeschirmt. Die Kronen der Bäume erfüllen noch einen weiteren Zweck, der für die Heilwirkung aller Wälder der Erde wichtig ist. Sie halten die gasförmigen, unser Immunsystem stärkenden Baum-Terpene in der Waldluft zurück, sodass diese nicht aus dem Wald entweichen. Weil die Bäume Schatten spenden, verhindern sie außerdem, dass die Terpene an heißen Tagen durch die UV-Strahlung der Sonne zerstört werden. Messungen haben ergeben, dass die Konzentration der Terpene im Wald dank dieser Schutzmechanismen in ein bis zwei Metern Höhe am stärksten ist.[34] Das ist genau der Bereich, in dem sich unsere Nase befindet. Wir atmen im Wald also Luft aus der Zone, die am reichhaltigsten mit Baum-Terpenen angefüllt ist.

»Für mich bedeutet dies, dass die Bäume es gut mit uns meinen«, sagte mir eine Frau, die eines meiner Bücher gelesen hatte, während einer Veranstaltung zum Thema »Wald und Mensch«. Auf diese Interpretation stieß ich nicht zum ersten Mal. Nachdem ich einem meiner früheren Buchverleger erklärt hatte, dass Bäume Terpene abgeben, auf die unser Immunsystem reagiert, schrieb dieser eine Zusammenfassung unseres Gesprächs. Darin stand, Bäume gäben Terpene ab, »wenn ein Mensch den Wald betritt«.

Die Sichtweise, Abläufe in der Natur seien »für uns« optimiert, begegnet mir immer wieder, wenn ich mit Menschen über die Heilkräfte der Natur spreche. Manche Kräuterfreunde gehen auch davon aus, dass die Pflanzen bestimmte Inhaltsstoffe »für uns« enthalten oder dass sie diese bilden, um uns zu heilen. Dass Pflanzen »zu uns kämen«, wenn wir sie bräuchten, ist eine mittlerweile verbreitete Interpretation ökologischer Abläufe in der Natur.

Im Herbst 2013 war ich während einer Recherche über Lebensmittel, Gärten und naturverbundene Menschen bei Wolf-Dieter Storl und seiner Familie zu Gast. Der promovierte Ethnobotaniker und Kulturanthropologe lebt in den Bergen im Allgäu und ist Autor zahlreicher Bücher über Kräuter und Pflanzen. Nebelschwaden begleiteten uns, als wir frühmorgens durch den Garten der Familie Storl gingen, wo ich die unzähligen verschiedenen Obst- und Gemüsesorten bestaunte. Unterwegs kamen wir an einer Stelle vorbei, die dicht mit Karden bewachsen war. Das Kraut, das unter Botanikern als *Dipsacus fullonum* bekannt ist, streckte seine stacheligen Stängel mannshoch gegen den Himmel. An den Spitzen saßen die bereits vertrockneten kopfförmigen Blütenstände, die botanisch einer Ähre entsprechen.

»Die Karde hat mich vor einigen Jahren von der Borreliose geheilt«, erinnerte sich der Pflanzenexperte Storl und deutete dabei auf die buschigen Gewächse. »Seit sie mich geheilt hat«, fuhr er fort, »gedeiht sie hier in meinem Garten.« Aus dieser Beobachtung zog er einen bemerkenswerten Schluss: »Der Geist der Pflanze entschied sich, bei mir zu bleiben, nachdem er mich gesund gemacht hatte.« Ich empfand die Deutungsweise als willkommene Gelegenheit, die Welt an jenem Morgen für ein paar Momente mit anderen Augen zu sehen als sonst. Eine Kräuterpädagogin – eine ausgebildete Expertin zur Vermittlung von Kräuterwissen – erzählte mir von ihren Einsichten, die sie im Rahmen ihrer Arbeit an einer Klinik gemacht habe. Es sei eindeutig, sagte sie, dass auf den umliegenden Wiesen und in den Wäldern der Gegend immer diejenigen Kräuter wüchsen, die an der Klinik gerade am meisten benötigt würden. Die Pflanzen seien also auf eine nicht bekannte Weise mit den Menschen verbunden und »wüssten«, wenn diese einen bestimmten Wirkstoff gerade benötigen. Dann würden sie in der Nähe wachsen oder sich besonders stark vermehren.

In Österreich lebte bis zu seinem Tod im Jahr 2004 der kräuterkundige Ordensmann Hermann-Josef Weidinger, der über die Grenzen seines Landes hinaus als »Kräuterpfarrer Weidinger« bekannt war. Sein Nachfolger ist Benedikt Felsinger alias »Kräuterpfarrer Benedikt«. Bei einem Spaziergang durch die geheimnisvollen Wälder rund um das Stift Geras im Waldviertel erläuterte mir Pater Benedikt, dass auch er davon überzeugt sei, die Pflanzenwelt reagiere auf die aktuelle Bedürfnislage der Menschen in einer Region. Jahr für Jahr beobachte er, wie immer diejenigen Arzneipflanzen in der Natur zu finden seien, die gerade am dringendsten gebraucht würden. Ich habe großen Respekt vor dieser Interpretation der Natur. Sie zeugt von einem Gefühl der Verbundenheit mit den Pflanzen und der Ehrfurcht vor dem Leben.

Dass die Natur von heilsamen Einflüssen wie Baum-Terpenen und medizinischen Wirkstoffen regelrecht durchdrungen ist, verleitet manche Naturfreunde zu einem gewissen Anthropozentrismus, also zur Deutung der Welt überwiegend aus der Perspektive des Menschen. Die Wirkstoffe der Natur sind zu *jeder* Zeit und in nahezu *allen* Ökosystemen gegenwärtig, doch die Kräuterpädagogin und Kräuterpfarrer Benedikt lenken ihre Aufmerksamkeit auf solche Pflanzen, nach denen gerade Bedarf besteht. Die Natur bietet in jedem Jahr gegen praktisch alle Beschwerden ihre traditionellen pflanzlichen Heilmittel an. Die Frage ist nur, auf welches davon wir uns fokussieren.

Ähnlich wie den genannten Pflanzenkundigen erging es mir im Herbst 2015 in meinem Garten. Ich litt unter einer akuten Entzündung der Magenschleimhaut, die äußerst schmerzhaft und unangenehm war. Das Medikament, das der Arzt mir verschrieben hatte, half nicht. Es war ein sogenannter Protonenpumpenhemmer, also eine Substanz, die im Magen spezielle Proteine vorübergehend schädigt, welche dabei helfen, Magensäure in den Magen zu pumpen. Während der Einnahme des Medikaments ist deswegen die Produktion von Magensäure stark reduziert, damit die Entzündung abheilen kann. Es trat bei mir aber nach zwei Wochen noch immer keine Besserung ein. Die Behandlung führte sogar zu einer Verstärkung der Beschwerden, weil die Unterdrückung der Magensäure nicht ohne Folgen auf das »Ökosystem« in meinem Verdauungstrakt blieb. Zu wenig Magensäure bedeutet auch, dass die Nahrung im Magen nicht ausreichend zersetzt und die Verdauung gestört wird. Keime werden im Magen wegen der fehlenden Säure weniger effizient abgetötet als üblicherweise und greifen die Schleimhaut zusätzlich an. Sie werden weiter in den Darm transportiert und können dort die bakterielle Flora durcheinanderbringen.

Protonenpumpenhemmer stellen einen massiven Eingriff ins Ökosystem des Magens dar, werden aber oft über lange Zeit verschrieben, vor allem bei chronischen Magenerkrankungen wie Reflux, wenn also ein kaputter Mageneingang zu Sodbrennen führt. Die Langzeitfolgen dieser Medikamente werden von manchen Ärzten als gefährlich eingestuft. Vor allem aus Sicht der evolutionären Medizin, die den Menschen und seine Funktionen stets in einem großen Zusammenhang sieht und nach den auslösenden Ursachen sucht, anstatt Symptome zu bekämpfen, stellen solche Medikamente keine zufriedenstellende Lösung dar.

Weil durch das Medikament keine Besserung meiner Magenentzündung eintrat, sah ich mich nach einer Alternative um. Da fiel mein Blick auf Ringelblumen in meinem Garten, die dort von selbst aufgegangen waren. Ich erinnerte mich an meine Ringelblumenernte aus dem Vorjahr. Die getrockneten Blütenblätter waren in Säcken auf meinem Dachboden gelagert. Ich setzte das Medikament ab und trank mehrmals täglich Ringelblumentee. Entscheidend war, dass ich den Tee langsam trank und mich konsequent nach jedem zweiten Schluck hinlegte, wobei ich mich abwechselnd auf die linke Seite, nach rechts, auf den Rücken und auf den Bauch rollte. So verteilten sich die Wirkstoffe über die gesamte Magenschleimhaut.

Ringelblumen haben eine sehr stark entzündungshemmende Wirkung und sind ein echtes »Magenkraut«. Die seit Langem erprobten Wirkstoffe der Ringelblume sind in den gelb und orange gefärbten Blüten am stärksten konzentriert. Es handelt sich um Substanzen aus der Gruppe der Flavonoide und – Sie ahnen es vielleicht schon – aus der Gruppe der Terpene. Die Magenentzündung besserte sich innerhalb von drei Tagen spürbar, und nach einer Woche war sie weitgehend abgeklungen.

In dieser Zeit fielen mir überall in meinem Garten die Ringelblumen auf. Rund um mein Haus war alles voll damit, sie wuchsen sogar noch in winzigen Spalten zwischen den Pflastersteinen direkt vor der Haustür, schienen dabei fast zu mir ins Haus zu kriechen. Es kann auch tatsächlich passieren, dass eine Heilpflanze ganz plötzlich an einem Ort auftaucht, an dem sie zuvor jahrelang nicht zu sehen war. Der Erdboden ist voll mit Pflanzensamen unterschiedlicher Arten, die dort Jahrzehnte überdauern können, um eines Tages, wenn die Bedingungen gut sind und die Konkurrenz gerade schläft, plötzlich zu keimen und das Fleckchen Erde zu besetzen. Die meisten Pflanzen bilden außerdem Ausläufer, mit denen sie viele Jahre lang unter der Erde ausharren können, um dann unvorhergesehen wieder auszutreiben. Dass auch die Vögel, der Wind und das Wasser Samen von neuen Gewächsen bringen, ist allseits bekannt. Pflanzen haben schon immer neue Lebensräume erobert. Ihr plötzliches Auftauchen ist durch botanische und ökologische Zusammenhänge verstehbar.

Wenn ich die ökologische Erklärung bevorzuge und nicht sage, die Pflanzen »kommen zu uns, wenn wir krank sind«, möchte ich damit die Bedeutung der Beziehung zwischen Mensch und Pflanze nicht schmälern. Ganz im Gegenteil: Die zahlreichen Heilwirkungen der Natur auf uns Menschen – egal, ob es sich nun um die Wirkungen der Waldmedizin oder um traditionelle Arzneistoffe aus Pflanzen handelt – sind ein weiterer deutlicher Hinweis darauf, dass wir Naturwesen sind. Baum-Terpene und andere Pflanzenstoffe sind unserem Organismus nicht neu. Er weiß etwas damit anzufangen. Wir sind im Wechselspiel mit Pflanzen und als Teil des Netzwerks des Lebens entstanden. Das nennt man »Koevolution«. Eine solche Koevolution führt immer zum »gegenseitigen Zusammenpassen«. Dass unser Immunsystem äußerst positiv auf Terpene reagiert und dass diese Terpene im Wald noch dazu in einer Höhe am stärksten konzentriert sind, die unserem Körperbau entgegenkommt, ist unter dem Aspekt der Koevolution nicht überraschend. Wir haben trotz unserer teilweisen Entfernung von der Natur noch immer unseren Platz im Netzwerk des Lebens. Die Ökosysteme sind unser evolutionäres Zuhause, und dadurch lässt sich – völlig logisch und ohne esoterische Verrenkungen – die gesundheitsfördernde Wirkung der Natur ableiten.

Die gesamte Natur strebt nach Wald

Die Schichtung des Waldes geht weit über die genannten Baumschichten hinaus. In der Strauchschicht finden wir nicht nur Büsche, kleinwüchsige Gehölze und junge Bäume, von denen es nur ein Teil bis nach oben schaffen wird. Wir finden im Wald eine Kraut- und eine Wurzelschicht. Alle diese Schichten werden von unten nach oben von rankenden Kletterpflanzen durchwachsen, was vielen Wäldern ein urtümliches Aussehen verleiht. Die Moose und Farne des Waldes sind die evolutionär ältesten Gewächse der Erde, die noch auf die urtümlichen Wälder des Karbonzeitalters vor etwa 300 Millionen Jahren zurückgehen und sich seither nur wenig verändert haben.

Das größte Lebewesen der Erde, das je existiert hat, war weder ein Mammut noch ein Dinosaurier. Es lebt in unseren Wäldern, allerdings sehen wir es in der Regel nicht. Die größten Wesen sind nämlich Pilze, die durch ausgedehnte Geflechte unter der Erde ganze Waldlandschaften miteinander vernetzen. Sie gehen spezielle Symbiosen mit Bäumen ein und verbinden sich mit deren Wurzeln. So tauschen Baum und Pilz Nährstoffe und Wasser miteinander aus. Der Baum versorgt den Pilz mit Kohlenhydraten aus der Photosynthese, während der Pilz mit seinem reich verzweigten Geflecht Wasser und Mineralstoffe aufnimmt und einen Teil davon an den Baum abgibt. Das ist eine typische Symbiose. Pilze verbinden nicht nur unzählige Bäume des Waldes unterirdisch über ihr Netzwerk miteinander, sondern sie organisieren auch einen hochkomplexen Transport von Nährstoffen und Wasser von Baum zu Baum, Strauch zu Strauch, Kraut zu Kraut.

Die größten Pilze vernetzen bis zu 600 Hektar Wald, das sind 6 Millionen Quadratmeter. Dank der riesigen Pilzwesen unter dem Erdboden wird der Wald zu einem einzigen Organismus verbunden, in dem alle Pflanzen und Pilze miteinander vereint sind. Englischsprachige Biologen fassen die Pilze im »Kingdom of Fungi« zusammen. Der Begriff »Königreich der Pilze« bekommt durch die Dimensionen des unterirdischen Pilzreichs eine bildliche Bedeutung.

Weil die Komplexität der Wälder besonders hoch ist und wir regelrecht in sie eintauchen können, übt der Wald starke Anziehungskraft auf uns moderne Menschen aus. Er ist das Gegenstück zu den Asphaltflächen der Stadtlandschaften, auf denen sich die meisten von uns täglich bewegen. Mehr noch: Wald ist der Inbegriff wilder Natur und stellt sogar für die Natur selbst einen »wünschenswerten« Zustand dar. Die gesamte Pflanzen- und Tierwelt strebt überall auf der Erde der Bildung von Wäldern entgegen. In der Natur herrscht ein regelrechter Drang, Wälder zu formen. Überlässt man ein Ökosystem sich selbst, erreicht es irgendwann ein Stadium der höchsten Komplexität, das sich für lange Zeit kaum mehr verändert. Ökologen sprechen vom »Klimaxstadium«. Wo Wald wachsen *kann*, dort *wird* Wald wachsen. Wo aufgrund klimatisch ungünstiger Bedingungen kein Wald wachsen kann, nähert sich jedes Ökosystem dem Wald so weit an, wie es möglich ist.

Das Klimaxstadium ist also nicht in jedem Fall ein Wald, aber es ist immer »so viel Wald wie möglich«. In hohen Gebirgslagen über der Waldgrenze füllt die Natur die Flächen mit so vielen einzelnen Bäumen an, wie es geht. Noch weiter oben wurzeln dann nur noch kleinwüchsige Gehölze und Bäume wie Wacholder, Bergkiefern und Latschen. Das ist die sogenannte »Kampfzone«. Die Natur kämpft dort um das hohe Prinzip des Waldes. Die einzeln stehenden Zwergbäume und Zwergsträucher der nordischen Tundra sind das Maximum der Annäherung an den Wald, die in so unwirtlichen Klimazonen überhaupt möglich ist. Auch das ist eine Kampfzone im Streben der Natur nach Bewaldung. Savannen sind lichte Baumbestände mit einzelnen Bäumen und Baumgruppen, zwischen denen eine geschlossene Decke aus Gräsern und Kräutern den Boden bewächst. Auch ohne Einfluss des Menschen würde in den Savannenregionen der Tropen und Subtropen keine geschlossene Walddecke entstehen, da dort Wassermangel herrscht. Die Gräser und Bäume kämpfen um dieses Wasser und nutzen die Ressourcen in Summe vollkommen aus: Sie stehen unter natürlichen Bedingungen in einem Gleichgewicht zueinander; in einer Savanne wachsen stets so viele Bäume wie möglich.

Das Streben nach Wald ist spürbar, wenn auch keine geschlossene Walddecke erreicht wird. Denken wir an die Tundra, das ist der boreale Nadelwald des hohen Nordens. Die Tundra ist ein Beispiel dafür, dass es der Natur auch in sehr unwirtlichen Klimazonen gelingen kann, das Ideal des Waldes umzusetzen. In den gemäßigten Zonen entstünden in Niederungen fast überall ausgedehnte, stabile Ökosysteme mit Laub- und Mischwäldern, wenn der menschliche Einfluss plötzlich wegfiele. Mit steigender Höhenlage nähme der Anteil an Nadelbäumen in den Wäldern zu.

Wenn also in der gesamten Natur das Streben nach Wald wirkt, ist es kein Wunder, dass wir als Naturwesen ebenfalls eine besondere Hingabe zu den Wäldern dieser Erde verspüren. Nirgendwo anders als im Wald dürfte es uns leichterfallen, uns als Teil vom Netzwerk des Lebens zu empfinden. In zahlreichen Gesprächen mit unterschiedlichsten Menschen hat sich mir auch bestätigt, dass fast jeder von uns Beziehungsgeschichten mit Wäldern zu erzählen hat. Ich selbst bin am Waldrand aufgewachsen, und meine schönsten Kindheitserinnerungen sind an diesen Wald geknüpft.

Als ich vor wenigen Jahren an der Universität von Liverpool anrief, weil ich mit dem Gedanken spielte, dort eine Doktorarbeit zu beginnen, hatte ich eine äußerst freundliche Sekretärin des internationalen Studienbüros am Telefon. Nebenbei fragte sie mich, welchen Beruf ich ausübe. »Ich schreibe Bücher über die Beziehung zwischen Mensch und Natur«, antwortete ich. Umgehend fiel meiner Gesprächspartnerin daraufhin eine Geschichte aus ihrem Leben ein, die sie mir mit großem Enthusiasmus erzählte. Es war eine Waldgeschichte.

»Ich wohne etwas außerhalb von Liverpool«, sagte sie. »Jeden Tag nach der Arbeit fahre ich durch ein Waldgebiet. Seit ich an der Universität von Liverpool angestellt bin, ist kein Tag vergangen, an dem ich nicht das Autofenster öffnete und langsamer wurde, um

Waldluft ins Auto zu lassen. Oft bleibe ich auch am Straßenrand stehen und steige aus. Dieser Wald mit seiner Atmosphäre hilft mir jeden Tag, die Arbeit hinter mir zu lassen und so richtig abzuschalten. Er wirkt gegen Stress. Das schätze ich sehr.«

Wie die Erde unsere Organe formte

Der Biologe und Philosoph Jakob Johann von Uexküll aus Estland war einer der weltweit einflussreichsten Vertreter der Zoologie. Von Uexküll wurde 1864 geboren und verstarb 1944. Er unterschied zwischen der *Umgebung* und der *Umwelt* eines Lebewesens. Die Umgebung ist nichts weiter als der Raum, in dem sich ein Lebewesen oder auch ein Gegenstand befindet. Die Umwelt ist viel mehr als das. Die Umwelt ist der Raum, der von einem Lebewesen *gestaltet* wird und der gleichzeitig dieses Lebewesen beeinflusst und formt.

Es besteht also eine Wechselwirkung zwischen Umwelt und Lebewesen, durch die der Evolutionsprozess erst möglich gemacht wurde. In von Uexkülls Worten sind jeder Mensch, jedes Tier und jede Pflanze in einen Funktionskreis mit der Umwelt eingebettet. Durch unsere »Merkorgane«, so der estländische Biologe, nehmen wir unseren Lebensraum wahr. Das sind zum Beispiel die Augen und die Ohren, unser Nervenkostüm sowie die Haut mit ihrer Fähigkeit, zu spüren und Wärme oder Kälte wahrzunehmen. Die »Wirkorgane« geben uns die Möglichkeit, auf Umweltreize zu reagieren und unseren Lebensraum aktiv zu gestalten, zum Beispiel durch unsere Hände.

Auch LUCA, der älteste gemeinsame Vorfahre aller Lebewesen, war mit seiner Umwelt bereits durch den Funktionskreis verwoben. Die Möglichkeiten von LUCA, mit seiner Umwelt zu interagieren, waren natürlich noch nicht so weit ausgebildet wie bei heutigen Menschen, Tieren oder Pflanzen. Doch auch die Urzeitzelle war vermutlich bereits dazu in der Lage, durch die Absonderung einfacher chemischer Substanzen ihre Umwelt zu beeinflussen und auf Umwelteinflüsse zu reagieren. Sie hatte simple Merk- und Wirkorgane.

Die mikroskopisch kleinen Organe heutiger Einzeller nennen Biologen »Organellen«. Viele Einzeller haben einen Augenfleck, mit dem sie Hell und Dunkel wahrnehmen. Es gibt Organellen, die der Verdauung dienen. Auch Einzeller können Nahrung aufnehmen, verdauen und wieder abgeben. Sie docken einfach an einem nahrhaften Partikel im Wasser an und stülpen ihre äußere Begrenzung ein, um ihn sich einzuverleiben. Das ist eine sehr einfache Form des »Schluckens«. In der Zelle gelangt das Nahrungspartikel in einen eigenen Hohlraum mit Verdauungsenzymen. Dieses Prinzip ist bereits das gleiche wie bei unserem Magen und unserem Darm.

Durch Bewegungsorgane, die unter dem Mikroskop wie Härchen oder Peitschen aussehen, können sich Einzeller im Wasser gezielt zu bestimmten Punkten hinbewegen. Sie werden von Licht oder Nährstoffen angezogen und geben Botenstoffe ab, um einander zu finden und beim »Einzeller-Sex« miteinander zu verschmelzen. Einzellige Lebensformen sind keineswegs bloß unsichtbare Pünktchen im Wasser, die passiv hin und her getrieben werden. In ihrer mikroskopischen Wasserwelt interagieren sie aktiv mit anderen Einzellern und mit der Umwelt.

Im Laufe der Evolution bildeten sich immer speziellere Organe heraus, mit denen die Lebewesen in einen Funktionskreis mit der Umwelt treten konnten. Der Lebensraum unserer Vorfahren hat unsere heutigen Organe geformt. Wir sind als komplementär zu unserem natürlichen Lebensraum zu verstehen, das heißt als ergänzend, so wie ein Puzzleteil, das zu den anderen passt.

Das Entscheidende ist, dass die Anpassung unserer Vorfahren an ihre Umwelt eben keinen passiven Prozess darstellte. Die Evolutionstheorie ging bisher davon aus, dass die Anpassung allein auf *zufällige* Beschädigungen am Erbgut zurückgeht. Durch die DNS-Schäden kommt es zu Mutationen, Veränderungen des Erbmaterials einer Zelle. Viele Mutationen haben keinerlei Folgen für das Lebewesen. Das sind die neutralen Mutationen. Die meisten bringen dem betroffenen Organismus keine Vorteile. Das ist bei zufälligen Schäden an der DNS auch nicht anders zu erwarten. In vielen Fällen folgt aus Mutationen sogar ein Nachteil des Lebewesens beziehungsweise seiner Nachkommen. Das sind die negativen Mutationen. Die vererbte Rotgrünblindheit des Menschen stellt zum Beispiel die Folge einer Mutation im Laufe der menschlichen Evolution dar. Auch die Sichelzellenanämie, bei der die roten Blutkörperchen wegen ihrer veränderten Form weniger Sauerstoff aufnehmen, kommt von einer negativen Mutation. Manche negativen Mutationen führen sogar zum Tod.

Ganz wenige Mutationen sind positiv und führen zu einem Vorteil. Beispielsweise gibt es weltweit eine sehr geringe Anzahl von Menschen, die gegen HIV resistent sind. Dahinter steht vermutlich eine Mutation. Evolutionsmediziner arbeiten daran herauszufinden, welche Mutation einen Menschen gegen HIV resistent macht. Sie hoffen, durch diese Erkenntnis eine neue Therapie zu finden.

Für unsere Betrachtungen der Evolution der Arten ist relevant, dass manche positiven Mutationen zu einer Anpassung gegenüber der Umwelt geführt haben. Die Flosse ist eine Anpassung an den Lebensraum des Wassers, der Flügel eine Adaption an die Welt der Vögel. Lebewesen mit positiven Mutationen fanden sich in ihrem Lebensraum besser zurecht als der Rest ihrer Spezies und setzten sich daher durch. Die Natur selektierte ihnen gegenüber die weniger angepassten aus.

Lassen sich die »Erfindungen« der Natur, wie zum Beispiel die Flossen und die Flügel, wirklich durch Mutationen erklären, bei denen der reine Zufall Regie führt? Ich erinnere mich an das erste Semester meines Biologiestudiums im Jahr 2000. Unser Professor für Zoologie rechnete uns vor, wie extrem unwahrscheinlich es ist, dass zufällige Veränderungen der DNS zu einer Mutation führen, die für das Lebewesen eine nützliche Umweltanpassung bedeutet. Er verglich den Evolutionsprozess mit einer Computersimulation, die mit virtuellen DNS-Sequenzen arbeitet. Laut unserem Professor hätte ein damals aktueller Computer mit einem Zufallsgenerator einige Millionen Jahre rechnen und zufällige Schäden an der DNS simulieren müssen, bis einer dieser Zufälle zu einer positiven Umweltanpassung geführt hätte.

Der Professor kam nach seiner Rechnung allerdings nicht zu dem Schluss, dass uns vielleicht noch ein paar Puzzlestücke zum Verständnis der Evolution fehlen könnten, sondern sein Fazit lautete: »Es ist extrem unwahrscheinlich, und dennoch ist es so passiert.« Er vertrat die gängige Ansicht, das Leben auf der Erde habe in mehr als vier Milliarden Jahren lange genug Zeit gehabt, um sich aufgrund der Häufung von zufälligen DNS-Beschädigungen weiterzuentwickeln.

In mir regte sich Widerstand. Ich begann eine Diskussion mit dem streitbaren Biologen. Wenn schon die Errechnung einer einzigen positiven Mutation die Zufallsgeneratoren des Jahres 2000 überforderte, wie soll es dann auf diese Weise zur Ausformung einer derart reichen Artenvielfalt gekommen sein, wie wir sie auf der Erde vorfinden? Immerhin ist nicht nur einer, sondern es sind unvorstellbar viele positive Anpassungsvorgänge nötig, um aus unserem Vorfahren LUCA je nach Schätzung bis zu hundert Millionen verschiedene Lebensformen hervorgehen zu lassen. Der Übergang vom Einzeller zum Vielzeller, von Wasserlebewesen zu

Landbewohnern, die Rückkehr der Säugetiere ins Meer durch eine schier unvorstellbare Verwandlung von wolfähnlichen Raubtieren zu Walen und schließlich die Entstehung des Menschen, der versucht, seine eigene Naturgeschichte zu rekonstruieren – all das sind Anpassungsleistungen, die eine unvorstellbare Kaskade an einzelnen positiven Mutationen notwendig macht, die noch dazu in einer entsprechenden Reihenfolge und nicht einfach irgendwie aufeinanderfolgen mussten.

Die Vorstellung, dass die bewegte Geschichte des Lebens auf der Erde und die gesamte Artenvielfalt in letzter Konsequenz ausschließlich auf zufällige Beschädigungen der DNS oder auf Kopierfehler bei der Zellteilung zurückgehen soll, erschien mir schon im Jahr 2000 als unglaubwürdig. Mein Zoologieprofessor wies mich damals darauf hin, dass ich mich durch meine Skepsis an die Position der Kreationisten heranbewege oder ihnen zumindest »Argumente zuwerfe«. Bekanntermaßen stellen diese infrage, dass die Entstehung der Arten auf den Evolutionsprozess zurückgeht, und vertreten stattdessen die Auffassung, jede einzelne Art sei durch einen intelligenten göttlichen Designer geformt worden. Kleine Veränderungen innerhalb einer Art seien zwar möglich, nicht aber die Entstehung neuer Arten durch Naturprozesse. Nur ein Schöpfer sei in der Lage, eine neue Art zu erschaffen. Mensch und Baum, Wolf und Elefant, Fisch und Ginsterbusch seien also allesamt irgendwann durch den intelligenten Designer »gemacht« worden, und zwar etwa so, wie es in der Bibel steht.

Eine solche Erklärung für Lebensprozesse lag mir aber fern. Ich wollte nichts Religiöses zum Ausdruck bringen. Es ging damals in mein naives Hirn eines Erstsemestlers einfach nicht hinein, wie um alles in der Welt willkürliche Beschädigungen des Erbguts von LUCA dazu geführt haben sollen, dass ich vier Milliarden Jahre später dort im Vorlesungssaal stand und mit meinem Professor diskutierte.

An diesem Punkt brachte mein Lehrer einen Joker ins Spiel, den Biologen immer dann ausspielen, wenn ein Phänomen in der Geschichte des Lebens so unwahrscheinlich ist, dass wir eigentlich keine Erklärung mehr dafür haben, warum es dennoch so abgelaufen ist. Dieser Joker ist das »anthropische Prinzip«, das Folgendes besagt: Es ist egal, wie unwahrscheinlich es ist, dass ein bestimmtes Phänomen im Laufe der Evolution eintritt, das wir zur Entstehung der Arten voraussetzen müssen. Es muss so gewesen sein, denn sonst wären wir Menschen nicht hier, um uns Gedanken über dieses Phänomen zu machen. Im Grunde ist das anthropische Prinzip in vielen Fällen nichts anderes als ein eleganter Ausweg, wenn Wissenschaftler nicht zugeben wollen, dass sie nicht wissen, *warum* etwas so war, wie es nach dem aktuellen Wissensstand gewesen sein muss oder *wie* es dazu kommen konnte.

Mein Professor erklärte mir gemäß diesem Prinzip also, es sei zwar tatsächlich extrem unwahrscheinlich, dass zufällige Schäden an der Erbsubstanz zur Ausformung von ihm und mir geführt hätten, es müsse aber dennoch so gewesen sein, weil wir sonst nicht hier wären, um uns darüber Gedanken zu machen. Denn immerhin sind ja auch wir – Sie und er und ich – deswegen entstanden, weil das Unwahrscheinliche eingetreten ist. Was ich meinem Gesprächspartner, der für mich damals eine fachliche Autorität darstellte, nicht verständlich machen konnte, war: Ich hatte keinen Zweifel daran, dass die Artenvielfalt durch den Evolutionsprozess hervorgebracht wurde. Ich bezweifelte auch nicht, dass die formenden Kräfte der Evolution auf Mutation und Selektion beruhen. Ich stieß mich lediglich an der damals gängigen Auffassung, erfolgreiche Umweltanpassungen seien ausschließlich auf zufällige Beschädigungen des genetischen Materials oder auf Fehler der winzigen zellulären Kopiermaschine zurückzuführen. Das würde nämlich bedeuten, dass die Lebewesen sich in einem völlig passiven Prozess der Formung und Veränderung befänden und für ihre Anpassung an die Umwelt auf das zufällige Auftreten von DNS-Schäden *angewiesen* wären. Genau das glaubten viele Evolutionsbiologen bis vor einigen Jahren, und manche glauben es noch heute.

Schon Jakob Johann von Uexküll vertrat die Ansicht, dass Lebewesen durch ihr Verhalten und ihre Interaktion mit der Umwelt die Anpassungen an diese Umwelt selbst herbeiführen. Demnach ist Umweltanpassung auch ein *aktiver* Prozess des Organismus, der von ihm zumindest mit beeinflusst wird. Evolution wird so zu einem Tun der Lebewesen, also zu einer Lebensäußerung. Oder anders formuliert: Wir sind nicht »dem Evolutionsprozess unterworfen«, wie es im biologischen Fachjargon heißt, sondern wir *nehmen* am Evolutionsprozess *teil*. Dazu müssen wir voraussetzen, dass unser eigenes Verhalten gegenüber der Umwelt an nachfolgende Generationen weitergegeben wird und die Evolution unserer Spezies beeinflusst.

Die Annahme, Umweltanpassung und Evolution seien mit einem aktiven Tun der Lebewesen verbunden, wird durch neueste Erkenntnisse der Epigenetik gestützt und basiert auf wissenschaftlichen Belegen. Genetiker und Entwicklungsbiologen stießen bei Menschen und Tieren auf einige Merkmale in Aussehen, Verhalten und Körperfunktionen, die sich nicht durch herkömmliche Genetik erklären ließen. Es verdichteten sich die Hinweise, dass Erfahrungen und Umwelteinflüsse über bislang nicht geklärte Mechanismen an die Nachkommen weitergegeben werden. Sie können sich als sogenannte »Imprints« in unserem Erbmaterial manifestieren. Das widerspricht der klassischen Genetik, in der Wissenschaftler bisher davon ausgingen, dass jegliches Erbmaterial eines Lebewesens ab der Zeugung unveränderlich sei. Genetiker waren sich sicher, Erfahrungen eines Menschen, eines Tieres oder einer Pflanze könnten sich nicht über die Vererbung auf die Nachkommen auswirken, sondern allenfalls über psychologische und soziale Mechanismen, zum Beispiel bei der Erziehung.

Mehrere medizinische Studien ließen jedoch Zweifel an dieser Position aufkommen. Der Genetiker Marcus Pembrey aus London und der Medizinprofessor Lars Olov Bygren an der Universität von Umeå in Schweden fanden in einer groß angelegten statistischen Untersuchung an Männern in der schwedischen Kleinstadt Överkalix heraus, dass das Risiko, an Diabetes zu erkranken, mit der Ernährungssituation der Großeltern in deren *Kindheit* zusammenhängt.[35] Die Studie wurde durch das renommierte naturwissenschaftliche Fachjournal *Nature* veröffentlicht und zeigt, dass sich die Umweltbedingungen, unter denen Menschen leben, auf spätere Generationen auswirken können. Weil sich dieses Phänomen nicht durch die bisher bekannten Regeln der Genetik erklären lässt, wird es als »epigenetisch« bezeichnet, also als »zusätzlich« zu den bekannten Vorgängen der Genetik. Epigenetiker haben Mechanismen entdeckt, mit denen in den Zellen von Lebewesen bestimmte Gene aktiviert oder deaktiviert werden. Ein chemischer Marker verbindet sich mit dem Gen und schaltet es ein oder aus. Offenbar können sich Umwelterfahrungen eines Lebewesens unmittelbar auf das Erbmaterial auswirken.

Zum ersten Mal stießen Biologen schon vor einigen Jahrzehnten bei der Honigbiene auf epigenetische Phänomene. Alle Arbeiterinnen eines Bienenschwarms sind die Nachkommen der Königin. Unter normalen Bedingungen entwickeln sich die Larven, die die Königin legt, zu Arbeiterinnen. Wenn ein Bienenvolk aber zu schwärmen beginnt und sich teilt, steht einer der beiden Schwärme ohne Königin da. Die Königin kann auch einfach sterben. Die Bienen züchten eine neue Königin heran, wann immer diese fehlt. Sie nehmen dazu eine herkömmliche Larve, die sie mit Gelée royale füttern. Das ist ein spezielles Drüsensekret der Bienen. Außerdem bringen Bienenvölker ihre auserwählte königliche Larve in einer senkrechten Zelle ihres Stocks unter und nicht, wie sonst üblich, in einer waagrechten. Sie schaffen also durch die Fütterung und die Unterbringung spezielle *Umweltbedingungen* für die Larve, die dazu führen, dass eine neue Königin schlüpft. Es ist ein und derselbe genetische Code der Larve, der allein durch Umwelteinflüsse einmal zu einer Arbeiterin und einmal zu einer Königin führt.

Die Umwelt entscheidet also, welche Gene aktiviert und welche deaktiviert werden. Eine Königin sieht anders aus als die Arbeiterinnen und verhält sich auch anders, obwohl es keine Königinnen-DNS und keine Arbeiterinnen-DNS gibt. Der genetische Code scheint bis zu einem gewissen Grad also von den Lebewesen *interpretiert* zu werden. Manche Biologen vergleichen diesen Vorgang mit Musiknoten. Die Noten sind Niederschriften. Die Interpretation klingt bei jedem Musiker anders. So lässt sich erklären, weshalb auch eineiige Zwillinge, die genetisch miteinander identisch sind, keine Klone bleiben, sondern sich zu deutlich voneinander unterscheidbaren Individuen und Charakteren entwickeln, die sich im Laufe des Lebens oft auch körperlich immer mehr von ihrem jeweiligen Zwilling unterscheiden.

Marcus Pembrey führte mehrere Studien zur epigenetischen Vererbung bei Menschen durch und kam gemeinsam mit anderen Wissenschaftlern zu dem Schluss, dass unsere Umwelt einen direkten Einfluss auf die Aktivität unserer Gene nehmen kann. Als Beispiel nennt Pembrey in einem Aufsatz im Fachjournal *Nature* die Vorgänge, die er rund um die Eizelle der Frau und die Spermienzelle des Mannes vermutet. Informationen aus der Umwelt dürften unseren Geschlechtszellen bei ihrer Entstehung quasi aufgestempelt und an die Nachkommenschaft weitergegeben werden.[36] Das leitet Pembrey aus seinen Untersuchungen und Experimenten ab.

Auch der Professor für Molekularmedizin Jonathan Seckl an der Universität von Edinburgh hält die Erkenntnisse der Epigenetik für bedeutend: »Diese Resultate sind sehr provokativ. Manche können sie nur schwer akzeptieren, dabei kommt eine ganze Reihe von Laboren aus unterschiedlichen Fachbereichen zu ähnlichen Ergebnissen. Die Phänomene sind also real.«[37] Mit diesen Worten äußerte sich Seckl in einem Interview mit der BBC.

Die genauen Mechanismen, mit denen sich Umwelterfahrungen auf die epigenetische Vererbung auswirken, sind bisher weitgehend unbekannt und werden der Wissenschaft noch einige Rätsel aufgeben. Der Nutzen der epigenetischen Vererbung für die Evolution liegt aber auf der Hand: Das epigenetische Imprinting dient der Anpassung von einer Generation zur nächsten. Es macht Lebewesen zu aktiven Mitgestaltern der Zukunft ihrer Spezies. Vielleicht erweist sich die Epigenetik als einer der bisher fehlenden Puzzleteile, um zu erklären, wie sich die hundert Millionen Arten der Erde im Laufe von vier Milliarden Jahren seit LUCA so effizient an ihre Lebensräume anpassen konnten. Mein ehemaliger Zoologieprofessor würde heute, nachdem diese Erkenntnisse vorliegen, statt eines Zufallsgenerators als Triebfeder der Evolution vermutlich einen anderen Vergleich wählen. Zufällige Schäden und Kopierfehler an der DNS reichen als Erklärung für hoch spezialisierte Umweltanpassungen nicht aus. Die Epigenetik füllt eine große Verständnislücke der Biologie, und dabei stehen wir gerade erst ganz am Anfang.

Auch Pembrey betont, dass seine Erkenntnisse auf die Möglichkeit der aktiven Mitgestaltung der Evolutionsprozesse hinweisen: »Man sagt ja, dass die erste Aufnahme der Erde vom All aus – der Eindruck dieses zerbrechlichen blauen Dings, das da durch das Universum segelt – dazu geführt hat, dass die Menschen die Welt plötzlich retten wollten. Mit der Epigenetik könnte es ähnlich laufen. Eines Tages leben die Menschen ihr Leben vielleicht so, dass sie damit ihr Genom schützen, sozusagen als Hüter des Genoms. Ich finde ja, dass man damit vorsichtig umgehen muss, weil es nicht nur einen selbst betrifft. Man trägt auch die Verantwortung für seine Kinder und Enkel.«[38]

Ist die Erde selbst ein Lebewesen?

Die Erkenntnisse der Epigenetik könnten Jakob Johann von Uexkülls Idee des Funktionskreises, in dem Lebewesen durch ihre Merk- und Wirkorgane aktiv mit der Umwelt interagieren, zu einer Renaissance verhelfen. Von Uexküll sagte außerdem, Gegenstände haben einen Rand, nicht aber Tiere, Pflanzen oder Menschen. Von Uexküll weigerte sich, die Grenzen von Lebewesen an deren körperlichen Außengrenzen festzulegen. Ein Tier endet nicht mit seiner Hautoberfläche oder mit seinem Fell, ein Baum nicht mit der Rinde oder mit der Borke.

»Ist der Löwenzahn auf der Wiese *eine* Pflanze, die durch ein gemeinsames Wurzelwerk verbunden ist, oder sind es mehrere?« Diese Frage stellte auch in unserem Jahrhundert der Philosophieprofessor Alva Noë an der Universität von Kalifornien in Berkeley. Er schickte in seinem Buch *Du bist nicht dein Gehirn*[39] weitere ähnliche Fragen nach: »Ist Mac OS ein einzelnes Programm – das Macintosh-Betriebssystem – oder sind es viele? Ist Hewlett-Packard ein Unternehmen oder sind es mehrere?« Noë beschied, dass es eine willkürliche Entscheidung sei, wo wir die Grenzen ziehen.

Im Netzwerk des Lebens sind solche Fragen noch viel schwerer zu beantworten als bei Firmen wie Hewlett-Packard. Ist der Wald, in dem alle Lebensformen über ein gigantisches unterirdisches Pilzgeflecht miteinander in Verbindung stehen, eine Ansammlung vieler Organismen oder stellt er *einen* Organismus dar? Immerhin sind die Lebensformen des Waldes nicht bloß einfach so miteinander verbunden, sondern ergeben ein funktionelles Netzwerk, in dem Nährstoffe, Wasser und Kommunikationsmoleküle miteinander ausgetauscht werden. Das tun auch unsere Organe untereinander. Jüngst haben Biologen sogar festgestellt, dass Pflanzen unterirdische »Knackgeräusche« von sich geben können, die sich als elektromagnetische Signale ausbreiten, jedoch für unser Ohr nicht hörbar sind. Das dürfte ein weiterer interner Kommunikationskanal des Waldes sein.

Der Wald verhält sich wie ein Organismus. Auf ähnliche Weise bildet sich aus der Verbindung unserer Organe und Körperzellen der menschliche Organismus. Ließe sich die Denkrichtung daher auch umdrehen, sodass wir unseren Körper als Ansammlung vieler mikroskopisch kleiner Lebewesen betrachten, die zusammengenommen uns ergeben? Die Funktionskreise der Natur verbinden alles mit allem, jeden mit jedem.

Einige Naturphilosophen und Biologen vertreten die Ansicht, die Erde selbst sei ein lebendiger Organismus. Diese Annahme ist als »Gaia-Hypothese« bekannt. Gaia war in der antiken griechischen Mythologie die personifizierte Erde. Die Gaia-Hypothese wurde von der US-amerikanischen Zellbiologin Lynn Margulis an der Universität von Massachusetts und dem britischen Biophysiker und Mediziner James Lovelock an der Universität von Oxford aufgestellt. Die Hypothese tauchte später in teilweise verzerrter Form auch in populären esoterischen Büchern auf, in denen Margulis und Lovelocks Theorien dazu benutzt wurden, die Vorstellung einer empfindungsfähigen Erde zu verbreiten, die nicht nur bewusst »handeln«, sondern so wie Menschen und Tiere auch leiden könne. Manche Vertreter der Esoterik nahmen die Gaia-Hypothese als Beleg dafür, dass die Erde eine Art Gottheit sei, die nach mancher Darstellung sogar belohnend und strafend in die Geschehnisse auf dem Planeten eingreife.

Solche Verzerrungen brachten die ursprünglich seriöse Gaia-Hypothese wissenschaftlich in Verruf. Lovelock stellte ausdrücklich fest, dass er keinen empfindsamen Planeten mit Bewusstsein und Absichten oder etwa sogar eine Erde als Göttin im Sinn hatte: »Wenn ich von einem lebendigen Planeten spreche, soll das keinen animistischen Beiklang haben. Ich denke nicht an eine empfindungsfähige Erde oder an Steine, die sich nach eigenem Willen und eigener Zielsetzung bewegen.« Lovelock betonte, dass es sich bei der Gaia-Hypothese um eine wissenschaftliche Perspektive handle. Er stellte aber auch klar, dass er jene Menschen, die sich nach einer beseelten Erde sehnen, keinesfalls verurteilt: »Ich achte die Haltung derer, die Trost in der Kirche finden und ihre Gebete sprechen, zugleich aber einräumen, dass die Logik allein keine überzeugenden Gründe für den Glauben an Gott liefert. In gleicher Weise achte ich die Haltung jener, die Trost in der Natur finden und ihre Gebete vielleicht zu Gaia sprechen möchten.«[40]

Die Erde ist ein gesamtheitliches System, das sich selbst organisiert. Betrachten wir die Ökosysteme in einem größeren Zusammenhang: Ein Waldökosystem endet nicht am Waldrand, sondern es gibt einen regen Stoffaustausch zwischen dem Inneren des Waldes und den umliegenden Zonen. Die Zusammensetzung des Bodenlebens und der Bodenchemie ändert sich nicht abrupt zwischen Wald und Wiese, sondern kontinuierlich. Die dunkle Humusform des Waldes geht nicht plötzlich in den eher braunen

Humus der Wiese über. Das Waldklima beeinflusst das Klima des Umlandes und umgekehrt. Ein Waldökosystem ist also eingebettet in ein Netzwerk aus Ökosystemen, zwischen denen es keine klaren Trennlinien gibt. Waldränder sind Übergangszonen, keine Grenzen.

In der Natur greift stets alles ineinander. Dass die Erde ein einziges großes Ökosystem ist, wird allein schon durch die Tatsache deutlich, dass sich regionale klimatische Veränderungen immer auf das gesamte Klima auswirken. Im Rahmen der globalen Erwärmung kann die Temperatur beispielsweise in bestimmten Gegenden steigen, in anderen wird es jedoch in der Folge kühler.

Die Gaia-Hypothese besagt nichts anderes, als dass die Erde mit ihrer Biosphäre – das ist die Gesamtheit aller Lebewesen inklusive uns Menschen – auch selbst wie ein lebender Organismus betrachtet werden kann. Dieses Lebewesen, so die Hypothese, hält über lange Zeiträume Bedingungen aufrecht, die nicht nur Leben in der Biosphäre ermöglichen, sondern auch die Weiterentwicklung dieses Lebens, also die Evolution. Das ist der Knackpunkt der Gaia-Hypothese. Die Bedingungen, unter denen Leben entstehen und sich entwickeln kann, sind sehr eng gesetzt. Auf der Erde werden diese Bedingungen durch komplexe Gleichgewichte seit Äonen erhalten.

Die Erde ist auch dazu in der Lage, dynamisch auf die Einflüsse der von ihr hervorgebrachten Arten zu reagieren. Aus dem All betrachtet, entsteht vor allem in Zeitrafferaufnahmen der Eindruck, die Erde sei mit einem Lebewesen in ständiger dynamischer Bewegung vergleichbar. Margulis und Lovelock sehen in den Abläufen der Erde physiologische Vorgänge. So nennen Biologen die Lebensäußerungen, die das Funktionieren eines Organismus gewährleisten. Unsere Verdauung und der Stofftransport in unseren Blutgefäßen sind Beispiele für physiologische Abläufe. Laut der

Gaia-Hypothese findet zum Beispiel in Flüssen ein Stofftransport wie in unserer Blutbahn statt. Flüsse seien also die »Adern« des Organismus Erde. Die einzelnen Ökosysteme – beispielsweise die »atmenden Wälder« – seien wie Organe. Ein Wald wäre demnach eine Art »Lunge«, und Baumkronen erinnern mit ihren Ästen, Zweigen, Blättern und Nadeln tatsächlich an die Bronchien.

Der Mensch endet nicht an seiner Hautoberfläche

Für unsere Betrachtungen ist es gleichgültig, ob man die Schlussfolgerungen aus der Gaia-Hypothese teilt oder nicht. Denn die Beobachtungen, auf denen sie beruht, sind mit oder ohne »Gaia« von Bedeutung: In der Natur ist alles so sehr miteinander verzahnt, dass es unmöglich ist, eindeutige Grenzlinien zu ziehen. Und das gilt auch für uns Menschen.

Wir stehen in einem biochemischen Austausch mit der Umwelt. Auch das ist ein Beleg für Jakob Johann von Uexkülls Funktionskreis der Natur. Die Baum-Terpene aus der Waldluft sind Beispiele dafür, wie Einflüsse von anderen Lebewesen sich über den Funktionskreis in die Abläufe unseres eigenen Körpers integrieren. Baum-Terpene werden Teil der Funktion unseres Immunsystems, wenn wir sie einatmen oder über die Haut und die Schleimhäute mit ihnen in Kontakt kommen. Mikroorganismen, die unseren Darm besiedeln, machen ein gesundes Funktionieren unserer Verdauung möglich. Es ist wohl niemandem mehr neu, dass der menschliche Körper ein Lebensraum für Bakterienpopulationen ist, die wiederum unsere eigenen Lebensfunktionen aufrechterhalten. Relativ neu hingegen ist die Erkenntnis, dass Mikroben im Darm über Signale mit unserem Immunsystem und unserem Gehirn kommunizieren können. Wir sind selbst eine Art

»Ökosystem«. Genau wie der Wald sind wir gegen unsere Umwelt nicht scharf abgrenzbar. Mehr noch: Wir setzen die Grenzen unseres Organismus sogar selbst.

Im Jahr 1998 publizierten die Neurowissenschaftler Matthew Botvinick und Jonathan Cohen von der Princeton-Universität in New Jersey im Fachjournal *Nature* die Ergebnisse ihres berühmten »Gummihandexperiments«, das später von anderen Wissenschaftlern mehrmals wiederholt wurde. Der Titel der Veröffentlichung lautete: »Gummihände spüren, was die Augen sehen.«[41] Die Versuchspersonen nahmen an einem Tisch Platz und legten eine Hand auf ihren Schoß, sodass diese Hand durch die Tischplatte verdeckt war. Auf dem Tisch lag eine Gummihand. Es bestand keine Verbindung zwischen der Gummihand und den Teilnehmern. Ein Mitarbeiter fing nun an, mit einem Pinsel über die Gummihand zu streichen, sodass die Versuchspersonen dabei zusehen konnten. Ein weiterer Mitarbeiter strich exakt zur selben Zeit und auf genau dieselbe Weise mit einem zweiten Pinsel über die echte Hand, die unter der Tischplatte versteckt blieb. Nach einiger Zeit spürten die Teilnehmer die Berührungen *in der Gummihand* auf dem Tisch. Sie nahmen diese Gummihand also trotz des Wissens, dass es sich um keinen Teil ihres Körpers handelte, wie ihre eigene Hand wahr. In einem zweiten Stadium des Experiments versteckten die Probanden auch ihre zweite Hand unter dem Tisch. Die Berührungen der Gummihand gingen synchron mit den Berührungen der ersten versteckten Hand weiter. Mit der zweiten Hand sollten die Versuchspersonen nun in die Richtung der Berührungen zeigen. Alle deuteten hinauf auf die Tischplatte, ungefähr auf die Stelle, wo die Gummihand lag.

Alva Noë stellt aus dem Gummihandexperiment eine interessante Schlussfolgerung auf: »Die Gummihand ist natürlich kein Teil von uns. Aber das liegt *nicht* daran, dass sie aus Gummi oder nicht mit unserem Körper verbunden ist. Entscheidend ist, dass die Gummihand eine andere Bestimmung als wir hat. Unser Überleben hängt mit der Gummihand nur oberflächlich und zufällig zusammen. Unsere eigene Hand hingegen ist verlässlich in unsere sensorischen und motorischen Interaktionen mit unserem Umfeld und unsere anderen Sinneserfahrungen eingebunden.«

Diese Formulierung des Philosophen deutet schon an, dass Objekte, die nicht Teil unseres Körpers sind, unter bestimmten Umständen zu einem Teil unseres *Organismus* werden können. »Wenn es möglich wäre«, fährt Noë fort, »die Gummihand in ein aktives Wechselspiel zwischen Welt und Körper zu integrieren, dann wäre die Gummihand in dieser Hinsicht ein Teil von uns.«[42] Diese Annahme hat sich in der Praxis bereits mehrfach bestätigt.

Ein britisch-irischer Künstler namens Neil Harbisson wurde zum ersten Cyborg der Welt. So nennt man ein Mischwesen aus Mensch und Maschine. Harbisson ist seit seiner Geburt farbenblind. Im Alter von zwanzig Jahren ließ er sich einen Farbsensor an seinem Kopf anbringen, der wie ein drittes Auge nach vorn gerichtet ist. Ein Chip wandelt die Farben in hörbare Tonfrequenzen um, die über die Schädelplatte zu den Ohren übertragen werden. Nach einer Zeit der Gewöhnung lernte Harbisson, die dezenten Töne zu interpretieren. Er »hört« also seither Farben. Sein Organismus hat das Cyborg-Auge in das Körperschema integriert und zu einem funktionsfähigen Merkorgan für Umweltreize gemacht, um es in Jakob von Uexkülls Worten zu sagen.

Der Mediziner Carter Collins vom Presbyterian Medical Center in San Francisco verhalf blinden Menschen in einer wissenschaftlichen Studie gemeinsam mit seinem Team, ohne Augenlicht sehen zu können. Eine kleine Stirnkamera wandelte das Bild in eine Art tastbare Abbildung um. Dazu befestigten die Forscher am Rücken der Versuchspersonen eine quadratische Platte mit kleinen Metallstiften, die über die Haut zu spüren waren. Das Bild der Kamera wurde in Echtzeit durch die Metallstifte dargestellt. Wir können uns das wie einen kleinen Computerbildschirm vorstellen, der aus Bildpunkten aufgebaut ist. Jeder Stift stellte einen Bildpunkt dar. Auf diese Weise leitete die Kamera Umrisse und Hell-dunkel-Schattierungen weiter. Je dunkler der jeweilige Bildpunkt war, desto fester war der Druck des Metallstifts, der dieser Bildposition entsprach. Nach einer Gewöhnungsphase sensibilisierte sich die Haut der Teilnehmer, und sie waren in der Lage, anhand des Musters der Metallpunkte, die sie nur spürten, Bilder im Kopf wahrzunehmen. Es gelang ihnen sogar, Hindernisse zu erkennen und sich, ohne zu tasten und ohne mit Gegenständen zu kollidieren, durch den Raum zu bewegen. Sie lernten gewissermaßen, mit der Haut zu sehen. Sie hatten sich ein neues Merkorgan erschlossen und dieses in den Organismus integriert.[43]

Ich selbst kenne, so wie alle Menschen, ähnliche Phänomene aus dem Alltag. Beim Mountainbiking auf Waldwegen spüre ich die Oberflächenbeschaffenheit durch die Räder. Je mehr Erfahrung ich mit dem Mountainbike sammelte, desto mehr konnte ich mit dem Gefährt wie mit einem Körperteil umgehen. Ich wurde immer sensibler für Berührungen, die eigentlich unter den Reifen stattfanden, und ich konnte immer mehr Details des Bodens wahrnehmen. Ich hatte das Fahrrad bis zu einem gewissen Grad in mein Körperschema integriert – zumindest als zeitweises Merkorgan. Seither ist es so, als könnte ich mit dem Gummi der Reifen »spüren«.

Wenn wir mit einem Stock einen Felsen betasten, spüren wir den Felsen an der Spitze des Stocks. Jeder Autofahrer kennt dieses Phänomen. Mit der Zeit entwickeln wir ein »Körpergefühl« für unser Auto. Wir fühlen die Außengrenzen des Wagens während des Fahrens auf ähnliche Weise wie erweiterte Grenzen unseres eigenen Körpers. Beim Rückwärtseinparken wissen wir genau, wo das Heck endet, obwohl wir es nicht sehen. Wir »fühlen« es. Fahrräder, Autos, Skateboards und andere Vehikel werden bei regelmäßiger Verwendung zu Merkorganen unseres Organismus nach Jakob von Uexküll, und zugleich werden sie zu Wirkorganen, mit denen wir auf unsere Umwelt Einfluss nehmen und uns durch sie hindurchbewegen.

Jeder Organismus, ob Mensch, Tier, Pflanze, Pilz oder Einzeller, steht in einem permanenten Austausch mit der Umwelt. Philosophen sagen, der Lebensprozess überschreite die Körperoberfläche ständig und bilde mit der Umwelt ein übergreifendes System. Unser Organismus ist also sehr flexibel mit seinen Außengrenzen. Unser Körperschema ist nicht statisch und reicht weit über unsere Haut hinaus. Das ist ebenso bedeutend für das Verständnis unserer Verwobenheit mit der Natur wie die Tatsache, dass es einen biochemischen Austausch zwischen uns und den Pflanzen gibt. Für die epigenetische Vererbung und die aktive Umweltanpassung im Laufe der Evolution ist dieser Funktionskreis aus Mensch und Umwelt wichtig.

Biophilia und der Heilungscode der Natur

In den 1970er-Jahren stellte der große deutsch-amerikanische Psychoanalytiker Erich Fromm in seinem berühmten Werk *Die Seele des Menschen* seine Ideen über die gegensätzlichen Kräfte vor, die tief in der Psyche des Menschen am Werk sind. Mit seinen Vorstellungen bewegte sich Fromm in der Nähe der Triebtheorie Sigmund Freuds, des Begründers der Psychoanalyse. Die menschliche Existenz, so hatte es Freud postuliert, stelle ein ständiges Ringen dar zwischen Thanatos, dem Todestrieb, und Eros, dem

Lebenstrieb. Beim gesunden Menschen behalte Eros in diesem Spiel der Kräfte die Oberhand. So ähnlich analysierte Erich Fromm die verborgenen Abläufe in der menschlichen Psyche. Bei Fromm sind es nicht Thanatos und Eros, die einander die Stirn bieten, sondern die Nekrophilie und die Biophilie.

»Nekrophilie« bedeutet aus dem Altgriechischen abgeleitet »Todesliebe«, und »Biophilie« bedeutet »Liebe zum Leben«. Fromm schrieb, dass jeder Mensch auch nekrophile Kräfte in sich trage, und machte diese unter anderem für Gewalttaten und Krankheiten verantwortlich. Ähnlich wie Freud ging er aber davon aus, dass die Biophilie beim gesunden Menschen die Oberhand behalte: »Die Tendenz, das Leben zu erhalten und sich gegen den Tod zu wehren, ist die elementarste Form der biophilen Orientierung und aller lebenden Substanz eigen.«[44] Das heißt, als Lebensprinzip und Wille zum Leben muss die Biophilie auch in Einzellern und sogar schon bei LUCA vorhanden gewesen sein.

An einer anderen Stelle äußerte sich Fromm über die Biophilie des Menschen, die über den elementaren Lebenswillen weit hinausgeht: »Wer das Leben liebt, fühlt sich vom Lebens- und Wachstumsprozess in allen Bereichen angezogen.«[45] Diese Lebens- und Wachstumsprozesse finden wir überall in der Natur. Dazu brauchen wir nur an einen Wald oder einen Garten zu denken. Die biophilen Kräfte in uns Menschen äußern sich also durch die *Anziehung*, wie Fromm schreibt, welche die Natur und ihre Lebensformen auf uns ausüben. Ich möchte keinen Zweifel daran lassen, dass diese Form der Biophilie auch in der Psyche der Tiere wirkt, da bin ich mir sicher. In einer Weise, die uns nur schwer oder gar nicht zugänglich ist, muss sie sogar in Pflanzen am Werk sein. Durch die Biophilie nehmen Mensch, Tier und Pflanze Anteil an der gesamten Natur. Die Biophilie verbindet uns über Prozesse tief in unserer Psyche mit dem Netzwerk des Lebens, aus dem wir stammen.

Fromms Idee der Biophilie rief auch Naturwissenschaftler auf den Plan. Einer von ihnen ist Edward Wilson. Wilson führte die Idee als Erster in die Naturwissenschaften ein. Wenn alle oder zumindest die meisten Menschen eine Hingabe zum Lebendigen in der Natur in sich tragen, dann muss diese Eigenschaft mit unserer Evolutionsgeschichte zusammenhängen. Wilson stellte in den frühen 1980er-Jahren, kurz nach Fromms Tod, die sogenannte »Biophilia-Hypothese« auf. Diese besagt, die Hinwendung zur Natur sei genetisch in uns angelegt. Menschen haben dieser Hypothese zufolge also eine »angeborene Tendenz, die Verbindung mit der Natur und anderen Lebensformen zu suchen«,[46] wie es Wilson formulierte. Die Biophilie respektive Biophilia, wie wir sie ab jetzt nennen, ist das menschliche Band mit den anderen Spezies.

Der Begriff »Biophilia-*Hypothese*« ist irreführend. Der einzige Grund, warum Biologen von einer Hypothese sprechen, also von einer Annahme, ist der, dass es sich wissenschaftlich nicht überprüfen lässt, ob sie tatsächlich eine angeborene, also genetisch im Menschen angelegte Kraft ist. Seriöse Evolutionsbiologen sind generell sehr vorsichtig mit ihren Aussagen, da sie nicht so einfach ein paar Millionen Jahre in die Vergangenheit reisen können, um ihre Vorstellungen über den Hergang der Evolution zu überprüfen. Und dass Paläobiologen irgendwann einmal ein Stück versteinerte Naturliebe eines Urmenschen ausgraben werden, um zu beweisen, dass die Biophilia das Resultat der Evolution ist, können auch wir von der Zukunft nicht erwarten.

Nach allen Betrachtungen, die wir bisher über die Herkunft des Menschen angestellt haben, wäre es eher überraschend, falls wir *keine* Biophilia hätten. Wenn sich die Umwelt unserer Vorfahren in unseren Körperbau und in unsere Organe festgeschrieben hat, dann natürlich auch in unsere Psyche. Unsere evolutionäre Vergangenheit mit der Natur ist »in unserer Psyche abgetaucht«

und wirkt nun »aus der Tiefe«, um die Ausdrucksweisen der Psychoanalyse zu bemühen. Sie wirkt aus dem Unbewussten auf uns ein und beeinflusst sogar unsere Träume und unsere ästhetische Wahrnehmung.

Gordon Orians, emeritierter Biologieprofessor an der Universität von Washington, Seattle, ist ein weltweit anerkannter Baum-Experte. Er besitzt ein großes Fotoarchiv mit Aufnahmen von Bäumen aus aller Welt. Orians untersuchte mithilfe dieser Fotos, welche Baumformen die meisten Menschen intuitiv bevorzugen, also welche wir schöner finden, wenn wir uns spontan entscheiden müssen. Er stellte fest, dass wir unbewusst auf drei Regeln zurückgreifen. Baumstämme, an denen wir gut emporklettern können, gefallen uns besser als solche, die uns wenig Halt bieten. Wir mögen außerdem Bäume mit Kronen, die uns Schatten spenden. Daher sind Bäume mit ausladenden Kronen aus ästhetischer Sicht in Parks besonders beliebt. Und drittens zieht es uns zu Bäumen, die essbare Früchte tragen oder Substanzen enthalten, die uns gesund erhalten.[47] Daraus wird ersichtlich, dass sich die evolutionäre Vergangenheit in unserem ästhetischen Empfinden widerspiegelt. Wir erkennen mühelos und intuitiv, welche Bäume für uns Menschen schon immer gut waren.

Wir modernen Menschen tragen auch im 21. Jahrhundert noch ein Stück Savanne in uns, egal, wo wir leben. Der Übergang vom *Homo erectus* zum *Homo sapiens* vor mindestens 100 000 und wahrscheinlich sogar vor 400 000 Jahren fand in der Savannenlandschaft Ostafrikas statt. Der Biologe und Pädagoge John Falk, Professor an der Universität von Oregon, untersuchte an Einwohnern des Nordostens der Vereinigten Staaten von Amerika, welche Landschaftsformen die meisten Menschen dort gefühlsmäßig bevorzugen. Haben wir eine Präferenz für die Landschaften, in denen wir als Kinder aufgewachsen sind? Oder ist es uns angeboren, welche Art von Landschaft wir intuitiv bevorzugen? John Falk legte Hunderten von Versuchspersonen Aufnahmen aus verschiedenen Vegetationszonen der Erde vor, und die Teilnehmer sollten spontan und ohne nachzudenken entscheiden, wo sie sich am wohlsten fühlen würden.

Die Savanne hatte bei den Kindern die Nase deutlich vorn. Ältere Einwohner sprachen auf sie zumindest genauso gut an wie auf ihre gewohnte Naturlandschaft, die meisten sogar besser. Professor Falk führte dieselbe Studie im Jahr 2009 mit Bewohnern des Regenwaldes in Nigeria durch. Das Ergebnis überraschte: Selbst die Regenwaldbewohner bevorzugten Savannenlandschaften gegenüber dem Regenwald intuitiv.[48] Unsere evolutionäre Stammesgeschichte spielt also mindestens eine ebenso große Rolle für unser ästhetisches Naturempfinden wie die Region, in der wir aufgewachsen sind. Die Erinnerung an Savannen ist tief in unser Unbewusstes eingeprägt und hat unsere Biophilia mitgeformt. Freilich müssen wir außerdem bedenken, dass das Überleben im Dschungel mit Strapazen und Gefahren verbunden ist, die wir aus den Wäldern der gemäßigten Breiten nicht kennen. Auch das könnte ein Grund dafür sein, weshalb sogar Regenwaldbewohner sehr positiv auf Savannen ansprechen.

Die fiktiven Bewohner des erdähnlichen Mondes Pandora aus dem Kinofilm »Avatar« blicken auf eine Koevolution mit blauen Pflanzen zurück. Gäbe es diese Wesen wirklich, hätten sie mit Sicherheit ebenfalls eine Biophilia in sich. So wie wir auf grüne Bäume ansprechen, würden sie auf blaue reagieren. Die Biophilia eines Meereslebewesens – und ich bin mir sicher, dass auch Fische biophile Kräfte in sich tragen – ist bestimmt nicht auf Savannenbäume geeicht, sondern auf die Lebenswelt unter Wasser, in der die Evolution der Fische stattgefunden hat. Ein Fisch würde mit einem Baum nichts anfangen können. Seine Spezies hat kein »Konzept« von Bäumen.

Psychologen, die sich mit Kreativität beschäftigen, haben schwarz auf weiß bewiesen, was die meisten Menschen aus Erfahrung wissen. In der Natur zu sein fördert die Kreativität. Einfache Tests zeigten, dass wir in der Natur viel schöpferischer sind als in geschlossenen Räumen. Einer, der das selbst erlebte, war Michael Jackson. Gegenüber dem britischen TV-Sender ITV2 gab er an, dass seine größten Hits in der Krone eines mächtigen alten Baumes auf seinem Grundstück entstanden seien: »Ich habe viele meiner Songs in diesem Baum geschrieben. ›Heal the World‹ ist in diesem Baum entstanden, ›Will You be there‹, ›Black or White‹, ›Childhood‹ und viele andere.«[49] Der King of Pop strahlte, als er das sagte. Den alten Baum nannte er seinen »Baum der Begabung«.

Wenn wir in der Natur sind, wird die Biophilia aktiv und beflügelt unsere psychischen Abläufe. Die biophilen Kräfte in uns streben nach der Nähe von Lebens- und Wachstumsprozessen. Dieses Streben wird in der Natur befriedigt. Dass dadurch unsere Kreativität, Ausdruck des Lebens, angeregt wird, ist nicht verwunderlich. Doch die Biophilia vermag noch viel mehr zu bewirken.

In der Natur zu sein ist nicht nur inspirierend, sondern hat auch medizinisches und psychotherapeutisches Potenzial. Durch die Erfahrung der Natur stellen wir unseren Organismus in den ursprünglichen Funktionskreis aus Mensch und Umwelt, aus dem wir hervorgegangen sind. Wir fügen die beiden ineinanderpassenden Puzzleteile – uns und die Natur – zu einem Ganzen zusammen. Die Mensch-Natur-Medizin kann uns gesund erhalten und im Kampf gegen Krankheiten unterstützen. Diese Wirkungen lassen sich streng wissenschaftlich beschreiben als »evolutionär begründete gesundheitsfördernde Wirkungen von Naturerfahrung auf den Menschen«. Sie sehen es mir bestimmt nach, dass ich in diesem Buch statt dieser holprigen Aneinanderreihung von Begriffen lieber eine flüssigere Formulierung benutze und salopp vom »Heilungscode der Natur« schreibe. Unsere biophilen Kräfte sprechen auf diese natürlichen Codes an, die sie in der Umwelt intuitiv aufspüren und entschlüsseln. Dieses Wechselspiel ist selbst das Ergebnis unseres jahrmillionenlangen Funktionskreises mit der Natur.

Der Heilungscode der Natur wird in den nächsten Kapiteln im Mittelpunkt stehen, wenn es nämlich um seine konkrete medizinische und psychotherapeutische Anwendung geht.

Kurz & bündig
Die wichtigsten Inhalte dieses Kapitels in aller Kürze

Bäume schützen im Wald ihre eigenen Terpene vor der direkten Sonneneinstrahlung und verhindern dadurch, dass die für uns gesunden Substanzen durch UV-Strahlung zerstört werden. Nachdem sie ihre eigenen gasförmigen Pflanzenstoffe sogar zurückhalten, damit sie nicht entweichen können, bleiben diese in genau der Höhe am stärksten konzentriert, in der sich unsere Nase befindet. Meinen es die Bäume gut mit uns? Dass die Natur heilsame Substanzen gegen fast jede Erkrankung bietet, verleitet einige von uns zu dem Gefühl, die natürlichen Arzneien seien von Pflanzen »für uns« gebildet worden. Das ist die anthropozentrische Sichtweise. Jedes Ökosystem ist aber zu jeder Zeit durchdrungen von Wirkstoffen, von denen wir die meisten noch gar nicht kennen. Die Koevolution zwischen Menschen und Pflanzen hat dazu geführt, dass diese Substanzen unserem Organismus nicht neu sind und eine Wirkung auf ihn ausüben. Daran sehen wir, dass wir unseren festen Platz in den Ökosystemen der Erde haben.

In der Biologie verdichten sich die Hinweise darauf, dass Lebewesen aktiv an dem Evolutionsprozess mitwirken. Durch ihre Interaktionen mit der Umwelt beeinflussen sie die weitere Entwicklung ihrer Organe sowie ihrer gesamten Spezies mit. Die Epigenetik stützt diese Annahme mit ihren neuesten Erkenntnissen. Unsere Umwelterfahrungen können sich innerhalb eines Menschenlebens direkt auf den genetischen Code auswirken, indem beispielsweise einzelne Gene aus- und eingeschaltet werden.

Neueste Erkenntnisse aus der Biologie und den Neurowissenschaften zeigen, dass der menschliche Organismus nicht an seiner Hautoberfläche endet – und auch die Tiere und Pflanzen nicht. Außer dem Stoffaustausch zwischen uns und der Pflanzenwelt stellen wir auch fest, dass unser Organismus mit seinen Außengrenzen sehr flexibel ist. Unsere Lebensprozesse überschreiten ständig die Körpergrenze. Wir sind sogar in der Lage, körperfremde Objekte in unser Körperschema zu integrieren.

Schließlich sind wir als Ansammlung von Körperzellen und Organsystemen und mit den vielen Mikroorganismen, die unseren Verdauungstrakt und unsere Haut besiedeln, selbst eine Art Ökosystem. So wie der Wald am Waldrand keine Grenze hat, sondern eine Übergangszone, so lässt sich auch bei uns keine Grenze zu unserem natürlichen Lebensraum ziehen.

Die Verzahnung und Verschachtelung von Ökosystemen lässt sich so weit verfolgen, dass schließlich die ganze Erde als ein einziges Ökosystem betrachtet werden kann, in dem wir nur ein kleiner Teil sind.

Wir stehen in einem Funktionskreis mit der Natur. Daraus hat sich eine Kraft im Menschen entwickelt, die der Psychoanalytiker Erich Fromm als »Biophilie« bezeichnete. Das ist die Hingabe zu Lebens- und Wachstumsprozessen. Der Evolutionsbiologe Edward Wilson führte Fromms Begriff in die Naturwissenschaften ein. Seine Biophilia-Hypothese besagt, dass die Hingabe zur Natur genetisch in uns Menschen angelegt sei, also angeboren.

Die Natur steckt voll von Einflüssen und Reizen, die wir dank der biophilen Kräfte entschlüsseln können und die uns gesundheitliche Vorteile bringen. Daher spreche ich vom *Heilungscode der Natur*. Er ist selbst ein Produkt unserer Evolutionsgeschichte.

Kapitel 4

Die Öko-Psychosomatik

Von den Anti-Krebs-Terpenen zum Herzschutz aus der Natur

Der bereits zitierte Medizinprofessor Qing Li führte mit einem großen Team aus Wissenschaftlern Studien über die Wirkung des Waldes auf das menschliche Herz durch. Die Forscher teilten ihre Versuchsteilnehmer in zwei Gruppen auf. Die eine begab sich auf einen Spaziergang durch den Wald, während die andere in der Stadt spazieren ging. Beide waren gleich lang unterwegs und gingen im selben Tempo. Die Versuchsleiter achteten darauf, dass auch die Art und Intensität der Bewegung bei beiden Gruppen gleich waren. Die einzige Variable war die Umgebung: Stadt oder Wald. Vor dem Spaziergang und danach nahmen die Wissenschaftler ihren Versuchspersonen Blut ab. Der Waldspaziergang führte dazu, dass im Blutkreislauf der Probanden signifikant mehr von einer Substanz zirkulierte, die als »DHEA« bezeichnet wird. Bei den Stadtspaziergängern war dieser Effekt nicht eingetreten.[50]

»DHEA« steht für – Achtung, Zungenbrecher! – »De-hydro-epi-andro-steron«. Ich bleibe lieber bei der Abkürzung. DHEA ist ein Steroidhormon, das bei uns Menschen und bei vielen Wirbeltieren in der Rinde der Nebenniere gebildet wird. DHEA ist sogar das häufigste Hormon, das dort entsteht. Für alle, die es ganz genau wissen wollen: Es wird in einem Teil der Nebennierenrinde hergestellt, den Biologen »Zona reticularis« nennen, also in einer »netzartigen Zone«. DHEA ist sowohl eine Vorstufe des weiblichen Geschlechtshormons Östrogen als auch des männlichen Androgens. Es kann sich so wie das eine oder so wie das andere verhalten. DHEA senkt den Energieverbrauch von Zellen, weshalb manche Wissenschaftler davon ausgehen, dass es eine lebensverlängernde Wirkung hat. Aber das ist nicht bewiesen. Mehrfach belegt ist hingegen die Wirkung von DHEA auf unsere Blutgefäße und das Herz.

Der DHEA-Gehalt in unserem Blut erreicht im Alter von Mitte zwanzig seinen Höhepunkt und nimmt dann kontinuierlich ab. Diese Abnahme dürfte einer der vielen, bisher wenig erforschten biologischen Gründe sein, weshalb wir altern und das Risiko, krank zu werden, mit zunehmendem Alter steigt. Mit siebzig Jahren sinkt der DHEA-Gehalt im Blut im Durchschnitt auf 20 Prozent im Vergleich zu seinen Glanzzeiten.

Wenn wir einen Blick auf die vielen Wirkungen des Steroidhormons werfen, wird klar, weshalb seine Abnahme im Alter mit einem steigenden Krankheitsrisiko verbunden ist. DHEA ist an der Regulierung des Blutzuckerspiegels beteiligt und erhält die Herz-Kreislauf-Funktionen aufrecht. Und wie macht es das? Eine klinische Studie hat gezeigt, dass die Gabe von DHEA die Funktion der Epithelzellen der Blutgefäße im Vergleich zu einem Placebo signifikant verbessert. Die Epithelzellen kleiden die Blutgefäße von innen aus. Sie bilden mehrere Schichten und spielen eine wichtige Rolle beim Zusammenziehen und Entspannen der Blutgefäße. Mediziner wissen schon lange, dass das Risiko für Herz- und Kreislauf-Erkrankungen steigt, wenn sich die Blutgefäße nach

Kontraktionen nicht ausreichend entspannen, wenn sie also »versteifen«. Die Verengungen, die dabei entstehen, behindern den Blutstrom durch den Körper. Klinische Studien belegten, dass die Gabe von DHEA bei Herz-Kreislauf-Erkrankungen und Herz-Risikopatienten bereits nach vier Wochen zu deutlich messbaren Verbesserungen der Durchlässigkeit der Blutgefäße führte. Nach zwölf Wochen verdoppelte sich die Elastizität der Gefäße.[51]

Es liegen zahlreiche weitere Studien vor, aus denen die Wirkung von DHEA auf Herz und Kreislauf hervorgehen.[52] DHEA reduziert die Gefahr der Entstehung von Blutgerinnseln, also von Thrombosen. Es wirkt dem sogenannten »tödlichen Quartett« entgegen. So bezeichnen Ärzte ein Stoffwechselsyndrom, das durch vier Symptomgruppen, nämlich durch Bluthochdruck, Stoffwechselstörungen, erhöhten Blutzuckerspiegel und oft auch durch Fettleibigkeit gekennzeichnet ist. Dieses Syndrom erhöht das Risiko, an Herzinfarkt zu sterben. Vor allem wirkt DHEA der koronaren Herzkrankheit entgegen. Durch Gefäßverkalkung in den Wänden der Arterien (Arteriosklerose) verlieren die Arterien an Elastizität, und der Gefäßquerschnitt verringert sich. Der Herzmuskel wird nicht mehr ausreichend mit Sauerstoff versorgt. Die koronare Herzkrankheit ist eine der häufigsten Todesursachen in den Industrienationen.

Ich ziehe an dieser Stelle eine Zwischenbilanz: Die Herzschutzsubstanz DHEA aus der Nebennierenrinde wird bei Spaziergängen durch den Wald vermehrt produziert, nicht aber bei Spaziergängen in der Stadt. Das Hormon wirkt jenen Herz-Kreislauf-Erkrankungen entgegen, die besonders in Industriegesellschaften auftreten und als »Zivilisationskrankheiten« bezeichnet werden. Somit ergeben sich wieder einmal die Fragen, die ich in einem früheren Kapitel bereits gestellt habe: Kann es sein, dass nicht nur ungesunde industrielle Nahrung, mangelnde Bewegung sowie schädliche Umwelteinflüsse eine Rolle bei der Entstehung dieser Krankheiten spielen? Wäre es möglich, dass auch die Naturentfremdung selbst dazu beiträgt, weil wir uns dadurch von Substanzen und Reizen aus der Natur entfernen, die uns gesund erhalten? Wir werden durch das moderne Leben aus dem Funktionskreis mit der Natur herausgerissen. Es ist naheliegend, dass die Trennung von der Natur eine zentrale Rolle spielt, wenn es um die Entstehung der genannten Erkrankungen geht.

Denken Sie an die Wirkung der Baum-Terpene im Wald auf unser Immunsystem. Ich habe an früherer Stelle dieses Buches einen Perspektivenwechsel vorgeschlagen: Wir haben im Wald nicht *mehr* von den natürlichen Killerzellen und den Anti-Krebs-Proteinen im Blut als »normalerweise«, sondern wir haben im Alltagsleben des Industriezeitalters *weniger* von diesen gesundheitsschützenden Substanzen im Blut als unter natürlichen Bedingungen. Denselben Perspektivenwechsel sollten wir bei DHEA ins Auge fassen. Das Stadtleben und die modernen Lebenswelten führen dazu, dass unser Körper *weniger* Herzschutzsubstanzen produziert und dass diese im Laufe des Lebens *schneller* abnehmen, als es dem *Homo sapiens* in einem natürlichen Lebensraum entspräche. Diese Schlussfolgerung ist naheliegend. Doch in die Medizinbücher hat sie bisher leider keinen Einzug gehalten. Dort ist von den Auswirkungen der Naturentfremdung auf die Gesundheit des modernen Menschen keine Rede. Wohl ist bekannt, dass wir Umweltgiften ausgesetzt sind, die Frage, was uns aus der Natur *fehlt*, scheint aber in der medizinischen Forschung nur wenige Wissenschaftler zu interessieren.

DHEA steht zusätzlich zu den bereits genannten Effekten auf unseren Organismus im Zusammenhang mit einer Reihe weiterer Gesundheitswirkungen. Das Steroidhormon unterstützt die Therapie bei manchen psychischen Störungen, zu denen auch die

Schizophrenie gehört.[53] Das ist eine Erkrankung, bei der es zur Störung der Wahrnehmung und des zusammenhängenden Denkens kommt. Manche Patienten hören Stimmen oder sehen Dinge, die nicht da sind. Oft kommt es zu einem stark verminderten Antrieb. Die Schizophrenie hat nichts mit der multiplen Persönlichkeitsstörung zu tun, bei der sich das Ich der Betroffenen in mehrere Persönlichkeiten aufspaltet. Dass heute viele Menschen glauben, Schizophreniepatienten seien »mehrere Personen in einem«, ist ein grober Irrtum, der durch die falsche Darstellung der Schizophrenie in Kinofilmen ausgelöst wurde.

DHEA hat sich auch bei der schweren Form der Depression, der sogenannten Major-Depression, als therapeutisch wirksam erwiesen.

In Laborversuchen zeigte DHEA günstige Effekte auf Alzheimer-Zellkulturen. Das Hormon verhinderte in den Petrischalen den Abbau von Fettverbindungen in den Gehirnzellen.[54] Das ist ein Prozess, der bei Alzheimer zum Fortschreiten der Erkrankung führt. Mediziner verfolgen diese Spur nun weiter. Es liegen außerdem eindeutige Studienergebnisse vor, die positive Wirkungen von DHEA auf Muskeln, Knochen und auf die Sexualfunktionen des Menschen nachweisen.[55] Der Anti-Aging-Effekt wird unter Wissenschaftlern noch diskutiert.

Als ich die Studien zu den gesundheitsfördernden Wirkungen von DHEA durchforstete, fiel mir auf, dass die meisten Autoren das medizinische Potenzial des vielseitigen Nebennierenrindenhormons weniger in der Verabreichung von Präparaten sehen als in einer »hormonellen Optimierung«. Das heißt, DHEA wird vermutlich keine Zukunft als pharmazeutische Pille gegen die genannten Beschwerden haben, sondern man sucht nach Wegen, den Körper selbst zur vermehrten Bildung des Hormons anzuregen. Genau das schafft der Aufenthalt in Wäldern und anderen

Ökosystemen auf vollkommen natürliche Art und Weise und frei von Nebenwirkungen. Daran wird abermals das Prinzip der Mensch-Natur-Medizin deutlich. Es geht um die Stärkung der natürlichen Schutz- und Heilungsmechanismen des Körpers, also um eine Re-Balancierung des menschlichen Organismus und seiner Funktionen, die durch schädliche Umwelteinflüsse und fehlende Naturkontakte aus dem Gleichgewicht geraten sind.

Ein einziges Hormon wie DHEA wirkt sich, wie wir soeben gesehen haben, auf eine Vielzahl von Organen und Funktionen des Körpers aus – und sogar auf die Psyche. Daran wird die Komplexität des menschlichen Organismus deutlich. Dreht man an einer Schraube, verändert sich das gesamte System. Fügt man eine Zutat hinzu, kann das eine Kettenreaktion von Wirkungen haben. Umgekehrt gilt dasselbe: Nimmt man einen Einfluss weg, können daraus ebenfalls positive sowie negative Effekte resultieren. Da die verschiedenen Teilsysteme unseres Körpers wechselseitig miteinander verwoben sind, steht die Wissenschaft – so viel können wir mit Sicherheit sagen – immer noch ganz am Beginn der großen Reise, die Komplexität des Menschen wenigstens ansatzweise zu entschlüsseln.

Die Erkenntnis, dass wir über Wirkungen und Wechselwirkungen bestimmter Substanzen in unserem Körper noch sehr wenig wissen, ist der Grund dafür, weshalb viele Mediziner und Biologen beispielsweise vor dem Einsatz von Pestiziden in der Agrarindustrie warnen. Sie haben bestimmt schon vom »Cocktaileffekt« gehört. Selbst wenn wir davon ausgehen, dass die oft willkürlich und teilweise im Interesse der Industrie festgelegten Schwellenwerte für bestimmte Agrochemikalien stimmen und für die menschliche Gesundheit keine Gefahr von den einzelnen Substanzen ausgeht, sofern deren Konzentration in Lebensmitteln die Schwellenwerte nicht überschreitet, so geht dennoch von der

Kombination verschiedener Chemikalien eine beträchtliche Gefahr aus. Wir wissen fast nichts darüber, wie Pestizide in Summe auf uns einwirken und welche potenziell schädlichen Wechselwirkungen sie in unseren Organsystemen verursachen. Dieser Cocktaileffekt kann auch bei Umweltgiften auftreten, die wir nicht über die Lebensmittel aufnehmen. Im industriellen Zeitalter müssten wir die altbewährte Formel des Paracelsus »Die Dosis macht das Gift« leicht modifizieren und stattdessen besser sagen: »Die Summe macht das Gift.«

Auch in »Wald & Co.« gibt es einen Cocktaileffekt. Aber der ist gut für uns. Die gesundheitsfördernden Wirkungen der Natur dürften nämlich auf die Summe der vielen, noch weitgehend unerforschten Naturwirkstoffe zurückgehen, von denen wir gerade erst ein paar entschlüsselt haben. Deswegen bewirken isolierte Baum-Terpene in Laborexperimenten zwar ebenfalls positive Veränderungen im Immunsystem, die Wirkung im Wald ist aber in jeder Untersuchung stärker. Waldluft ist ein Cocktail aus bioaktiven Substanzen.

Die Komplexität des Funktionskreises aus Mensch und Natur ist enorm hoch. So hoch, dass wir nie alle Zusammenhänge entschlüsseln werden. Dass die Nebennierenrinde im Wald mehr DHEA produziert, führen Wissenschaftler zum Teil auf die Baum-Terpene zurück, die auch unser Immunsystem aufpeppen. Wald und Naturlandschaften wirken aber ebenfalls über die Psyche und unser Nervensystem auf uns ein, also über Reize und Eindrücke und nicht nur über den biochemischen Austausch. Die vermehrte Freisetzung von Herzschutzsubstanzen hängt vermutlich auch mit psychologischen und neurologischen Mechanismen zusammen, die in der Natur aktiviert werden.

Wir wissen schon lange, dass der Mensch eine psychosomatische Einheit ist. Der Begriff »Psychosomatik« wird alltagssprachlich oft falsch verstanden, so als ob eine psychosomatische Erkrankung etwas Eingebildetes sei, das »eigentlich« gar nicht wirklich vorliege. Doch das ist eine völlig falsche Vorstellung. Psychosomatische Beschwerden sind immer »echte« Beschwerden, die körperlich spürbar und tatsächlich vorhanden sind. Sie gehen bloß nicht auf rein organische Ursachen zurück. Zum Beispiel können psychische Belastungen und chronischer Stress zu Entzündungsvorgängen, Magen-Darm-Beschwerden oder Immunschwäche führen, weil psychische Vorgänge sich über das Nervensystem und das Hormonsystem körperlich manifestieren und umgekehrt auch körperliche Vorgänge das psychische Befinden beeinflussen.

Die Psychosomatik ist die Wissenschaft von der Einheit aus Psyche und Soma, was aus dem Griechischen übersetzt »Seele und Körper« bedeutet. Unser psychisches Erleben kann von körperlichen Vorgängen nicht getrennt werden. Beide bedingen einander und sind aneinandergekoppelt. Die oft benutzte Metapher von den zwei Seiten einer Medaille ist ein weiteres Missverständnis. Psyche und Körper sind eben nicht zwei *Seiten*. Die zwei Seiten einer Medaille sind voneinander getrennt, und zwar entlang der Mittelachse der Medaille. Sie zeigen in verschiedene Richtungen, und wir können uns immer nur eine der beiden Seiten frontal ansehen. Psyche und Körper sind aber *eins*. Eine so klare Trennlinie wie zwischen den beiden Seiten einer Medaille wäre zwischen körperlichen und psychischen Prozessen unmöglich.

Die Psychosomatik ist also eine eigene medizinische und biologische Wissenschaft, in der vom Menschen als »psychosomatischer Einheit« gesprochen wird. Ich schlage vor, diese Vorstellung um ein Wort zu erweitern. Ein Mensch ist nämlich eine »öko-psychosomatische Einheit«. Der Begriff »Öko-Psychosomatik« wird bislang in der medizinischen Wissenschaft nicht gebührend beachtet. Ich hoffe, dass ich das mit diesem Buch ändern kann.

Die Funktionen unseres Organismus überschreiten wie gezeigt permanent unsere Körpergrenzen. Durch den Funktionskreis mit der Natur können Psyche und Körper ebenso wenig von unserer Umwelt getrennt werden, wie sie auch voneinander nicht getrennt werden können. Wir tragen sogar eine organische »Antenne« in uns, über deren Leitungen sich der Heilungscode der Natur bis tief in unsere Organe und Zellen auswirkt, wie wir gleich sehen werden. Die Öko-Psychosomatik bringt die enge Verbindung zwischen Psyche, Körper und Natur zum Ausdruck. Bisher habe ich den Begriff »Mensch-Natur-Medizin« verwendet. Ab diesem Kapitel werde ich stattdessen »Öko-Psychosomatik« schreiben.

Die organische Antenne und ihr Netzwerk im Körper

Einmal fragte mich jemand, wo denn eigentlich der Parasympathikus im menschlichen Körper liege. Ich hatte ihm zuvor gesagt, dass es sich dabei um den sogenannten »Nerv der Ruhe« handle, der eine wichtige Rolle bei der Entschlüsselung des Heilungscodes der Natur spiele. Das klingt zwar nach einem einzelnen Nerv, der an einem bestimmten Ort im Körper zu finden ist, tatsächlich handelt es sich beim Parasympathikus aber um ein komplexes neuronales Netzwerk, das sich über unseren gesamten Körper verteilt. Leitungen des Nervs der Ruhe treten aus dem Schädel sowie an mehreren Stellen der Wirbelsäule in den gesamten Körper aus. Sie gehören zum sogenannten vegetativen Nervensystem, das viele Körperfunktionen steuert. Die Austrittspforten des Parasympathikus aus der Wirbelsäule sind vor allem in den untersten Segmenten zu finden, die man als »sakrale Segmente« bezeichnet. Der Name deutet schon an, dass sich in diesem Abschnitt das Sakrum, also das Kreuzbein befindet. Vielleicht denken Sie bei diesem Begriff an die Craniosacral-Therapie, eine komplementärmedizinische Therapieform, die aus der Osteopathie hervorgegangen ist. Sie heißt so, weil dabei Bewegungen und bestimmte manuelle Manipulationen vor allem im Bereich zwischen Cranium, dem Schädel, und Sakrum, dem Kreuzbein, durchgeführt werden. Das soll, so die Annahme der Craniosacral-Therapeuten, das Nervensystem im gesamten Körper ausbalancieren und von Störungen befreien.

Das Nervennetzwerk des parasympathischen Ruhenervs ist über Neuronenleitungen mit den Augen und Ohren verbunden. Es unterhält auch Verbindungen zur Lunge und zu den Bronchien, zum Herzen, zum Magen und zum Darm sowie zu Zellen der Tränendrüsen, Speicheldrüsen und der Bauchspeicheldrüse. Außerdem ist der Nerv der Ruhe an die Nieren, die Harnblase, den Harnleiter und die Harnröhre angeschlossen, also an das gesamte Harnwegsystem. Alle diese Verbindungen laufen über Nervenbahnen, die in die Organe eindringen und dort als feine Ästchen das Gewebe durchdringen, um so die Zellen zu erreichen. Das Netzwerk des Ruhenervs ermöglicht eine Verbindung unterschiedlicher Organsysteme in weit voneinander entfernten Bereichen des Körpers. Dank des Parasympathikus können unsere Organe daher auf das reagieren, was die Augen sehen und was die Ohren hören. Der Nerv der Ruhe ist eine Eintrittspforte für Wahrnehmungen aus der Umwelt, aus der Natur. Er ist eine organische »Antenne«, die ihr Informationsnetzwerk bis in unsere Eingeweide ausbreitet. »Antenne« deswegen, weil eine Verbindung nach außen besteht, die eine Reaktion auf Einflüsse der Umwelt ermöglicht. Und »organisch«, weil es sich beim Parasympathikus um ein biologisches System handelt, vor allem aber, weil er sein Netzwerk bis zu den Zellen unserer Organe ausbreitet.

Weshalb aber bezeichnen Wissenschaftler den Parasympathikus als »Nerv der Ruhe«? Das liegt daran, dass er für Entspannung zuständig ist. Er ist aktiv, wenn wir nicht in Gefahr sind, nicht unter Stress stehen und wenn unsere Aufmerksamkeit gerade nicht so stark beansprucht wird. Kurzum: Das Netzwerk des Ruhenervs wird durch elektrische Impulse durchzuckt, wenn wir uns sicher und entspannt fühlen.

Rufen wir uns noch einmal in Erinnerung, dass der Nerv der Ruhe ein Teil des vegetativen Nervensystems ist, das die Körperfunktionen steuert. Dort ist er nicht allein. Genauso wie das parasympathische Netzwerk ist auch der Sympathikus ein Teil dieses autonom arbeitenden Nervensystems. Die beiden sind Gegenspieler, also nennen wir den Sympathikus »Nerv der Erregung«. Auch er ist mit unseren Organen verbunden. Obwohl der Nerv der Ruhe und der Nerv der Erregung als Antagonisten arbeiten, tun sie das nicht in der Weise, dass einer die dauerhafte Dominanz über den anderen zu erreichen versucht. So ähnlich wie die Gegensätze Yin und Yang im chinesischen Taiji-Symbol ergeben die beiden Nervennetzwerke eine gemeinsame funktionelle Einheit. An dem dritten Teil des vegetativen Nervensystems, nämlich im sogenannten »Bauchhirn«, sind sie sogar beide beteiligt. In einem deutschen Wikipedia-Artikel über Yin und Yang heißt es: »Yin und Yang steigen und sinken abwechselnd. Nach einer Hochphase des Yang folgt zwingend ein Absinken des Yang und ein Ansteigen von Yin und umgekehrt.«[56] Genauso lassen sich auch die gegensätzlichen Kräfte des Nervs der Ruhe und des Nervs der Erregung beschreiben. Sie stehen idealerweise in einem Gleichgewicht zueinander. Warum dieses Ideal nicht immer erreicht wird, werde ich noch erläutern. Der Sympathikus, also der Nerv der Erregung, ist aktiv, wenn wir aufmerksam, angespannt oder in Fluchtbereitschaft sind. In Stresssituationen beginnen seine Neuronen stärker zu feuern. Wenn unsere Aufmerksamkeit nicht mehr so stark beansprucht wird oder die Gefahrensituation vorübergegangen ist, klingt die Aktivität des Nervs der Erregung wieder ab, und der Gegenspieler, der Parasympathikus, fährt seine Systeme der Ruhe wieder hoch.

Für alle Lebewesen war es im Laufe der Evolution notwendig, ein regulierendes System zu entwickeln, das festlegt, wann wir entspannt sein können und wann nicht. Beide, der Nerv der Ruhe und der Nerv der Erregung, sind mit unseren Wahrnehmungsorganen verbunden. Sie stellen wie gesagt unsere Antennen nach außen dar. Sie sind aber auch über das Zentralnervensystem mit unserem Gehirn vernetzt. Tief in unserem Schädel sitzt ein evolutionär uralter Teil unseres Gehirns. Biologen nennen es das »Reptiliengehirn«. Wie der Name schon sagt, tragen nicht nur wir es in uns, sondern auch viele andere Tiere und sogar eben die Reptilien, die nur zu einem sehr geringen Grad verwandt mit uns sind.

Beim Reptiliengehirn – sein evolutionäres Alter liegt bei 500 Millionen Jahren – handelt es sich um den Hirnstamm. Direkt darüber sitzt das limbische System ziemlich genau im Zentrum unseres Gehirns. Es wird auch als »älteres Säugetierhirn« bezeichnet und hat 250 Millionen Jahre auf dem Buckel. Auf das Reptiliengehirn und das limbische System ist unser Großhirn aufgesetzt – das »jüngere Säugetierhirn«.

Das Reptiliengehirn zeichnet mit Unterstützung des limbischen Systems für die Kontrolle völlig unbewusster Körperfunktionen verantwortlich. Aus diesem Grund ist es eng mit dem Nerv der Ruhe verbunden. Die meisten Leitungen des Nervs der Ruhe entspringen direkt dem Reptiliengehirn. Auf den Nerv der Erregung kann dieses über das Rückenmark ebenfalls zugreifen. Je nach Sinneseindrücken von außen steuern das Reptiliengehirn und das limbische System den einen oder den anderen der beiden Gegenspieler an – einmal Yin, den Nerv der Ruhe, dann wieder Yang, den Nerv der Erregung. Das Reptiliengehirn und das limbische System sind die Instanzen, die Einflüsse von außen entschlüsseln, also die Codes aus der Umwelt. Dann entscheiden sie blitzschnell, ob wir uns gerade in einer Situation befinden, in der wir hochaufmerksam sein und vielleicht sogar flüchten müssen, oder ob wir uns entspannen können.

Sie können sich denken, auf welche Reize hin diese alten Gehirnsysteme sich für die Aktivierung des Nervs der Erregung entscheiden. Für Steinzeitmenschen war dies beim Anblick eines Mammuts oder eines Raubtiers der Fall. Es war beim Balancieren auf einem Felsen während der Jagd nötig. Hunger und Durst sind ebenfalls Gefahrensituationen, in denen Erregung und aktive Nahrungssuche angesagt sind. Entspannung ist dann erst mal auf die Warteposition gesetzt. Karge Landschaften wie zum Beispiel Wüsten, die nichts Nahrhaftes und kein Wasser versprechen, sind Natureindrücke, die eher den Nerv der Erregung aktivieren als den Nerv der Ruhe. Dasselbe gilt für düstere Ecken und Winkel in der Landschaft. Hinter dichtem Gestrüpp oder hinter einem Hindernis könnten schließlich Gefahren lauern. »Ein Fall für den Nerv der Erregung«, heißt es dann im Reptiliengehirn und im limbischen System. Das funktioniert noch heute so.

Der Nerv der Ruhe hingegen versetzt den Organismus in den Entspannungsmodus und ermöglicht die Zuwendung gegenüber Dingen und Tätigkeiten, die nicht dem nackten Überleben dienen. Dazu gehört auch das kreative Schaffen. Der Nerv der Ruhe leitet den Modus der Regeneration und des Wachstums ein. Dann stehen wieder Heilung, Erneuerung von Zellen, Genesung und Genuss im Vordergrund.

Die Tabelle gibt wieder, welche Effekte der Parasympathikus und der Sympathikus auf unsere Organe und Organsysteme haben. Lassen Sie die Gegenüberstellung kurz auf sich wirken, bevor es weitergehen kann.

Effekte des Parasympathikus und des Sympathikus auf unsere Organe[57]

Organ	Nerv der Erregung (Sympathikus)	Nerv der Ruhe (Parasympathikus)
Allgemein	versetzt den Organismus in Alarmbereitschaft und bereitet auf Flucht, Kampf oder intensive Nahrungssuche vor, erhöht die Aufmerksamkeit	versetzt den Organismus in den Entspannungsmodus und ermöglicht Tätigkeiten, die nicht dem nackten Überleben dienen (zum Beispiel kreatives Schaffen), Modus der Heilung und Regeneration
Herz	beschleunigt den Herzschlag	verlangsamt den Herzschlag
Blutgefäße	verengt die Blutgefäße	erweitert die Blutgefäße
Blutdruck	lässt den Blutdruck steigen (wegen Verengung der Blutgefäße)	senkt den Blutdruck (wegen Erweiterung der Blutgefäße)
Lunge	weitet Bronchien und Atemwege	zieht die Bronchien zusammen
Magen	hemmt die Verdauung	regt die Verdauung an
Darm	verengt die Blutgefäße im Darm	erweitert die Blutgefäße im Darm
Niere	regt die Freisetzung der Stresshormone Adrenalin, Noradrenalin und Cortisol in den Nebennieren an, reduziert die Harnausscheidung	reduziert die Freisetzung der Stresshormone Adrenalin, Noradrenalin und Cortisol, erhöht die Harnausscheidung

Augen	weitet die Pupillen	verengt die Pupillen
Speichel- und Tränendrüsen	hemmt den Speichel- und Tränenfluss	stimuliert den Speichel- und Tränenfluss
Leber	kurbelt die Glucose-produktion an	normalisiert die Glucose-produktion
Blut	erhöht den Blutzucker-spiegel (wegen erhöh-ter Glucoseproduktion der Leber)	senkt den Blutzucker-spiegel
Bauch-speicheldrüse	reduziert die Produk-tion von Insulin und Verdauungsenzymen	erhöht die Produktion von Insulin und Ver-dauungsenzymen
Sexualorgane	stimuliert den Orgas-mus bei sexueller Erregung	baut sexuelle Erregung auf

Die Wirkungen des Nervs der Ruhe und des Nervs der Erregung sind für sich genommen als neutral zu betrachten. Es wäre falsch zu sagen, die Aktivität des einen sei »gesund« und die des anderen »ungesund«. Je nach Situation brauchen wir Menschen und auch die anderen Säugetiere beide Nervennetzwerke, um unseren Organismus auf die Umwelt oder auch auf unsere soziale Situation einzustellen, in der wir uns zum jeweiligen Zeitpunkt befinden. Das Wechselspiel und das Gleichgewicht zwischen parasympathischer Ruhe und sympathischer Erregung machen ein ausgeglichenes »Funktionieren« unseres Organismus möglich, dessen Organsysteme im Abgleich mit Umwelteinflüssen gesteuert werden müssen.

Weder das Neuronenfeuer im Nerv der Erregung noch die Impulse im Nerv der Ruhe sind also »besser« oder »schlechter« als das jeweils andere: Wir brauchen beides. Doch jetzt kommt das große »Aber«.

Reptiliengehirne im Industriezeitalter

Wenn der Nerv der Ruhe und der Nerv der Erregung – so wie bei Yin und Yang – in einem natürlichen Ausgleich zueinander stehen, macht uns keiner der beiden krank. Schon anhand der Tabelle wird aber deutlich, dass es zwischen der Aktivität des Sympathikus und den modernen Zivilisationskrankheiten eindeutige Zusammenhänge gibt. Verengte Blutgefäße, beschleunigter Herzschlag und erhöhter Blutdruck treten auf, wenn der Nerv der Erregung aktiv ist. Dieselben Phänomene, die dieser auslöst, führen auch zu Herz-Kreislauf-Erkrankungen, koronarer Herzkrankheit und Herzinfarkt. Der Nerv der Erregung hemmt die Verdauung, was sehr hilfreich ist, wenn wir in einer Gefahrensituation all unsere Energien für unsere Extremitäten brauchen, um zu flüchten oder uns zu verteidigen. Dann muss die Verdauung warten und darf keine Energien von unserem Organismus abziehen. Hier besteht aber auch eine weitere Parallele zum Gesundheitsstatus des modernen *Homo sapiens*: Viele von uns leiden unter chronischer Verdauungsschwäche und Problemen im Magen-Darm-Trakt. Häufig lässt sich keine organische Ursache finden, dann sprechen Mediziner vom »Reizdarm« oder vom »Reizmagen«. Für die Betroffenen sind solche Verlegenheitsdiagnosen nicht besonders hilfreich, da es selbstverständlich keine Therapie für Erkrankungen gibt, deren Ursachen wir noch nicht genau verstehen.

Die Aktivität des Nervs der Erregung führt dazu, dass die Leber die Produktion von Glucose steigert, damit sich der Blutzuckerspiegel erhöht, der in Stresssituationen gebraucht wird. Zugleich fährt die Bauchspeicheldrüse ihre Insulinproduktion herunter. Insulin ist ein Hormon, das den Blutzuckerspiegel senkt. Viele Menschen weisen heutzutage einen zu hohen Blutzuckerspiegel auf.

Diabetes (»Zucker«) ist eine weitverbreitete Zivilisationskrankheit. Das ist die nächste Parallele zwischen dem Nerv der Erregung und häufigen Zivilisationserkrankungen.

Das Problem mit dem Nerv der Erregung ist nicht, dass er seine Funktion erfüllt, sondern dass wir in einer Umwelt leben, auf die er nicht geeicht ist, weil er aus einer vollkommen anderen, archaischen Lebenswelt stammt. Unser Reptiliengehirn kann exzellent mit den Codes der Natur umgehen. Im modernen Leben wird es aber von Reizen überflutet, die eben *nicht* aus der Natur stammen. Es ist durch neurobiologische Studien vielfach abgesichert, dass der Nerv der Erregung überstrapaziert und zu häufig eingeschaltet wird, was zur Dominanz gegenüber dem Nerv der Ruhe führt. Die Harmonie aus Yin und Yang ist gestört.

Es sind nicht nur Umweltreize, die uns zu lang anhaltenden Stressreaktionen verleiten. Zwar spielen Betonwüsten, Schadstoffe, Autoverkehr, Lärm, Lichtbelastung und die für unser Reptiliengehirn nicht einschätzbaren Gefahren im Alltag eine Rolle, doch wir sollten für die Ursachenfindung auch einen Blick auf unsere Gesellschaftsstruktur werfen. Die menschliche Psyche und der menschliche Körper sind für viele berufliche Tätigkeiten nicht gemacht, zumal sozialer Stress am Arbeitsplatz ebenfalls Auslöser für die Stressreaktionen unseres Nervensystems bedeuten kann. Denn dieses spricht auf jede Art von Gefahr an, die unsere *Existenz* bedroht. Nun befinden wir uns in der Lage, dass längst nicht mehr unsere Fähigkeiten als Gärtner und Ackerbauern ausschlaggebend für unser Überleben sind, sondern ironischerweise die Höhe der Zahlen auf unserem Gehaltszettel. Die meisten Menschen – das getraue ich mich ausnahmsweise auch ohne die Angabe einer wissenschaftlichen Referenz zu sagen – würden an ihrem Arbeitsplatz einiges ändern oder ihn sogar verlassen, wenn sie und ihre Familie nicht auf das Weiterbestehen des Arbeitsverhältnisses angewiesen wären. Druck im Job, belastende Arbeitsbedingungen und Ängste um die materielle Existenz können genauso zu einer Aktivierung des Nervs der Erregung führen wie ein Raubtier, weil es dabei innerhalb der Rahmenbedingungen, die in unserer Gesellschaft herrschen, ebenfalls um Leib und Leben gehen kann.

Wohl jeder kennt das unangenehme Gefühl, das beim Öffnen der Post aufkommt, wenn Rechnungen zu erwarten sind. Das Gewahrwerden einer bedrohlich hohen Summe kann hier zu einer körperlich spürbaren Aktivität des Nervs der Erregung und seiner Netzwerke führen, und zwar mit allen genannten Symptomen. Viele Menschen fangen zu schwitzen an. Das Transpirieren ist eine typische Begleiterscheinung, wenn im Nerv der Erregung die Neuronen feuern. Der sogenannte »Haftschweiß« an den Händen wird von Evolutionsbiologen als Vorbereitung zur Flucht gedeutet, weil unsere Vorfahren sich dadurch besser an den Ästen der Bäume festhalten konnten. Leider ist diese wohlgemeinte Bemühung unseres Sympathikus, mit der er uns aus der Gefahr helfen möchte, heutzutage nicht mehr zielführend.

Das Wissen, dass es sich im Falle von offenen Rechnungen nur um Zahlen auf einem Blatt Papier handelt, schafft ebenfalls keine Abhilfe, denn diese Zahlen erlangen in der Welt, in der wir leben, tatsächlich die Bedeutung einer existenziellen Bedrohung. Unternehmen sind nicht zimperlich, wenn es um die Einforderung offener Summen geht, da wird schnell mal der Strom abgedreht, die Heizung deaktiviert, oder sonstige Maßnahmen werden eingeleitet, die zur Gefährdung von körperlicher oder seelischer Gesundheit führen können. So gesehen liegt unser Reptiliengehirn auch keineswegs falsch, wenn es uns über den Nerv der Erregung in den Alarmmodus versetzt. Es ist nur so, dass die Veränderungen in unserem Körper, die es dabei auslöst, nichts zur Lösung solcher Probleme beitragen. Aber das wissen die beteiligten Neuronen nicht. Sie handeln nach ihrem althergebrachten Schaltplan. Auch Leistungsdruck oder Mobbing in der Schule, an der Uni sowie bei der Arbeit vermögen solche Reaktionen auszulösen.

In Stresssituationen schütten die Nebennieren mehr Stresshormone wie Adrenalin, Noradrenalin und Cortisol aus, die dem Rest des Körpers vermitteln, dass er sich in einer Alarmsituation befindet. Auch das geht auf die Aktivität des Nervs der Erregung zurück. Stressreaktionen von kurzer Dauer sind harmlos. Gesundheitsschädigend wird es erst, wenn der Stress längere Zeit anhält, wenn er also chronisch wird. Die Attacke eines Löwen hat irgendwann ein Ende. Wenn die attackierte Person überlebt, wird auch die Stressreaktion wieder abklingen. Dasselbe gilt nach der Bezahlung einer Rechnung. Es tut vielleicht »weh«, aber danach ist die Sache abgehakt. Wenn aber ein Problem solche Dimensionen annimmt, dass kein Ausweg in Sicht zu sein scheint, klingt auch die Stressreaktion nicht wieder ab, oder sie wird immer wieder neu aktiviert.

Stellen Sie sich vor, Sie werden von einem Inkassobüro in arge Bedrängnis gebracht. Ja, manche Menschen werden regelrecht davon »verfolgt«. Inkassobüros kümmern sich nicht um Ihren Nerv der Erregung und auch nicht um Ihre Gesundheit. Sie interessieren sich nicht einmal für die Hintergründe der Rechnung, die sie eintreiben sollen. Woraus resultiert die Rechnung? Ist sie wirklich auf faire Weise zustande gekommen? Zerstört die Eintreibung der Rechnung mit allen Mitteln womöglich die finanzielle Existenz eines Menschen, während der Rechnungssteller Millionär ist? Solche Fragen stellen Inkassobeauftragte in der Regel nicht. Unser fiktiver Schuldner findet keinen Ausweg aus der Verfolgung durch das Inkassobüro. Stellen Sie sich vor, Sie wären in dieser oder in einer ähnlichen Lage. Mit jedem Schreiben des Inkassobüros würden Sie wieder an die Bedrohung erinnert werden, und jedes Mal würde Sie Ihr Reptiliengehirn in den Alarmmodus versetzen, denn Ihre Existenz ist – absurderweise *tatsächlich* – in Gefahr. Die chronische Stressreaktion ist in vollem Gange.

Menschen in solchen Situationen leiden oft unter andauerndem Transpirieren und Nervosität, unter Schlafstörungen, Herz-Kreislauf-Problemen, Verdauungsstörungen, Depressionen, Konzentrationsschwierigkeiten und so weiter. Oft sinkt die Leistungsfähigkeit, was die Situation wie in einer negativen Rückkoppelung verschlimmern kann. All das sind Symptome, die auf die Aktivität des Sympathikus zurückgehen. Dieses biologische System ist für die eigentümlichen Gefahrensituationen des 21. Jahrhunderts einfach nicht geschaffen!

Dass chronische Stressbelastungen dieser Art krank machen, wissen wir aus zahlreichen medizinischen Studien. Auch das Stresshormon Cortisol wirkt *direkt* auf unsere Organe schädigend ein. Es verkürzt die Lebenserwartung, zerstört Gehirnzellen und kann Diabetes verursachen.[58] Die Überbeanspruchung des Nervs der Erregung durch psychosoziale und körperliche Einflüsse industrieller Lebenswelten ist einer der Gründe für die Zunahme von Zivilisationserkrankungen, zu denen auch psychische Störungen zählen. Die Psychoonkologie ist die Wissenschaft von der menschlichen Psyche im Zusammenhang mit Krebs. Psychoonkologen sind sich einig, dass chronische Stressbelastungen eine der Ursachen für die Krebsentstehung sein können, weil sie sich direkt auf Zellen des Immunsystems auswirken und diese schwächen.

Für die Gesundheit des modernen Menschen ist es also förderlich, Mittel und Wege zu finden, die Aktivität des Nervs der Erregung zu vermindern. Dies geschieht, indem man dessen natürlichen Gegenspieler stärkt, also den Nerv der Ruhe. Mit ihm habe ich diese Betrachtungen begonnen. Nach dem kurzen Abstecher in die Problematik des modernen Gesellschaftslebens komme ich nun zu ihm zurück. Rufen wir uns zu diesem Zweck in Erinnerung, dass der Nerv der Ruhe direkt mit unseren Wahrnehmungsorganen verbunden ist. Seine Leitungen entspringen dem Reptiliengehirn und dem Rückenmark, und er streckt sein Ruhenetzwerk bis tief in unsere Organe aus. Deswegen habe ich ihn als »organische Antenne« bezeichnet. Der Nerv der Ruhe ist in der Lage, die Pflanzen und Tiere zu »sehen«, wenn wir uns durch die Natur bewegen. Er ist es, der die Heilungscodes der Natur in die Sprache der Organe übersetzt.

Wie uns die Natur über unsere organische Antenne gesund macht

Der parasympathische Nerv der Ruhe ist in der Lage, der Überaktivierung seines Gegenspielers, des Nervs der Erregung, entgegenzutreten. Wissenschaftler an der Universität von Chiba in Japan und an der Chungnam-National-Universität in Korea wiesen in Feldstudien nach, dass der Aufenthalt in der Natur den Nerv der Ruhe deutlich messbar in Gang setzt. Der stärkste Effekt trat in lichten Baumbeständen ein, die ähnlich wie die Savanne aussahen, gefolgt von Wäldern, in denen die parasympathische Aktivierung ebenfalls deutlich war. Die Untersuchungen wurden in 35 Regionen in ganz Japan durchgeführt. Der Aufenthalt in der Stadt hatte keine vergleichbare Wirkung.

Die Wissenschaftler achteten streng darauf, dass die Aktivität aller Versuchspersonen während des Tests die gleiche war. Die Teilnehmer schliefen während der mehrtägigen Studie in vergleichbaren Hotels und erhielten das Gleiche zu essen. So konnten die Forscher ausschließen, dass die Effekte auf die Art der Nahrung zurückzuführen waren, welche die Probanden während der Studie zu sich nahmen.[59]

Die Heilungscodes der Natur aktivieren das Netzwerk des Nervs der Ruhe signifikant, indem wir Bäume und andere Eindrücke aus der Natur sehen, Vogelstimmen oder das Plätschern eines Baches hören, uns zwischen Bäumen aufhalten und sogar indem wir Aufnahmen aus der Natur ansehen oder anhören. Aber was bedeutet es, wenn der Nerv der Ruhe aktiviert wird?

In der Tabelle, die Sie einige Seiten zuvor gesehen haben, waren die Effekte der beiden großen Gegenspieler unseres Nervenkostüms gegenübergestellt. Grob zusammengefasst, ergibt sich daraus, dass der Nerv der Ruhe alle Organfunktionen normalisiert, die der Nerv der Erregung in einen Ausnahmezustand versetzt hat. Der Nerv der Ruhe verlangsamt den Herzschlag wieder, erweitert die Blutgefäße und senkt den Blutdruck. Ein Forschungsteam der Nippon Medical School in Tokio hat festgestellt, dass diese positiven Effekte bei Wald- und Naturspaziergängen nachweisbar sind, nicht aber bei Stadtspaziergängen.[60] Der Aufenthalt im Grünen hat daher das Potenzial, Herz-Kreislauf-Erkrankungen entgegenzuwirken, und senkt bei Hypertonikern nachweislich den Blutdruck. Der Nerv der Ruhe bietet die nötige Eintrittspforte, eine organische Antenne, über die die Heilungscodes der Natur auf unsere Organe und Zellen einwirken können.

Die japanischen Waldmediziner der Nippon Medical School dokumentierten in einer Feldstudie, dass Aufenthalte im Wald bei Menschen mit Diabetes den Blutzuckerspiegel senkten, ohne dass für diesen Effekt die Einnahme eines Medikaments verantwortlich war. Das bedeutet nicht, dass diese Krankheit durch die Öko-Psychosomatik geheilt werden kann, sondern dass die Natur einen unterstützenden Beitrag in der Behandlung von Diabetes leistet und uns vorbeugend davor schützen kann. Das ist nicht überraschend, sondern sehr leicht erklärbar. Der Nerv der Ruhe reguliert im Wald die Glucoseproduktion durch die Leber nach unten und regt gleichzeitig die Bauchspeicheldrüse dazu an, mehr Insulin ins Blut abzugeben. Dieses Hormon, das den Blutzuckerspiegel senkt, wird auch als Medikament bei Diabetes verabreicht.

Die waldmedizinischen Feldstudien zeigten, dass der Gehalt der Stresshormone Adrenalin, Noradrenalin und Cortisol im Blut signifikant zurückgeht, während Menschen sich im Wald oder in lichten Baumbeständen aufhalten. Auch hier lässt sich gut nachvollziehbar eine Verbindung zum Nerv der Ruhe herstellen. Er reduziert in den Nebennieren die Freisetzung genau dieser Stresshormone. Dass Naturkontakte nachweislich gegen Verdauungsbeschwerden helfen, ist ebenfalls auf den Parasympathikus zurückzuführen. Insbesondere Magen- und Darmprobleme mit unklarer Ursache, also der »Reizdarm« und der »Reizmagen«, lassen sich durch Naturerfahrung lindern. Die Erklärung: Der Nerv der Ruhe aktiviert die Verdauung, sorgt für eine bessere Durchblutung des Darms und regt die Produktion von Verdauungsenzymen in der Bauchspeicheldrüse an. Das sind Substanzen, die dabei helfen, unsere Nahrung in kleinere Teile zu zerlegen, damit sie vom Körper aufgenommen werden können.

Weiter oben habe ich geschrieben, dass der Aufenthalt in der Natur auch unsere Kreativität fördert. Als Beispiel ist dort Michael Jacksons »Baum der Begabung« genannt, der die Musikkultur sozusagen mit beeinflusst hat. Es ist leicht nachvollziehbar, dass die Aktivierung des Parasympathikus durch die Eindrücke der Natur unsere Fantasie anregt. Der Nerv der Ruhe signalisiert unserem gesamten Organismus, dass derzeit keine Gefahr besteht und wir nicht zur Flucht oder zum Kampf bereit sein müssen. Das öffnet dem freien Denken und dem kreativen Schaffen Tür und Tor. Denn dabei handelt es sich um Lebensäußerungen, die nicht überlebenswichtig sind. Sie werden erschwert, wenn wir uns im Alarmmodus befinden, und erleichtert, wenn das parasympathische Ruhenetzwerk aktiv ist.

Neurobiologische Untersuchungen haben ergeben, dass bereits Bild- und Tonaufnahmen von Bäumen, Wäldern und Vögeln den Nerv der Ruhe in Gang setzen. Wir können die Heilungscodes der Natur also auch in unser Zuhause oder ans Bett der Kranken bringen. An vielen Kliniken werden den Patienten bereits Entspannungstherapien in Begleitung von Vogelstimmen, Wald- und Wassergeräuschen oder Naturbildern angeboten. Rachel Kaplan, die bereits zitierte Professorin für Umweltpsychologie an der Universität von Michigan, konnte nachweisen, dass schon kurze Blicke aus dem Fenster die Stressbelastungen am Arbeitsplatz reduzieren und die Konzentrationsfähigkeit fördern, sofern der Blick dabei auf eine Grünfläche oder einen Baum fällt.[61] Diese Wirkungen sind zu großen Teilen der Aktivierung des Nervs der Ruhe zuzuschreiben. Wenn durch das Fenster nur Gebäude zu sehen sind, tritt der Effekt nicht ein.

In einer Studie der Universität von Michigan, an der mehr als hundert Schulen teilnahmen, wurde gezeigt, dass Schulen mit Fensterblick auf Naturflächen bei standardisierten Leistungstests besser abschneiden und vor allem eine geringere Quote an Schulabbrechern aufweisen. Außerdem gingen von den Schulen mit Grünblick mehr zukünftige Akademiker ab als in anderen Schulen.[62] Offenbar vermittelt der Blick auf die Natur mehr Freude am Lernen und am Schulbesuch. Übrigens fördert der Blick ins Grüne sogar die Problemlösungsfähigkeit von Schülern und den sozialen Zusammenhalt unter den Klassenkameraden.[63]

Am Beginn dieses Buches habe ich von der klinischen Studie berichtet, die der Gesundheitswissenschaftler Roger Ulrich 1984 in *Science* publizierte. Zur Erinnerung: Ulrich wies in mehrjährigen Untersuchungen nach, dass Patienten nach Operationen schneller genesen und weniger Schmerzen haben, wenn ihr Blick aus dem Krankenhausfenster auf einen Baum fällt und nicht auf eine Hausmauer. Wie aber ist es möglich, dass der bloße Anblick eines Baums sich messbar auf die Selbstheilungskräfte des menschlichen Körpers auswirkt und zu positiven Wirkungen führt? An den Terpenen, die der Baum abgibt, kann es ja nicht liegen, denn diese dringen durch das Fenster nicht bis ins Krankenzimmer. Auch andere Einflüsse wurden bei der sorgfältig angelegten Studie von Ulrich ausgeschlossen. Es war einzig und allein die Sichtbarkeit des Baums, die den Ausschlag gab. Nach unseren bisherigen Betrachtungen können wir die Puzzleteile nun wie folgt zusammensetzen. Zwischen unserem Nerven- und unserem Immunsystem finden komplexe gegenseitige Wechselwirkungen statt. Psyche, Nerven- und Immunsystem sind untrennbar miteinander verwoben. Das ist ein weiterer Beleg dafür, dass Psyche und Körper nicht zwei Seiten einer Medaille sind, sondern eine Einheit bilden. Jede Veränderung in einem Teilbereich dieses Systems hat Veränderungen in einem anderen zur Folge.

Während unter Stressbelastung, wenn der Nerv der Erregung aktiv ist, das Immunsystem vorläufig eingeschränkt wird, um Energie zu sparen, setzt der Nerv der Ruhe das Immunsystem wieder voll in Gang. Allein die Tatsache, operiert worden zu sein und im Krankenhaus zu liegen, stellt eine Stressbelastung dar. Der Nerv der Erregung feuert. Der Blick auf eine blanke Hauswand aktiviert den Nerv der Ruhe nicht, wie wir aus den genannten experimentellen Vergleichen zwischen Stadt- und Waldspaziergängen wissen. Eindrücke aus der Natur hingegen können das. Bei »Baumpatienten« war der Nerv der Ruhe aktiver als bei »Hausmauerpatienten«. Sein positiver Einfluss auf das Immunsystem sorgt für die beschleunigte Wundheilung und den geringeren

Bedarf an Medikamenten. Unser Immunsystem wehrt Infektionen an der Operationswunde besser ab und fördert die Reparatur des Körpergewebes. Die Patienten können infolgedessen früher wieder nach Hause und haben weniger Schmerzen.

Nach genauerer Überlegung ist der starke Effekt des »Baumblicks« nicht überraschend. Wir scheinen lediglich etwas desensibilisiert für die großen Zusammenhänge zwischen Mensch und Natur zu sein. Deshalb wirken Ulrichs Studienergebnisse auf den ersten Blick verblüffend. Sie sind es eigentlich nicht. Denn wir sind Naturwesen, und unsere Spezies steht vom Anbeginn an im Funktionskreis mit der Natur. Das Nervensystem des *Homo sapiens* hat über Äonen hinweg ungezählte Male Eindrücke aus der Natur als innere Bilder verarbeitet. So sind visuelle Codes entstanden, mit denen unser Organismus etwas anzufangen weiß. Die gesundheitsfördernde Wirkung des Aufenthalts im Wald kommt also nicht nur durch chemische Substanzen wie Terpene, sondern auch durch optische Eindrücke der Waldatmosphäre zustande.

Jakob Johann von Uexküll, besagter Urheber des Begriffs »Funktionskreis«, sprach bereits im 19. Jahrhundert davon, dass Eindrücke von außen als innere Zeichen verarbeitet würden. Geräusche, Bilder und andere Reize aus der Natur erhielten für den menschlichen Organismus im Laufe der Evolution erst allmählich Bedeutung. Es ist nicht nur den zufälligen Kopierfehlern in unserem Erbgut zu verdanken, dass wir gelernt haben, die Codes der Natur zu entschlüsseln, sondern auch den Erfahrungen unserer Vorfahren und deren aktiver Interaktion mit der Natur. Wir bewerten gerade solche Eindrücke aus der Welt der Pflanzen und Tiere als beruhigend und positiv, von denen keine Gefahr ausgeht und die für das Überleben unserer Vorfahren eine wichtige Rolle spielten. Den Gesang der Vögel, der aus den Baumkronen erklingt, interpretieren wir nicht als Gefahr, sondern er verschafft uns eine beruhigende Grundstimmung. Dasselbe gilt für das Plätschern eines kleinen Baches, der einen grasbewachsenen Hügel hinunterläuft. Solche Naturphänomene beurteilen wir nicht als bedrohlich, vielmehr assoziieren wir mit ihnen Sicherheit und die Verfügbarkeit lebenswichtiger Ressourcen. Das haben wir über Äonen verinnerlicht.

Ich erwähnte bereits, dass Studien gezeigt haben, wie wir auf bestimmte Baumformen besonders gut ansprechen. Wir beurteilen Bäume intuitiv als schön, die unseren Vorfahren Schutz vor Raubtieren oder starker Sonneneinstrahlung in der Savanne boten oder von denen sie sich ernährten. Auch das wirkt noch bei uns modernen Menschen nach. Blüten bringen oft essbare Früchte hervor. Stattliche Pilze, essbare Beeren oder die schwarzen Holunderfrüchte und die leuchtenden Vogelbeeren der Eberesche im Herbst fesseln die Aufmerksamkeit naturverbundener Menschen. Sie stechen für unsere Augen aus der Vegetationsdecke hervor, und wir fühlen uns von ihnen angezogen. Das Essbare, uns Wohlgesinnte in der Natur ist unserer Biophilia sehr bekannt. Sie ist darauf geeicht.

Feldexperimente konnten nachweisen, dass Menschen in allen Klimazonen eine starke Präferenz für stille und glitzernde Wasserflächen haben. Auch das ist ein Vermächtnis unserer Vorfahren. Einst war es für uns wichtig, Trinkwasser in offenen Landschaften auch auf große Distanz hinweg zu erkennen. Das Lichtspiel an der Wasseroberfläche signalisierte schon aus der Ferne die Verfügbarkeit lebenswichtiger Ressourcen. Ohne unsere jahrmillionenlange Vorgeschichte wäre es nicht möglich, dass wir unterschiedliche Eindrücke der Natur intuitiv und ohne jede Mühe in »gefährlich« und »beruhigend« einordnen könnten.

Folgende Landschaftselemente aktivieren bei uns besonders effektiv den Nerv der Ruhe:[64]

- stehende und glitzernde Wasseroberflächen wie Teiche, Seen und Lagunen,
- ruhige Fließgewässer,
- Meere und Ozeane,
- Blüten, blühende Gehölze,
- Gärten mit Obstbäumen und Gemüse,
- Beerenhecken,
- ruhige Plätze im Wald, an denen wir Pilze sehen oder riechen können,
- Vögel und Vogelgesang,
- Bäume, vor allem solche mit rauer Borke, knorrigem Wuchs oder ausladenden Kronen, die viel Schatten spenden,
- Lichtungen oder Wiesen, auf denen verstreut Bäume, Sträucher oder Baumgruppen stehen (savannenartige Landschaften).

Ich möchte keinen Zweifel daran lassen, dass es in der Natur auch Eindrücke gibt, die Stressreaktionen auslösen und sich negativ auf unsere Gesundheit auswirken können. Das schmälert den Wert der positiven Natureindrücke für unsere Gesundheit insgesamt jedoch in keiner Weise.

Wie das Diktat der Wirtschaft die Organe des *Homo sapiens* kaputt macht

Bevor ich das Thema wechsle, bleibe ich noch ein wenig bei unserem Nervensystem. Wir haben uns jetzt ausführlich mit den beiden großen Gegenspielern unseres Nervenkostüms befasst. Zuletzt haben wir dabei das Augenmerk auf den Nerv der Ruhe gelegt, weil er für die Heilwirkungen der Natur relevant ist. Es wurde auch klar, dass unser modernes gesellschaftliches Leben zu einer Überaktivität des Nervs der Erregung führt und das Gleichgewicht zwischen beiden Systemen gestört ist. Wir haben gesehen, wie dadurch die Entstehung typischer Zivilisationserkrankungen begünstigt wird. Einen Aspekt davon werde ich noch ausführlicher beleuchten. Ich möchte jetzt zusätzlich den Beweis antreten, dass unsere Organe unter Umständen nachhaltig geschädigt werden, wenn wir unter dem Diktat der Wirtschaft leben – und dass uns die Heilungscodes der Natur Abstand davon verschaffen können.

Rufen wir uns das Beispiel mit dem Inkassobüro in Erinnerung. Ich habe deutlich gemacht, wie die Härte des Systems, in dem viele Menschen leben oder besser gesagt »funktionieren« müssen, zu einer dauernden Aktivierung der Stresssysteme unseres Organismus führen kann, weil finanzielle Probleme, unbezahlte Rechnungen oder Schwierigkeiten am Arbeitsplatz als existenzbedrohliche Gefahren wahrgenommen werden. Unter den Bedingungen, die in unserem Gesellschaftssystem herrschen, sind solche Probleme *tatsächlich* lebensgefährlich. Das moderne Diktat der Wirtschaft interessiert sich nicht für die Gesundheit der Menschen. Industriellenverbände und Wirtschaftslobbyisten setzen sich mit Hingabe für eine weitere Erhöhung der wöchentlichen Arbeitszeit ein. Der Leistungsdruck steigt, und die Solidarität unter Arbeitnehmern wird mehr und mehr erschwert, weil viele Menschen Angst davor haben, Flagge zu zeigen und am Arbeitsplatz gegen Ungerechtigkeiten gegenüber anderen aufzustehen. Denn es droht ihnen der Verlust des Einkommens, und dieses allein ist innerhalb der etablierten Spielregeln ausschlaggebend dafür, ob ein Mensch seine sogenannte »Existenz« behält oder nicht. Die Bedingungen an vielen Arbeits- und Ausbildungsplätzen reichen für eine Überaktivierung und vor allem für eine ständige Neuaktivierung des Nervs der Erregung aus.

Die Stressreaktion führt dazu, dass die Nebennieren mehr von dem Stresshormon Cortisol in den Blutkreislauf abgeben. Über den Blutstrom gelangt es ins Gehirn. Dort bindet es sich an die Neuronen und löst über spezielle Rezeptoren eine Überaktivität aus. Im Zellkern der Neuronen werden bestimmte Gensequenzen aktiviert und gelesen, die den Bauplan für Eiweißstoffe enthalten, welche wir unter Stressbelastung vermehrt benötigen. Die überaktiven Neuronen lassen mehr Kalzium durch ihre Zellmembranen ins Innere eindringen. Wie genau dieser Mechanismus funktioniert, ist den Neurobiologen noch nicht hinlänglich bekannt. Die erhöhte Aktivität der Gehirnzellen dürfte aber deswegen zustande kommen, weil unser Organismus davon ausgeht, dass wir durch Nachdenken einen Ausweg aus der belastenden Stresssituation finden.

Das ist clever, aber es gibt etwas, was unsere Schaltkreise nicht wissen: Gegen die Mühlen des Systems kommt man nicht so leicht an – da hilft auch kein Nachdenken. Vielen Menschen sind die Hände gebunden. Sie können den Job nicht wechseln und sind von ihrem Arbeitgeber materiell abhängig. Vielleicht müssen sie deswegen weiterhin einen Tyrannen ertragen oder steigenden Leistungsdruck über sich ergehen lassen. Andere kommen gegen die Maschinerien des Rechnungswesens nicht an und müssen machtlos zusehen, wie ihnen alles genommen wird. Und weil sich die Situation für sie nicht ändert, wird der Nerv der Erregung immer wieder aufs Neue hochgefahren und löst wieder und wieder dieselben Prozesse im Gehirn aus. Die Gehirnzellen nehmen dauerhaft mehr Kalzium als im Normalzustand auf.

Neuronen sterben einfach ab, wenn sie mit Kalzium überfrachtet werden. Sie halten der wiederkehrenden Reizüberflutung nicht stand. Aufgrund jüngster Erkenntnisse glauben Neurobiologen, dass anhaltende Belastungen am Arbeitsplatz oder in sozialen

Stresssituationen zu einer bleibenden Schädigung des menschlichen Gehirns führen können. Die Zunahme psychischer Erkrankungen in den Industriegesellschaften ließe sich dadurch nachvollziehbar erklären.

Beobachtungen, die Verhaltensbiologen an Pavianen gemacht haben, stützen die Annahme, dass chronische Stressreaktionen nicht nur das Gehirn schädigen, sondern sogar zu körperlichen Krankheiten und zum Tod führen können. Psychische Belastungen werden über die Schaltkreise des Organismus ins Körperliche übersetzt und manifestieren sich als organische Erkrankungen. Die Paviane, welche die Verhaltensforscher untersuchten, wurden von Menschen in Käfigen gehalten. Die Wissenschaftler stellten fest, dass diese Stresssituation zu schweren Folgeerscheinungen bei den Primaten führte. Sie bekamen Magengeschwüre, Darmentzündungen und Nierenschäden. Neuronen starben in großen Mengen ab und hinterließen organische Gehirnschäden. Viele der Paviane starben.

Relevant an dieser traurigen Begebenheit ist, dass die Primaten nicht von den grausamen und abzulehnenden Haltungsbedingungen in den Käfigen oder von der schlechten Ernährung krank wurden, sondern durch den sozialen Stress, den diese Lebensweise verursachte. Durch die engen Haltungsbedingungen konnten die Paviane nämlich ihre arteigenen Verhaltensweisen nicht ausleben und keine natürliche Sozialstruktur entwickeln. In freier Wildbahn gehen die schwächeren männlichen Paviane den dominanten aus dem Weg. Das war in den Käfigen nicht mehr möglich. Die in der Hierarchie »unteren« waren den »oberen« ständig ausgeliefert. Es waren vor allem die untergeordneten, die krank wurden und starben. Biologen obduzierten die Primaten und konnten anhand der körperlichen Befunde nachweisen, dass tatsächlich andauernde *soziale* Stressbelastungen die Ursache für diese Misere waren.[65]

Wir Menschen sind, genauso wie die Paviane, Primaten. Deswegen haben diese Beobachtungen auch mit uns zu tun. Als ich die Ergebnisse dieser Untersuchung las, musste ich unweigerlich an die Situation vieler Menschen in der modernen Arbeitswelt denken. Selbst wenn der Druck und die Probleme am Arbeitsplatz unerträglich werden, gelingt es oft dennoch sehr schwer, den hierarchischen Strukturen und dem sozialen Stress zu entkommen. Die Zusammenhänge zwischen dieser Problematik und der Zunahme körperlicher sowie psychischer Zivilisationskrankheiten liegt auf der Hand, und die Wissenschaft trägt gerade die Beweise dafür zusammen. Doch wird sich in unserer Gesellschaft etwas ändern? Wird die Arbeitswelt dem *Homo sapiens* jemals »(art)gerecht« werden?

Momentan stehen die Zeichen dafür schlecht, denn Menschen scheinen tatsächlich vor allem Betriebsmittel zu sein. Das Diktat der Wirtschaftlichkeit und des Profits dehumanisiert immer mehr unsere Lebenswelt, da kann unser bemitleidenswerter Nerv der Erregung feuern, sooft er will. Diese Art der Gesundheitsgefährdung übersteigt alle Formen der Gefahr, gegen die unser Organismus im Laufe der Evolution seine Strategien entwickelt hat. Doch an diesem Punkt kommt wieder die Natur ins Spiel, und wir wenden uns einer weiteren heilsamen Dienstleistung unserer Ökosysteme zu.

»Ich bin dann mal weg«

Eine angenehme Wirkung der Natur, die bestimmt jeder Mensch schon selbst erlebt hat, nennen Umweltpsychologen »Being-away« – »Wegsein«. Diese Wortkreation geht auf das Psychologen-Ehepaar Rachel und Steven Kaplan zurück, die beide Professoren an der

Universität von Michigan sind. Unter Umweltpsychologen und Umweltmedizinern sind sie international bekannt.

Schon Henry David Thoreau, ein Schriftsteller und Weltphilosoph aus den Vereinigten Staaten, der von 1817 bis 1862 lebte und die amerikanische Romantik mitbegründete, schrieb: *»Wenn ich Erholung brauche, suche ich den dunkelsten Wald, den undurchdringlichsten, ausgedehntesten Sumpf. Ich betrete ihn wie einen heiligen Ort. Dort ist* die Kraft, das Mark der Natur.«[66] Thoreau gilt durch seine genauen Beschreibungen des Wasserhaushalts von Seen sogar als Vorreiter der modernen ökologischen Wissenschaft.

Wenn wir uns in der Wildnis oder in naturnahen, unberührten Landschaften aufhalten, gelingt es uns, Abstand von gesellschaftlichen und sozialen Problemen zu gewinnen. Das meinen Umweltpsychologen mit dem Begriff »Wegsein«. Bäume, Flüsse und Vögel schicken uns keine Rechnungen. Sie hetzen uns kein Inkassobüro an den Hals. In der Wildnis sind wir ein Lebewesen unter vielen. Tiere und Pflanzen verurteilen uns nicht, weder für unser Aussehen noch für unsere Einstellung. Wildnis-Erfahrung ist selbst in unserem industriedominierten Zeitalter noch möglich. Dort nämlich, wo das Land nicht zu kommerziellen Zwecken verbaut werden kann, wo sich keine Fabriken und vor allem keine endlosen Agrarwüsten anlegen lassen, stehen uns teilweise noch Naturreservate zur Verfügung, die vielleicht nicht mehr unberührt sind, jedoch der Wildnis sehr nahe kommen. Denken Sie zum Beispiel an Gebirgslagen, Moore, felsige Landschaften und so weiter. An einem Hochgebirgssee zu sitzen und dem Spiel des Wassers zuzusehen, während ein Adler hoch oben seine Kreise zieht, bietet uns spürbaren Abstand von unserer Gesellschaft und somit auch Abstand von sozialen oder beruflichen Problemen. Wir wissen zwar beispielsweise, dass zu Hause Rechnungen auf dem Tisch liegen, dort oben machen wir aber die Erfahrung, dass es eine Realität gibt, in der diese Rechnungen keine Macht über uns haben. Sie sind nichts weiter als ein Blatt Papier mit schwarzer Schrift. Wir wissen zwar, dass wir nach der Rückkehr in die Zivilisation wieder mit den alten Problemen konfrontiert werden, doch während der Zeit in der Wildnis gelingt es uns dennoch, heilsamen Abstand zu gewinnen. Dass es sich dabei nicht um die bloße Verdrängung von Problemen handelt, belegen zahlreiche Studien, die ich in meinem Buch *Der Biophilia-Effekt* ausführlich wiedergegeben habe. An dieser Stelle fasse ich daher nur die wichtigsten Beispiele für solche Studien zusammen, um eine Grundlage für unsere weiterführenden Betrachtungen zu schaffen.

Die Umweltsoziologin Angela Meyer an der Universität von Montana führte aufwändige Studien in den Rocky Mountains durch, in denen sie nachweisen konnte, dass Menschen während des Aufenthalts in der Wildnis tatsächlich Abstand von sozialen Belastungen und Sorgen gewinnen und nachhaltig davon profitieren.[67] Beispielsweise wählte sie als Versuchsteilnehmerinnen Frauen aus, die wegen ihrer sexuellen Orientierung mit Mobbing am Arbeitsplatz und im sozialen Umfeld konfrontiert waren. Alle teilnehmenden Frauen waren homo-, bi- oder transsexuell. Sie wurden in einer Forschungsstation untergebracht, wo Wissenschaftler nicht nur die Waldökologie, sondern auch die Mensch-Natur-Beziehung untersuchen.

Der Aufenthalt in der Wildnis der Rocky Mountains erstreckte sich über mehrere Tage, und die Frauen gingen auch auf Wanderungen. Sie badeten in natürlichen Gewässern und gönnten sich einmal sogar die Erfahrung, unter einem Wasserfall zu »duschen«.

Angela Meyer stellte nach dem Aufenthalt in der Wildnis anhand sozialwissenschaftlicher Interviews und Fragebögen fest, dass die Naturerfahrung für die Frauen von großer Bedeutung war. Alle berichteten davon, wie sie sich dort von der Beurteilung durch andere Menschen befreit fühlten, obwohl sie wussten, dass die Vorurteile in unserer Gesellschaft weiterbestehen. Sie konnten sich aber davon distanzieren – sie waren »weg«. Dabei erlebten sie eine Welt, in der ihre sexuelle Orientierung gar keine Rolle spielte. Die Frauen berichteten, dass sie sich »angenommen« fühlten und dass ihnen das natürliche Ambiente auch dabei geholfen habe, innerhalb der Gruppe ungehemmter miteinander in sozialen Austausch zu treten sowie »füreinander da zu sein«. Natürlich kehrten die Frauen dann wieder zurück in ihr Umfeld, in dem sich nichts geändert hatte. Was sich aber geändert hatte, waren die Einstellungen der Teilnehmerinnen.

Bei Angela Meyers Untersuchungen handelte es sich um *sozialwissenschaftliche Experimente*. Sämtliche Studien, die ich bisher wiedergegeben habe, drehten sich um Messwerte und statistische Größen. Wissenschaftler nennen das »quantitative« Forschung, weil dabei handfeste Zahlen im Vordergrund stehen. Angela Meyer hatte für ihre Wildnisstudien hingegen einen sogenannten »qualitativen« Ansatz gewählt. Die qualitative Forschung erfreut sich unter Soziologen größerer Beliebtheit als unter Naturwissenschaftlern und Medizinern. Dabei geht es nicht darum, zum Beispiel anhand großer Vergleichsgruppen die Wirksamkeit von Baum-Terpenen bei Krebs zu überprüfen, sondern um das konkrete Befinden der einzelnen Personen. Wie wirkt sich der Heilungscode der Natur auf diese Frau oder auf jenen Mann aus? Welche Erfahrungen macht sie/er? Was ändert sich nach der Wildnis-Erfahrung in seinem Leben oder an ihrer Gesundheit? Es geht also um die *Qualität* des Erlebens. Bei diesem Forschungsansatz bleiben die Wissenschaftler stets ganz nah an den Versuchsteilnehmern und erheben die Ergebnisse durch persönliche Befragungen und schriftliche Fragebögen. Der Heilungscode der Natur lässt sich außer durch Labormethoden und klinische Studien auch auf diese Weise erforschen.

Angela Meyers Untersuchungen ergaben, dass die Frauen nach dem Aufenthalt in der Wildnis über einen Anstieg des Selbstbewusstseins und eine größere Unabhängigkeit von den Meinungen anderer Menschen berichteten. Sie führten diese positiven Veränderungen ganz konkret auf ihre Erfahrungen in der Natur zurück.

Aller Wahrscheinlichkeit nach wäre es notwendig, sich regelmäßige Auszeiten in der Natur zu gönnen, um diese Effekte dauerhaft zu haben. Vermutlich hängt die Beliebtheit des Pilgerns, zum Beispiel entlang des Jakobswegs, der durch entlegene Naturlandschaften führt, mit dem »Wegsein« zusammen – weg sein von sozialen, beruflichen und existenziellen Problemen, weg sein von einer verurteilenden Gesellschaft, in der wir funktionieren müssen wie ein Rädchen in einer Maschine.

Das Ministerium für Land- und Forstwirtschaft der USA hat eine umfassende wissenschaftliche Publikation herausgegeben, die ins Deutsche übersetzt den Titel »Wildnis-Erfahrung – Fortschritt in Wissenschaft und Management« trägt.[68] Darin werden zahlreiche Studien zusammengefasst, die Forscher verschiedener Universitäten in den Rocky Mountains durchgeführt haben. Die Ergebnisse sind eindeutig: Wildnis-Erfahrung ist eine Unterstützung in sozialen Krisen und existenziellen Nöten. Einerseits tritt dort der Nerv der Ruhe in Aktion und verhindert Gesundheitsschäden. Das löst zwar unsere Probleme nicht, schützt uns aber davor, an ihnen krank zu werden. Hinzu kommt ein Effekt, den Wissenschaftler als »ICE« bezeichnen. Das steht für *immediate counscious experience in wilderness* (»unmittelbare Bewusstseinserfahrung in der Wildnis«). ICE sind alle Bewusstseinsinhalte, die während des Aufenthalts in der Natur in einem Menschen aufkommen. Wildnisstudien zeigen, dass wir in sozialen und beruflichen Krisen durch die Natur zu neuen Sicht- und Denkweisen inspiriert werden. Wildnis-Erfahrung verhilft in sozialen Krisen oft zu neuen Problemlösungsstrategien. Das wurde durch mehrere Studien belegt, die das amerikanische Landwirtschaftsministerium publiziert hat.

Wie gesagt können die Tiere und Pflanzen, Steine und Flüsse, denen wir in der Natur begegnen, zwar weder unsere Gesellschaft noch die Art verändern, wie dort miteinander umgegangen wird, aber sie können *uns* verändern. In der Wildnis erleben wir, dass es auf diesem Planeten eine Realität gibt, in der wirtschaftliche Vorgaben, berufliche Leistung oder Rechnungen der Inkassobüros genauso wenig Bedeutung haben wie unser Aussehen, unser Körperbau oder unsere sexuelle Orientierung. Und diese Realität ist größer als das Gesellschaftssystem der Menschen. Die Welt der Pflanzen, Tiere und Pilze, der Steine, Flüsse und Algen wird alle Fabriken, alle Verrechnungsbüros, alle Wirtschaftssysteme um Äonen überleben. Welche Realität könnte uns besser Abstand von alledem vermitteln, wenn nicht die Natur?

Hinzu kommt ihr Symbolgehalt, der für die unmittelbare Bewusstseinserfahrung von Bedeutung ist. Denken Sie zum Beispiel an eine Felswand, die sukzessive von den Pflanzen erobert wird, bis sich irgendwann auf dem nackten Stein Erde bildet, vielleicht sogar Bäume aufkommen und im Idealfall Wald entsteht. Oder stellen Sie sich einen Baum vor, der nach einem schweren Sturm umgefallen ist und jetzt neu austreibt, weil die Lebenskräfte in ihm nicht aufgeben und einen Weg finden, wieder hochzukommen. Die Natur ist voll mit Symbolen für Wachstum und Neuanfang, für die Beständigkeit des Lebens. Gerade in Krisensituationen können solche Symbole und die Bewusstseinserfahrung, die sie auslösen, uns Menschen Kraft geben. Vergessen wir nicht, dass auch wir selbst Naturwesen sind und diese Lebenskräfte ebenso in uns wirken.

Psychologen sprechen von »Coping«, wenn sie psychische und soziale Bewältigungsstrategien meinen. Es besteht kein Zweifel daran, dass das Abstandnehmen in der Natur, das »Wegsein«, für viele Menschen eine sehr effektive Coping-Strategie bedeutet.

Wildnis-Erfahrung wird aufgrund ihrer vielfältigen positiven Wirkungen auf die menschliche Psyche und den menschlichen Körper in therapeutischen Interventionen bereits gezielt eingesetzt, beispielsweise in der Therapie von Alkohol- und Drogenabhängigkeit, sozialen Phobien oder Angst- und Panikstörungen.[69] Auch das ist Öko-Psychosomatik.

Wald oder Savanne?

Unterschiedliche Naturlandschaften enthalten auch unterschiedliche Heilungscodes. Der Aufenthalt in einem Wald bringt andere Qualitäten mit sich als in einer Savanne. Ich verwende den Begriff »Savanne« in einem etwas weiter gefassten Sinn, nämlich für einen Landschaftstypus, den wir fast überall auf der Erde finden. Savannenartige Landschaften sind Grünflächen mit vereinzelt stehenden Bäumen und Büschen oder mit einzelnen Baumgruppen. Die Kulturlandschaft ist voll davon. Auch traditionelle Obstwiesen oder von Gehölzen bewachsenes Weideland fallen unter die savannenartigen Landschaftsformen. Viele städtische Grünflächen wie zum Beispiel der Central Park in New York und der Hyde Park in London sind nach den Vorbildern der Savanne angelegt. Das liegt daran, dass Landschaftsarchitekten, die sich während ihres Studiums auch mit Ästhetik und Umweltpsychologie befassen, schon seit Jahrzehnten wissen, dass lichte Baumbestände besonders beruhigend auf uns einwirken und die psychische Regeneration fördern.

Evolutionsbiologen erklären diesen »Savanneneffekt« mit unserer Stammesgeschichte. Dass der Übergang vom *Homo erectus* zum

Homo sapiens in der ostafrikanischen Savanne vonstattenging, habe ich bereits erwähnt. Unsere intuitive Vorliebe für Savannenbäume und Landschaftsaufnahmen aus der Savanne zeigt, dass wir noch immer eine evolutionäre Prägung, eine kollektive Erinnerung an unsere gemeinsame Vergangenheit in dieser Landschaftsform in uns tragen. Es gibt aber noch eine zweite Erklärung für die erholsame Wirkung der savannenartigen Landschaften. Wir können in lichten Baumbeständen die Umgebung leicht überblicken. Weil wir zwischen den Bäumen und Büschen hindurchsehen können, vermuten unsere archaischen Warnsysteme keine versteckten Gefahren oder Angreifer.

Wir suchen zum Entspannen intuitiv Waldlichtungen und Wiesen mit Bäumen auf. Das bedeutet aber nicht, dass daneben die bereits beschriebenen Wirkungen des Waldes verblassen. Der Wald ist ja allein schon wegen seiner gesunden, mit Baum-Terpenen gesättigten Luft ein Ort der biochemischen Heilungscodes der Natur. Auch im Wald lässt sich die Aktivierung des Nervs der Ruhe feststellen, und die Stresshormone gehen zurück. Die Herzschutzsubstanz DHEA wird aktiver, und unser Immunsystem wird angeregt, mehr Abwehrstoffe zu bilden. Der Anti-Stress-Effekt ist aber tatsächlich in lichten Baumbeständen höher als in dichten Wäldern.

Beim Joggen im Wald stelle ich manchmal an mir selbst fest, dass ich mich in düsteren Bereichen anders fühle, als wenn ich durch ein lichtdurchflutetes Stück Wald laufe. Während ich mich durchs Dickicht bewege, in dem ich nicht weit sehe und wo wenig Licht ist, nimmt meine Laufgeschwindigkeit jedes Mal zu. Das passiert automatisch. Beim Verlassen solcher Zonen fühle ich mich erleichtert. Dann wird mir bewusst, dass mich mein Reptiliengehirn durch eine vermeintliche Gefahr geführt und dabei in Alarmbereitschaft versetzt hat.

Manchmal laufe ich durch Forste, in denen dicht nebeneinander die Fichten stehen, und es dringt kaum Sonnenlicht zwischen den Bäumen hindurch. Das sind künstlich angelegte Plantagen, die von Natur aus nie entstehen würden. Sie sind eintönig und wirken leblos. Weil kein Licht zum Boden dringt, wachsen dort fast keine Kräuter und Gräser. Die Erde ist von einer monotonen Schicht aus braunen Nadeln bedeckt. Solche düsteren Fichtenplantagen, die keine Ökosysteme sind, scheinen mein Reptiliengehirn ganz besonders zu beunruhigen. Dort verbringe ich meistens meine sportlichen Höchstleistungen, weil meine Energien in meine Beine umgeleitet werden, um schnell davonzukommen. Offenbar ist dort mein Nerv der Erregung höchst aktiv, und der Nerv der Ruhe bleibt chancenlos zurück.

Doch die meisten Wälder, durch die ich mich beim Sport bewege, haben eine sehr beruhigende Wirkung auf mich. Es sind in der Regel Mischwälder mit einer mehrstöckigen Kronenschicht. Zwar sind auch solche naturnahen Wälder nicht so offen wie Savannen, aber es dringt ausreichend Licht herein. Die meisten Wälder des Tieflands sind so beschaffen. Ich empfinde sie als beruhigend und inspirierend.

Wälder erinnern mich außerdem an meine Kindheit. Mein Großvater war Forstwirt und Botaniker und nahm mich regelmäßig auf Streifzüge durchs Gehölz mit. Dabei erzählte er mir häufig Geschichten und Märchen. Wir stellten uns gemeinsam vor, wie hinter den Baumstümpfen oder an zauberhaften Lichtungen Märchenfiguren oder Fabelwesen auf uns warteten.

Der Wald hat viele Wirkungen auf uns. Als ich das Werk *Die Bekenntnisse* von Jean-Jacques Rousseau las, nahm ich dabei stets unter derselben Buche im Wald Platz. Das war im Sommer 2013. Ich hätte mir keinen besseren Ort zum Lesen dieses Buchs vorstellen können. Rousseaus Autobiografie ist voll von eingefangenen Naturstimmungen aus dem 18. Jahrhundert. Die Waldatmosphäre rund um mich unterstrich die Worte des großen französischen Dichters und Philosophen. Ich fühlte mich an diesem Platz im Wald vollkommen sicher und entspannt. Wann immer ich seither den Namen »Rousseau« höre, habe ich unweigerlich »meine« Buche in Erinnerung.

Ich bin überzeugt davon, dass die Atmosphäre des Waldes die Menschen schon immer angezogen und zu Märchen und Fabeln, Gedichten und Liedern inspiriert hat.

Lassen Sie mich noch einen Augenblick bei Rousseau bleiben: In seiner Autobiografie berichtete der Philosoph darüber, wie sehr ihn die Natur auf seinen Wanderungen zur Malerei inspirierte: »Ich verfüge als Herr über die ganze Natur; mein Herz, von Gegenstand zu Gegenstand gaukelnd, verbindet sich, verschmilzt mit denen, die ihm zusagen, umgibt sich mit reizenden Bildern, berauscht sich an seligen Empfindungen. Wenn ich, um sie festzuhalten, mich damit vergnüge, sie für mich aufzuzeichnen, welche Gewalt des Pinsels, welche Frische der Farbe, welche Kraft des Ausdrucks vermag ich ihnen dann zu geben!«[70]

Kurz & bündig
Die wichtigsten Inhalte dieses Kapitels in aller Kürze

Unsere Suche nach Erklärungen für die Heilwirkungen der Natur hat uns auf die Fährte eines Hormons aus der Nebennierenrinde geführt, das als »DHEA« bezeichnet wird. DHEA ist eine körpereigene Herzschutzsubstanz. Der Gehalt dieses Steroidhormons im menschlichen Blut nimmt im Laufe des Lebens ab, was einer der zahlreichen biologischen Gründe des Alterungsprozesses ist. Medizinische Untersuchungen belegten, dass der Aufenthalt in der

Natur zu einem deutlichen Anstieg der DHEA-Produktion führt, nicht aber der Aufenthalt in der Stadt.

Klinische Studien haben gezeigt, dass DHEA zahlreichen Herz-Kreislauf-Krankheiten entgegenwirkt. Es schützt unter anderem vor der gefährlichen koronaren Herzkrankheit, bei der der Herzmuskel durch Elastizitätsverlust in den Blutgefäßen nicht ausreichend mit Blut versorgt wird. Mediziner haben sogar die therapeutische Wirksamkeit von DHEA bei psychischen Erkrankungen sowie gegen Alzheimer festgestellt.

Der Nerv der Ruhe fungiert als eine Art organische Antenne und Eintrittspforte für die Heilungscodes der Natur, die so bis in die Zellen unserer Organe wirken können. Beim Nerv der Ruhe, der auch als »Parasympathikus« bezeichnet wird, handelt es sich um ein großes Netzwerk aus Leitungen und Neuronen, die aus unserem Schädel und dem Rückenmark in fast alle Bereiche unseres Körpers austreten und mit unseren Organen und Zellen verbunden sind. Der Gegenspieler des Nervs der Ruhe ist der Nerv der Erregung oder »Sympathikus«. Die beiden ergeben zusammen ein großes Ganzes, so wie Yin und Yang. Dabei sollte ein Gleichgewicht entstehen. Bei Stress ist der Nerv der Erregung aktiv. Funktionen wie Verdauung, Immunabwehr und so weiter werden zurückgefahren. Die Herzfrequenz, der Blutdruck und der Blutzuckerspiegel steigen. Soziale Probleme, Existenzängste, Druck am Arbeitsplatz sowie das Fehlen von Sinnesreizen aus der Natur können zur Dominanz des Nervs der Erregung über den Nerv der Ruhe führen. Über komplizierte Regelkreise kann dadurch das Auftreten typischer Zivilisationskrankheiten inklusive Krebs gefördert werden. Neueste Untersuchungen zeigen sogar, dass die Überaktivierung des Nervs der Erregung bei Menschen und anderen Primaten schwere organische Schäden und Hirnschäden hervorrufen sowie zum Tod führen kann.

Evolutionsbedingt steckt die Natur voller Heilungscodes, die den Gegenspieler des Nervs der Erregung aktivieren. Das ist der Nerv der Ruhe. Dieser wirkt körperlichen und psychischen Zivilisationskrankheiten entgegen und aktiviert den Modus der zellulären Heilung.

Durch Natur- und Wildnis-Erfahrungen erlangen wir außerdem Abstand von gesellschaftlichen, sozialen, beruflichen und finanziellen Problemen und können uns während dieser Auszeit regenerieren.

Kapitel 5

Das heilsame Band zwischen Mensch und Tier

Als ich einen Waldbewohner rettete

An einem verregneten Tag im August 2015 war ich auf der Autobahn unterwegs. Das war in einer Region in Österreich, die als »Waldviertel« bekannt ist. Wie der Name schon verrät, ist diese Gegend stark bewaldet. Auf einer Autobahnbrücke sah ich am linken Fahrbahnrand direkt vor der Leitschiene eine etwa 40 Zentimeter große Gestalt sitzen. Sie hockte in einer Kurve gefährlich nah an der Überholspur. Ich schaute im Vorbeifahren hinüber und hatte nur eine Sekunde Zeit, um zu erkennen, wer oder was das war. Im nächsten Moment war ich schon an der Stelle vorüber.

»War das eine Eule?«, fragte ich mich. Meinem kurzen Eindruck nach war es jedenfalls ein eulenartiger Vogel von stattlicher Figur, und er hatte seinen Kopf nach hinten ins Gefieder gesteckt. Das war ein schlechtes Zeichen. Er musste von einem Fahrzeug angefahren worden sein. Ich wollte zu ihm, doch die nächste Ausfahrt war sechs oder sieben Kilometer entfernt. Dort fuhr ich von der Autobahn ab, wechselte die Fahrtrichtung und zog eine

Schleife. Ich bewegte mich erneut an dem Vogel vorbei. Er war noch dort und hatte sich nicht vom Fleck bewegt. »Mist, ich kann hier nirgends anhalten.« Ich fuhr noch einmal an dem Tier vorüber, nun aber mit dem Wissen, dass er nicht davonfliegen würde, denn er war offensichtlich in eine Art Delirium verfallen.

Ich nahm erneut die Abfahrt und blieb bei einer Tankstelle stehen. Dort hetzte ich in den Shop und ließ mir eine alte Pappschachtel geben, die groß genug für den Vogel in Not war. Ich warf einen Blick in meinen Kofferraum. Meine Arbeitshandschuhe waren dort, also hatte ich alles, was ich brauchte, um den Vogel aufzugreifen.

Ich fuhr zurück zu der Autobahnbrücke, diesmal aber auf einer Nebenstraße. Die Brücke, auf die ich gelangen musste, lag direkt neben einem Verkehrsknoten, und ich hatte die Hoffnung, irgendwie auf den Grünstreifen neben der Brücke zu gelangen. Von dort bestand über einen Hügel eine Verbindung zu der Stelle, an der der Vogel kauerte. Doch es war hoffnungslos. Jedes Unterfangen, die stark befahrenen Bahnen zu überqueren, um dorthin zu kommen, war lebensgefährlich. Nebel schränkte die Sicht ein. Die Gefahr, von einem Autofahrer übersehen zu werden, war zu groß. Ich wollte das in Not geratene Tier aber auf gar keinen Fall seinem Schicksal überlassen. Also kontaktierte ich die Polizei und bat um eine Eskorte.

Ich bin mir sicher, dass nicht jeder Polizeibeamte so hilfsbereit und flexibel gehandelt hätte wie die beiden, an die ich geriet. Wir hatten uns an einem Parkplatz direkt bei der Auffahrt verabredet. Nachdem der Streifenwagen angekommen war, stieg einer der beiden Polizisten langsam aus und bewegte sich mit standesgemäß breitem Schritt behäbig auf mich zu.

»Wieso glauben Sie, dass der Vogel Hilfe braucht?«, fragte er in rauem Ton.

Ich erklärte ihm, dass das Tier seit mindestens 40 Minuten aufgeplustert am Rand einer Autobahnbrücke saß, seinen Kopf rücklings ins Gefieder drückte und sich nicht von der Stelle bewegte.

Er und sein Kollege seien bereit, sagte der Beamte, mich zur Brücke zu eskortieren, wo ich anhalten und die Fahrbahn überqueren dürfe. »Wir geben Ihnen Rückendeckung, aber wir übernehmen ausdrücklich keine Haftung. Das Risiko liegt ganz allein bei Ihnen«, stellte der Polizist mit scharfer Stimme klar.

Ich war einverstanden, und wir fuhren im Konvoi auf die Autobahn.

Wie vereinbart hielt ich an der Stelle an, wo der Vogel saß. Der Polizeiwagen hielt hinter mir. Auf das Zeichen der Beamten überquerte ich die Autobahn und lief 20 Meter über dem Erdboden entlang des Brückengeländers zurück bis zu der Stelle, an welcher der Vogel saß. Dort kam ich triefend nass an. Es war ein erhebendes Gefühl, endlich bei ihm zu sein. Er saß mit dem Rücken zu mir, sodass ich unbemerkt unter der Leitschiene hindurchgreifen konnte. Ich positionierte meine Hände links und rechts über seinen Schultern und griff blitzartig zu. Der kraftlose Raubvogel breitete seine Flügel aus, mit denen er eine Spannweite von einem Meter erreichte. Ich spürte sein nasses, schweres Federkleid unter den dicken Handschuhen. An seinem Hals und aus den Augen trat eine beträchtliche Menge Blut aus.

Es war ein Waldkauz, das ist ein mittelgroßer Eulenvogel. Ich verschloss die Schachtel und lief zurück zum Wagen. Einer der Polizisten trat dann an die Autotür heran: »Darf ich ihn kurz sehen?«, fragte er. Der scharfe Tonfall von zuvor war völlig verschwunden. Ich öffnete die Schachtel. Der stattliche Waldkauz war trotz seiner Verletzungen wunderschön. Der Beamte nickte mir zufrieden zu und sagte: »Ich hoffe, er schafft es.«

Eine halbe Stunde später saß ich im Wartezimmer eines Tierarztes, der sich mit Wildtieren gut auskennt. Er behandelt sie kostenlos. Der Arzt und ich kannten einander schon. Wir hatten eine Gemeinsamkeit. Wir beide waren Wald- und Wildtierfreunde. Als sich die Tür zur Ordination öffnete und der Tierarzt heraustrat, war ich auf das Schlimmste gefasst. Doch die Nachricht war den Umständen entsprechend gut. Er hatte den Kauz sofort an die Reihe genommen. Jetzt schlief er, erfuhr ich. Ich trat ein, und wir gingen in einen Raum, der eine Art Intensivstation für Tiere darstellte.

Der Waldkauz lag in einer gläsernen Sauerstoffkammer und war an Schläuche angehängt. Er ruhte auf seiner rechten Seite, und sein Federkleid hob und senkte sich beim Atmen schwerfällig, aber kraftvoll. Neben der Glaskammer hing ein Röntgenbild. Der Tiermediziner knipste das Licht an, und das gesamte Skelett des Vogels wurde in der Aufnahme sichtbar.

»Die gute Nachricht lautet: Er hat keine Knochenbrüche«, sagte der Arzt. »Das ist beachtlich, denn er muss eine frontale Karambolage mit einem Auto gehabt haben, wenn nicht sogar mit einem Lastwagen.«

Ich atmete auf. »Und wie lautet die schlechte Nachricht?«, fragte ich.

»Der Kauz hat so ziemlich alle inneren Verletzungen, die man nur haben kann. Es besteht die Gefahr, dass er innerlich verblutet. Auch aus den Augen tritt Blut aus. Ich habe ihm ein Gerinnungsmittel gegeben, das die inneren Blutungen stoppt. Mehr können wir im Moment nicht tun. Eine Operation ist bei so vielen innerlichen Verletzungen nicht möglich.«

Ich blieb noch eine Weile bei dem Vogel. Ich war froh, dass es mithilfe der Polizei gelungen war, ihn zu bergen.

Während das Tier in dem gläsernen Sauerstoffkäfig vor mir lag, war ich von Respekt vor diesem Wesen ergriffen. Waldkäuze sind geheimnisvolle Tiere. Schon als Kind war ich von ihnen begeistert. Durch das Fenster meines Kinderzimmers im Grüngürtel meiner Heimatstadt Graz konnte ich direkt in einen Wald blicken. Im Sommer hörte ich in der Nacht die Rufe der Waldkäuze. Sie drangen wie aus einer anderen Welt an meine Ohren. Ich konnte die verschiedenen Stimmen der unterschiedlichen Individuen wahrnehmen, konnte lauschen, wie sie miteinander kommunizierten. Die imposanten Rufe der Waldkäuze klangen geheimnisvoll. Sie hallten lange durch den dunklen Wald. Das regte nachts meine Fantasie an. Ich liebte diese Geräuschkulisse als Kind sehr.

Am nächsten Tag rief mich der Tierarzt an: »Der Kauz ist wieder wach!« Wir freuten uns beide. »Er steht wieder, wenn auch nur auf einem Bein. Er ist in der Lage, das Gleichgewicht zu halten, wenn man ihn stupst. Seine Augen hält er noch permanent geschlossen.«

Der Vogel war offenbar hart im Nehmen. Er hatte einen schweren Unfall auf der Autobahn überlebt, dann dort im Regen ausgeharrt. In der Tierarztpraxis überstand er während des Röntgens eine Narkose. Und jetzt war er offensichtlich über den Berg. Sein Genesungsprozess war jedoch noch lange nicht abgeschlossen.

Wir brachten ihn in die Wildvogelstation in Haringsee in der Nähe von Wien. Dort wurde er in einer großen Voliere von einer Gruppe Artgenossen aufgenommen. Sein Zustand stabilisierte sich zusehends.

»Vielleicht können wir ihn irgendwann wieder in die Wildnis entlassen«, sagte der Tierarzt an der Vogelstation. »Wenn er aber nicht mehr zu fliegen beginnt oder wenn sich herausstellt, dass er wegen des Unfalls auf einem Auge blind bleibt, was wir jetzt noch nicht ausschließen können, wird er hier in dieser Gruppe bleiben.« Für mich zählte damals nur eines: Er lebte!

Das Verhalten der Polizisten war vorbildlich. Am meisten faszinierte mich, welchen Enthusiasmus und Einsatz die beiden trotz ihrer anfänglichen Skepsis zeigten. Auch die Bemühungen des Wildtierarztes, der um das Leben des Vogels kämpfte, ohne Aufwand und Kosten zu scheuen, fand ich herausragend: Es gibt ein solidarisches Band zwischen Menschen und Tieren. Unser Verhältnis zu Tieren ist allerdings gespalten. Menschen sperren Tiere in Tierfabriken, um sie auf herabwürdigende Weise zu mästen. In Schlachthöfen werden sie in Akkordarbeit niedergemetzelt. All das habe ich mir in jahrelangen Recherchen für meine früheren Bücher live angesehen. Selbst die Bio-Branche ist keine Ausnahme. Das Fleisch liegt dann fein säuberlich verpackt in den Kühlvitrinen der Supermärkte – je billiger, desto besser. Beim Anblick der küchengerecht dargebotenen Körperteile stellen viele Konsumenten den Bezug zur Vergangenheit der Kreaturen nicht her. In der persönlichen Begegnung mit Tieren entsteht aber bei den meisten Menschen Faszination für das animalische Gegenüber. Auch die beiden Polizisten waren sofort von dem Wildvogel begeistert. Sie erkundigten sich danach sogar nach seinem Befinden und waren entzückt zu hören, dass er überlebt hatte.

In Tieren begegnen wir einem »Du«, das steht außer Zweifel. Phänomene wie Massentierhaltung und die Zucht von Füchsen und Nerzen in winzigen Käfigen zur »Gewinnung« ihrer Felle für Pelzmäntel sind nur möglich, weil diese Wesen in einer anonymen Masse so deklarierter »Nutztiere« untergehen. In der Begegnung zwischen Mensch und Tier von Angesicht zu Angesicht wird hingegen deutlich, dass es sich bei Tieren um unsere Verwandten handelt. Unser gesellschaftliches Verhältnis ihnen gegenüber ist sehr problematisch.

Als ich »meinen« Waldkauz an der Wildvogelstation besuchte, ging ich an einer Voliere vorbei, in der eine Gruppe von Habichtskäuzen lebte. Diese großen eulenartigen Vögel waren einst in den ausgedehnten Wäldern im Dreiländereck zwischen Deutschland, Österreich und Tschechien heimisch. Jetzt sollen sie dort wieder angesiedelt werden. Die Habichtskäuze, die ich sah, wurden auf das Leben in der Wildnis vorbereitet.

Ich näherte mich vorsichtig. Die Vögel waren zwischen 60 und 70 Zentimeter groß. Ihre Körpermaße waren imposant. Wie bei allen Käuzen und Eulen waren ihre Schultern breit gebaut und ihr Gesicht flach. Der Schnabel zeigte nach unten. Einer der Vögel thronte auf einem Ast. Ich sah ihn im Profil. Als er mich bemerkte, drehte er seinen Kopf langsam zu mir und blickte mir in die Augen. Wir schauten einander eine Weile an. Mein Atem verlangsamte sich. Ich war einem so seltenen Vogel noch nie zuvor so nah gewesen. Mein Biologenherz schlug höher. Vor allem aber war ich überwältigt von dem Gesichtsausdruck und den tiefgründigen schwarzen Augen, mit denen mich der Vogel anblickte. Dieses Wesen war eine *Person*.

Nach einer Weile ließ er einen kauzischen Schrei los, drehte sich um und breitete seine Schwingen aus. Langsam und elegant glitt er mit fast eineinhalb Metern Spannweite in den hinteren Bereich des großen Freigeheges und nahm vor seiner Holzhütte Platz. Er drehte sich wieder zu mir und schlug zwei- oder dreimal Ober- und Unterschnabel zusammen, wobei ein seltsames klapperndes Geräusch entstand, als hätte jemand zwei Klanghölzer aneinandergeschlagen. Das Geräusch hallte über die Landschaft. Mir wurde sofort klar, weshalb die geheimnisvollen Eulen und Käuze aus dem Wald in so vielen Märchen und fantastischen Geschichten eine Rolle spielen. Diese faszinierenden Vögel waren in der Tat märchenhaft.

Ich wünschte, ich hätte an diesem Tag einen Arzt und einen Neurobiologen bei mir gehabt. Ich hätte mir während der Begegnung mit den Habichtskäuzen Blut abnehmen und meine Nervenfunktionen messen lassen. Ich wette, dass körperliche Veränderungen im Vergleich zu davor und danach festgestellt worden wären. Und ich wäre nicht überrascht, wenn es sich um Veränderungen gehandelt hätte, die ein positives Gesundheitspotenzial mit sich bringen. Den Beweis dafür werde ich vielleicht in einem späteren Buch noch nachliefern. Glücklicherweise haben aber auch andere Wissenschaftler solche Messungen bereits durchgeführt. Dabei stellte sich heraus: Die Begegnung mit Tieren hat ebenso heilsames Potenzial für uns Menschen wie die Einflüsse der Pflanzen.

Von Menschen und »anderen Tieren«

Am Beginn meines Biologiestudiums musste ich mich durch einen Sezierkurs quälen. Jeder einzelne Student aus unserer Gruppe erhielt dazu über das gesamte Semester verschiedene tote Tiere vorgelegt, die wir fachgerecht zu öffnen hatten. Der Professor führte das Procedere vor, und eine Kamera übertrug sein »Handwerk« in vergrößerter Darstellung auf einen Monitor, sodass wir alle sehen konnten, was er vormachte. Das Sezieren großer exotischer Kakerlaken war für alle Beteiligten emotional noch relativ leicht zu verkraften, wenngleich ich einräumen muss, dass Insekten hoch entwickelte Tiere sind. Als wir uns einen Fisch vornahmen, lag somit das erste Wirbeltier unter unserem Sezierbesteck. Ich erinnere mich, wie es war, sich zu dem Gehirn des Fisches vorzuarbeiten. Ich hatte das Gefühl, in eines der Heiligtümer dieses toten Wesens einzutreten. Immerhin hatte sein Gehirn nicht nur wichtige Körperfunktionen gesteuert, sondern war auch daran beteiligt gewesen, das Bewusstsein des Fisches aufrechtzuerhalten, als er noch lebte.

Als eines Tages tote Vertreter der Spezies *Rattus norvegicus* im Sezierraum lagen, hatten einige von uns schwer zu schlucken. Wanderratten sind, so wie wir Menschen, Säugetiere. Ihre inneren Organe sehen aus wie unsere, nur kleiner. Ihr Fell ist biologisch mit dem menschlichen Haar und der Körperbehaarung identisch. Ratten haben Haare! Bei »unseren« Ratten waren sie weiß.

Der Professor machte uns darauf aufmerksam, dass das Sezieren von Säugetieren emotional belastend sein kann, weil es unsere Verwandten sind. Die Hemmungen, den Ratten die Bäuche aufzuschneiden, um zu den inneren Organen vorzudringen, waren bei allen Teilnehmern spürbar. Das Herz sah aus wie ein Miniatur-Menschenherz. Beim Herausnehmen des Herzens traten einige der angehenden Biologen ihren gemischten Gefühlen mit kläglichem Humor entgegen. Als eins der Rattenherzen wegen der Unachtsamkeit einer Kollegin aus seiner Bindegewebshülle flutschte und in hohem Bogen auf den Boden fiel, lachten einige, doch das war eher Ausdruck der Verlegenheit. In der Mittagspause gestanden fast alle ein, dass sie das Sezieren der Ratten emotional belastete. Am Nachmittag wurde dann während der Arbeit wieder eifrig gewitzelt und gelacht. Auch das ist eine Strategie zur Stressbewältigung. Als wir schließlich den Schädel öffneten und das Gehirn freilegten, verstummten alle im Saal. Niemand lachte mehr verlegen. Es wurde still.

Ratten verfügen über ein Säugetiergehirn, das aufgebaut ist wie unseres. Sie haben ein Stammhirn, das dieselben Funktionen erfüllt. Wir erinnern uns: Das ist das 500 Millionen Jahre alte »Reptiliengehirn«, das wir sogar mit den Reptilien und Amphibien teilen. Bei Ratten sowie Menschen treten die Leitungen des Nervs der Ruhe aus dem Stammhirn und breiten sich als Netzwerk zu den Organen aus. Über dem Stammhirn sitzt bei *Rattus norvegicus*, ebenfalls wie beim *Homo sapiens,* das limbische System.

Das ist das »ältere Säugetierhirn«, das bei allen Säugetieren inklusive des Menschen an der Entstehung von Emotionen beteiligt ist.

Beim Sezieren der Ratten sahen wir das Großhirn dieser Tiere, das an das Stammhirn und das limbische System anschließt. Die Großhirnrinde wird als »jüngeres Säugetiergehirn« bezeichnet. Auch das ist bei uns Menschen ganz genau so. Obwohl unser Großhirn natürlich wesentlich voluminöser ist, können wir den Ratten Intelligenz und Bewusstsein zuschreiben. Ich erwähne das, obwohl ich davon ausgehe, dass dies heutzutage niemand mehr anzweifelt. Ratten sind lernfähig, wie sich durch zahlreiche wissenschaftliche Verhaltensbeobachtungen klar und deutlich belegen lässt. Jüngere Forschungen zeigen, dass sie sogar noch intelligenter sind, als Biologen dies in den letzten Jahrzehnten bereits angenommen haben. Anne Churchland, eine Professorin für Neurobiologie an der Universität von Kalifornien in San Francisco, wies in ihren Studien nach, dass Ratten dazu in der Lage sind, ähnlich wie Menschen unter Abwägen verschiedener Möglichkeiten ihre Entscheidungen zu treffen. Die Ratten, die Anne Churchland beobachtete, waren nicht nur fähig, Lichtsignale als Wegweiser verstehen zu lernen. Das Rattengehirn ist auch zu komplexeren Entscheidungen fähig, und die Versuche zeigten, dass die Tiere, wenn ihnen Aufgaben gestellt werden, sogar mit derselben Wahrscheinlichkeit die bestmöglichen Entscheidungen treffen, wie es Menschen schaffen.[71]

An der Universität von Georgia in Athens am Oconee River fanden Forscher ergänzend heraus, dass Ratten sogar ähnlich wie Primaten zur Selbstreflexion fähig sind. Sie können ihre eigenen Fähigkeiten einschätzen und in ihre Entscheidungsfindung mit einbeziehen. Sie wissen also, was sie können und wodurch sie überfordert wären – zum Beispiel beim Versuch, Hindernisse zu überwinden, um an Nahrung zu gelangen.[72] Ratten unterstützen einander, um mit vereinten Kräften Aufgaben zu lösen.

Anne Churchland fasst das Thema ihrer Forschungen an der Universität von Kalifornien so zusammen: »Tiere sind oft mit der Notwendigkeit konfrontiert, Entscheidungen zu treffen. Sie müssen Informationen aus einer Vielzahl von Quellen integrieren – sensorische Wahrnehmungen wie Gerüche und Geräusche ebenso wie Erinnerungen und innere Impulse –, um eine einzige Verhaltensentscheidung zu treffen.«[73]

Bei anderen Säugetieren, wie zum Beispiel bei Schafen und Ziegen, ganz zu schweigen von menschenähnlichen Primaten, macht das »jüngere Säugetiergehirn«, also die Großhirnrinde, noch wesentlich größere Anteile des Gehirns aus als bei Ratten. Die Gehirne solcher Säugetiere erinnern auch optisch sehr stark an unsere eigenen »grauen Zellen«.

Beim Sezieren größerer Tiere war ich während meines Studiums nicht mehr dabei. Nach der Ratte stieg ich aus dem Sezierkurs aus. Die Ratten waren Labortiere aus irgendwelchen mir nicht näher bekannten Tierversuchen. Schon damals zweifelte ich die Notwendigkeit und Sinnhaftigkeit vieler solcher Experimente an. Deswegen wollte ich auch keine weiteren getöteten Kreaturen mehr auseinandernehmen. Für mich erschloss sich der Nutzen dieser Erfahrung nicht. In meinem Bücherregal standen exzellente Lehrbücher, die jedes Detail der Anatomie naturgetreu und gut sichtbar abbildeten. Außerdem konnte ich mir an der Fakultät dreidimensionale anatomische Modelle von Tieren und Organen ansehen. Die Fortsetzung des Sezierens hätte mir keinen Wissensgewinn gebracht. Ich fand einen Weg, meinen Abschluss ohne diesen Kurs zu machen.

Etwa zur Zeit dieser Begebenheiten traf ich im Bus eine alte Bekannte. Kurz vor Beginn meines Biologiestudiums hatte sie ihr Jurastudium aufgenommen. Unsere beiden Studienrichtungen wiesen so gut wie keine Gemeinsamkeiten auf. Als ich ihr von dem Sezierkurs berichtete, fragte sie mich, ob eigentlich auch wir Menschen Tiere seien. Ich antwortete, dass wir als Säugetiere aus Sicht der Biologie in die Systematik der Tiere gestellt werden. Mit »Systematik« meinen Biologen einen komplizierten Stammbaum der Lebewesen, der anhand von wissenschaftlichen und heutzutage vor allem molekularbiologischen Erkenntnissen erstellt und laufend aktualisiert wird. Die Idee, den Menschen aus der Systematik des Tierreichs herauszustellen, habe ich noch nie aus dem Mund eines seriösen Biologen vernommen.

Unsere nächsten Verwandten, die Schimpansen und die Bonobos, gleichen uns in ihrem genetischen Code je nach Messmethode zu 95 bis 99 Prozent. Die biologischen Unterschiede zwischen Menschen und Schimpansen gehen weniger auf Differenzen im Erbmaterial zurück als auf Unterschiede in der Art und Weise, wie die Gene gelesen werden. Beispielsweise setzt der menschliche Organismus im Gehirn mehr von seinem Erbgut in Proteine um als der Organismus eines Schimpansen. Biologen wissen zum derzeitigen Zeitpunkt noch nicht, weshalb das so ist. Fest steht jedoch, dass wir vor allem mit den Schimpansen und Bonobos, aber auch mit anderen Menschenaffen nah verwandt sind.

Es gibt keine biologische Trennlinie zwischen uns und den Tieren. Diese Grenze ist künstlich gezogen. Wie ich schon erläutert habe, geht unser Stammhirn sogar noch auf die Reptilien und Amphibien zurück. Wenn wir die Entwicklung des Lebens auf der Erde zurückverfolgen, landen wir ein paar Milliarden Jahre in der Vergangenheit bei der Urzeitzelle LUCA. Auch diese kennen Sie bereits: LUCA ist der letzte gemeinsame Vorfahre aller irdischen Lebewesen inklusive des Menschen.

Als ich meiner Bekannten im Bus genau das erläuterte, begann eine Dame, die uns gegenübersaß, wild den Kopf zu schütteln. Sie warf mir einen bitterbösen Blick zu. Dann wandte sie sich von uns ab, verschränkte ihre Arme vor ihrem Körper und schaute schnaubend zum Fenster hinaus. Eine ähnliche Situation fiel mir im deutschen Fernsehen auf. Im SWR-Nachtcafé diskutierten am 3. Juli 2015 einige Vegetarier und Nichtvegetarier über die Würde der Tiere und die Frage, ob man sie aus ethischer Perspektive essen beziehungsweise zu kommerziellen Produkten machen dürfe. Geladen waren unter anderem der deutsche Sportjournalist und Fleischliebhaber Waldemar Hartmann, die deutsche Schauspielerin und Vegetarierin Marion Kracht und der österreichische Künstler Chris Moser, der sich aktiv für die Rechte der Tiere einsetzt und auf ein Ende der Massentierhaltung hofft. Seine Devise sei, so verriet er den Zusehern, dass Kunst immer eine Botschaft haben müsse. Seine Skulpturen und Kunstwerke würden daher stets Fragen rund um die Rechte von Menschen und die Würde der Tiere thematisieren. Im Laufe der Diskussion kam es zu einer Konfrontation zwischen dem Künstler aus Tirol und dem begeisterten Fleischesser und Sportreporter Waldemar Hartmann aus Bayern.

Der Moderator zu Chris Moser: »Viele sind aufgewachsen mit dieser Haltung, die auch biblisch verankert ist: ›Der Mensch macht sich die Erde untertan.‹ Das ist ja genau das, denke ich, wo Sie sagen, das ist nicht mehr so, der Mensch sollte sich das Tier nicht mehr untertan machen dürfen. Ist das richtig interpretiert?«

Chris Moser: »Ja. Ohne den biblischen Aspekt, aber grundsätzlich sehe ich den Menschen als eine von vielen Tierarten, und es hat niemand eine höhere Position inne. Es muss natürlich nebeneinander gehen.« So wie Menschen sich gegenseitig nicht unterdrücken sollten, so sollten sie auch Tiere nicht unterdrücken, führte der Künstler weiter aus.

Noch während dieser Antwort war von der gegenüberliegenden Seite ein entschiedenes »Gefällt mir nicht« zu hören. Hartmann gestikulierte mit einer abweisenden Handbewegung seinen Widerspruch und sagte laut und bestimmt: »Da schalte ich ab! Also wenn wir eine von vielen Tierarten sind – herzlichen Glückwunsch, aber ...« Er beendete seinen Widerspruch mit einem bloßen Kopfschütteln.

Menschen reagieren mitunter sehr offensiv, wenn jemand unserer Spezies eine Verwandtschaft mit Tieren »unterstellt«. Mit diesen Verhaltensweisen war im 19. Jahrhundert bereits Charles Darwin konfrontiert, der Begründer der Evolutionstheorie. Bissige Karikaturen in damaligen Zeitungen zeigten Darwins Kopf auf einem Affenkörper. *Er* stamme vielleicht vom Affen ab, wir aber nicht – so lautete die Botschaft. Dabei saßen bereits Darwins Zeitgenossen einem Irrtum auf, der noch heute sehr verbreitet ist. Der Mensch stammt nämlich nicht vom Affen *ab*, sondern wir Menschen und die heutigen Menschenaffen haben einen nahen *gemeinsamen Vorfahren*, der in Bäumen lebte.

Die nahe Verwandtschaft zwischen uns und anderen Primaten ist offensichtlich, ich erinnere noch einmal an die genetische Übereinstimmung mit den Schimpansen von 95 bis 99 Prozent. Auch das Sozialleben der meisten Menschenaffen ist dem menschlichen Sozialleben sehr ähnlich, vor allem was die Gesellschaftsstruktur betrifft. Schimpansen und Gorillas gehen auf frappant ähnliche Weise mit einfachen Werkzeugen um wie wir. Während ich diese Zeilen schreibe, schiebe ich mir eine Nuss zwischen die Zähne. Die Art, wie ich die Nuss halte, die Bewegung meiner Hand und meiner Lippen, die die Nuss entgegennehmen – genauso würden es die Schimpansen, die Bonobos, die Gorillas und die Orang-Utans machen. Auch unser Gebiss und unser Verdauungstrakt sind denen der Menschenaffen sehr ähnlich. Diese Gemeinsamkeiten sind – natürlich – durch Verwandtschaft begründet und nicht durch Zufälle.

Der *Homo sapiens* wird aufgrund handfester genetischer und molekularbiologischer Erkenntnisse in der biologischen Systematik innerhalb der Primaten unter die Trockennasenaffen eingegliedert. Bei dieser Einordnung sind sich so gut wie alle Biologen einig. In Lehrbüchern der Zoologie werden üblicherweise Mensch und Tier nebeneinander behandelt, und die meisten allgemeinen Zoologievorlesungen an Universitäten haben immer auch den menschlichen Organismus zum Thema. Oft sind es Zoologen, die an medizinischen Universitäten die Physiologie des Menschen erforschen und lehren, also die biologische Funktionsweise unserer Organe. Eines der weltweit führenden akademischen Lehrbücher für die Anatomie und Physiologie des Menschen trägt den Titel *Anatomy & Physiology. The Unity of Form and Function,*[74] also »Anatomie und Physiologie. Die Einheit aus Bau und Funktion«. Ich habe zwei Ausgaben dieses empfehlenswerten dicken Wälzers in meinem Bücherregal stehen. In den Vereinigten Staaten von Amerika handelt es sich dabei um das in der Ausbildung von Ärzten am häufigsten eingesetzte Anatomiebuch. Der Autor ist Kenneth Saladin – ein Zoologe!

Während meiner gesamten Laufbahn als Biologe habe ich mich aufgrund der Tatsachen, die ich über meine Nähe zu Tieren gelernt habe, kein einziges Mal als Mensch herabgewürdigt oder in meiner Ehre verletzt gefühlt. Es ist keine Beleidigung, ein Naturwesen zu sein und aus demselben Netzwerk des Lebens zu stammen wie die Tiere. Was sollte mir daran sauer aufstoßen? Das heftige Kopfschütteln, mit dem manche Menschen auf unsere Stellung in der Biologie reagieren, lässt sich nur unter der Voraussetzung erklären, dass diese Menschen eine abwertende Haltung gegenüber Tieren haben. Wer in den Tieren ein würdevolles Gegenüber sieht, ein »Du«, mit dem *Begegnung* stattfinden kann, der kann sich unmöglich vor den Kopf gestoßen fühlen, wenn in seiner Gegenwart biowissenschaftliche Fakten über die Mensch-Tier-Verwandtschaft genannt werden.

Aber bedeutet die Anerkennung der Verwandtschaft aller Lebewesen und der Stellung des Menschen unter den Primaten, dass wir keine Unterschiede zwischen verschiedenen Arten machen sollen? Genau das wird Menschen wie Chris Moser, die den *Homo sapiens* konsequenterweise als eine Spezies von vielen und nicht als »Krone der Schöpfung« betrachten, häufig unterstellt. Mir ist niemand bekannt – kein Zoologe und auch kein Tierschützer –, der ernsthaft anzweifelt, dass es *Unterschiede* zwischen verschiedenen Arten gibt. Es geht also nicht um Gleichmacherei. Das Leben hat sich seit Milliarden von Jahren in unzählige Richtungen entwickelt. Manche Lebensformen sind vor langer, langer Zeit von unserer Stammlinie abgezweigt beziehungsweise wir von ihrer. Der evolutionäre Stammbaum aller Lebewesen ist extrem reich verzweigt und unvorstellbar komplex. Manche Tiere haben Lebensräume wie die Tiefsee oder das Eis erobert und sich an diese Umwelten angepasst. Dass ihre Ähnlichkeiten mit uns gering sind, liegt allein schon deswegen auf der Hand, weil der Funktionskreis mit der Natur, in den sie eingebettet sind, ein ganz anderer als in unserem Lebensraum ist. Mit Primaten hingegen haben wir sehr auffällige Ähnlichkeiten, sodass viele Zoologen und Philosophen sogar fordern, dass Primaten gewisse Grundrechte zugestanden werden. Dazu zählt das Recht auf Freiheit für unsere nächsten Verwandten und somit das Ende von Gefangenschaft. Dadurch wäre auch Tierversuchen an Schimpansen und ihresgleichen ein Ende gesetzt.

Ein weiteres Grundrecht, das Primaten nach der Position dieser Wissenschaftler zugestanden werden soll, ist das Recht auf Unversehrtheit durch den Menschen. Wildlebende Primaten dürften von uns dann also nicht mehr verfolgt, verletzt oder getötet werden. Das würde das Ende der Jagd auf Primaten bedeuten. Ich schließe mich diesen Forderungen aus handfesten Gründen ausdrücklich an. Der Bewusstseinsgrad der Schimpansen, Bonobos, Gorillas und Orang-Utans sowie anderer Primaten kommt mit Sicherheit nahe an den menschlichen heran. Primaten sind sich ihrer eigenen Existenz bewusst. Sie haben ein Ich-Bewusstsein. Sie sind in der Lage zu erkennen, dass auch andere Lebewesen ein »Ich« haben. In unzähligen Versuchen wurde bewiesen, dass Menschenaffen unsere Sprache erlernen können. Sie sind fähig, einfache Sätze zu verstehen und Fragen durch Zeichensprache zu beantworten. Sie können simple Grammatik lernen. Primaten sind dazu imstande, psychisches Leid zu empfinden. Das Einsperren, Quälen und Töten von Menschenaffen ist aus bioethischer Sicht als schwerwiegend zu beurteilen.

Dass der Mensch derzeit die Spezies mit der komplexesten Kultur darstellt, ist unbestritten. Das bedeutet aber nicht, dass andere Tierarten nicht zu Bewusstsein und zum Empfinden von psychischem Leid fähig sind. Bewusstsein hat sich im Laufe der Evolution kontinuierlich entwickelt. Es gibt keine Stelle im Tierreich, an der man eine Grenze ziehen könnte, um dann alle Wesen über der Grenze als bewusst und alle anderen als unbewusst einzuordnen.

Wer den Begriff »Person« bei Tieren verwendet, setzt sich genauso leicht ins Fettnäpfchen, wie es der Künstler Chris Moser aus Tirol im SWR-Nachtcafé getan hat. Nur Menschen seien in der Lage, Personen zu sein, hört man immer wieder. Das mag juristisch vielleicht stimmen. Ich bin aber Biologe und kein Rechtswissenschaftler, deswegen hebe ich jetzt mein Bein und setze zum Tritt ins Fettnäpfchen an.

Ich empfand auch den Waldkauz während der Rettungsaktion auf der Autobahn als »jemanden«. Der Habichtskauz, der mir an der Wildvogelstation in die Augen sah, war für mich ebenfalls eine Persönlichkeit. *Jemand* mit *Persönlichkeit* ist eine Person, diese Verquickung ist sprachlogisch absolut zulässig, völlig unabhängig von der Gesetzeslage. Verhaltensbiologen erkennen bei Wirbeltieren und vor allem bei Säugetieren schon lange das Vorhandensein individueller Persönlichkeit. Im Jargon der Biologie nennt man das »phänotypische Verhaltensausprägung«, und dieser Begriff wird bei uns Menschen genauso verwendet wie bei den Tieren. Er bedeutet nichts anderes als »Persönlichkeit« – und diese entsteht immer aus einer Mischung von Anlage, sozialen und Umwelterfahrungen.

Bei Mensch und Tier unterscheiden Verhaltensforscher zwei grundlegende, voneinander sehr unterschiedliche Formen der Persönlichkeit. Das sind sozusagen die Pole, zwischen denen sich die Persönlichkeiten bewegen können: Die *proaktiven* Menschen und Tiere stellen sich den Problemen und Herausforderungen im Leben schneller und aktiver als die reaktiven. Sie sind eher dominant, erkunden ihre Umgebung und ihr soziales Umfeld rasch, tun dies aber eher oberflächlich. Sie bilden relativ schnell Verhaltensgewohnheiten, die sie nicht gern ändern. Die *reaktiven* Menschen und Tiere sind nicht dominant und antworten weniger schnell auf Herausforderungen. Sie verlassen sich bei der Problemlösung mehr auf andere, verhalten sich also passiver als die proaktiven. Sie brauchen länger, um ihr Umfeld zu erkunden, tun dies dann aber tiefgründiger.

Es gibt fünf Haupteigenschaften, an denen sich Psychologen orientieren, um die Persönlichkeiten von Menschen zu beschreiben. Diese Eigenschaften sind in unterschiedlichem Grad ausgeprägt. Psychologen nennen sie die »Big Five«, also die »großen Fünf«. Man kann sie auch in Form von fünf Fragen ausdrücken und verständlich machen:

1. Wie stark ist die emotionale Stabilität des jeweiligen Menschen ausgeprägt?
2. Wie extravertiert ist er?
3. Wie offen ist er gegenüber Neuem?
4. Wie sozialverträglich ist der Mensch?
5. Wie verlässlich ist er?

Anhand dieser fünf Grundfragen wird die menschliche Persönlichkeit in der Psychologie beschrieben, und zwar mit akribischer mathematischer Genauigkeit, die psychologische Laien wie mich und vielleicht auch Sie mitunter ein wenig befremdet. Ein modernes Psychologie- ist fast ein Mathematikstudium. Verhaltensbiologen haben festgestellt, dass dieselben »Big Five«, die Psychologen bei der Beschreibung der menschlichen Persönlichkeit benutzen, auch zur Beschreibung des Charakters von Tieren geeignet sind. Deswegen arbeiten manche Forscher jetzt auch bei Tieren mit diesen Eckpfeilern der Persönlichkeitspsychologie. Tiere können, genauso wie wir, emotional eher stabil oder eher instabil sein, sie können extravertiert oder introvertiert, sozial verträglich oder weniger sozial verträglich sein. Manche von ihnen sind offen für neue Erfahrungen, andere lassen lieber immer alles, wie es ist. Tiere können im sozialen Miteinander verlässlich oder weniger verlässlich sein. All diese Möglichkeiten, aus denen sich Persönlichkeit ergibt, sind nicht nur dem *Homo sapiens* zuzuschreiben.

Die Grenze zwischen Mensch und Tier ist keine biologische Grenze, sondern wurde von uns künstlich gezogen. In der Natur ist diese Abgrenzung nicht auffindbar. Ich spreche weiterhin dennoch von »Mensch« und »Tier«, weil sich dies in unserem Sprachgebrauch so etabliert hat und daher auch nicht falsch ist.

Die Freundschaft mit Tieren

Der bereits erwähnte Evolutionsbiologe Edward Wilson von der Harvard-Universität erkennt in uns Menschen eine biologisch angelegte Tendenz, sich den lebenden Tieren zuzuwenden. Genauso wie Pflanzen drücken auch Tiere die Lebens- und Wachstumsprozesse aus, deren Nähe unsere Biophilia sucht. An der Kommunikation der Bäume können wir nur passiv teilnehmen, indem wir ihre chemischen Kommunikationsmoleküle, die Terpene, über die Lunge, die Schleimhäute und die Haut aufnehmen. Mit vielen Tieren können wir hingegen in einen aktiven Kommunikationsprozess treten, der sogar erwidert wird. Wer schon einmal mit einem Hund oder einer Katze zusammengelebt hat, wird bestätigen, dass eine bewusste Verständigung mit Tieren möglich ist.

Hier kommt eine weitere biologische Gemeinsamkeit zwischen uns Menschen und den Tieren: Alle Wirbeltiere weisen in ihren Gehirnen ähnliche funktionelle Bereiche auf, die Verhaltensbiologen als »soziales Verhaltensnetzwerk« bezeichnen. Dieses Netzwerk stellt eine wichtige biologische Grundlage für Sozialverhalten dar. Anatomisch besteht das soziale Verhaltensnetzwerk bei den Wirbeltieren aus sechs organischen Bauteilen, die bei allen Arten die gleichen sind. Wenn ich »Wirbeltiere« schreibe, dann meine ich dabei nicht nur uns und die übrigen Säuger, sondern auch die Vögel und Fische sowie die Amphibien und Reptilien, die stammesgeschichtlich weit von uns entfernt sind. Bei all diesen Wirbeltieren inklusive des *Homo sapiens* werden im sozialen Verhaltensnetzwerk dieselben Hormone gebildet und dieselben Mechanismen aufrechterhalten. Manche Biologen sprechen von der »evolutionären Werkzeugkiste« des sozialen Verhaltens.

Damit möchte ich nicht behaupten, dass unser soziales Miteinander von chemischen Prozessen im Gehirn gesteuert würde und wir so etwas wie »soziale Automaten« wären. Unser Gehirn bietet aber die biologische Grundlage, auf der wir unsere Persönlichkeit und unser Verhalten aufbauen können. Persönlichkeitsentwicklung ist demnach ein aktiver Lern- und Gestaltungsprozess, in dem wir die evolutionären Werkzeuge einsetzen, die uns mitgegeben wurden. Was in einer Werkzeugkiste drinnen ist und welche Werkzeuge einem Handwerker zur Verfügung stehen, ist eine Vorgabe. Wie dieser Handwerker die Werkzeuge einsetzt und was er damit macht, liegt aber in seiner Hand.

Wissenschaftler haben die Hypothese vom »sozialen Gehirn« aufgestellt. Das Gehirn von Mensch und Tier ist ein Organ, mit dessen Hilfe wir aktiv auf Umweltbedingungen reagieren können. Andererseits ist es auch ein Sozialorgan. So wie die Leber das Organ der Entgiftung ist und der Darm eins der Verdauung, so ist das Gehirn das Organ der Beziehung zur Umwelt und zu anderen Lebewesen. Das Gehirn ist ein wichtiges Biophilia-Organ.

In einem Lehrbuch der Verhaltensbiologie, in dem es um die Verbindung zwischen Mensch und Tier geht, stieß ich auf folgende Aussage: »Menschen und Schimpansen trennten sich vor etwa vier bis sechs Millionen Jahren. Daher ist es nicht verwunderlich, dass wir viel an sozialer Orientierung und vor allem geistigen Fähigkeiten miteinander teilen. Die Vögel und die Säugetiere trennten sich aber bereits vor 230 Millionen Jahren voneinander. Daher ist es überraschend, dass es kaum ein soziales Phänomen oder eine geistige Leistung bei Säugetieren gibt, die nicht auch an Vögeln nachgewiesen wurde.«[75]

Auf der Wildvogelstation, zu der ich den schwer verletzten Waldkauz brachte, beobachtete ich, wie vertraut die Vögel mit ihren Pflegern umgingen. Sie erkannten ihre Bezugspersonen, wenn sie sich den Gehegen näherten, und konnten sie voneinander unterscheiden. Die Vögel unterhielten unterschiedlich enge Beziehungen zu unterschiedlichen Mitarbeitern. Der leitende Tierarzt erzählte mir, dass er bereits in Lebensgemeinschaften mit verschiedenen Vögeln gelebt habe, darunter Raben, Krähen, Dohlen und Amseln. Diese Tiere lebten eine Art »Familienleben« mit ihm, und er nahm sie sogar mit in seine Wohnung. Sie flogen vollkommen frei, entfernten sich aber nicht von ihm. Er erzählte mir von einer Krähe, die bei ihm gelebt habe. Die Krähe begleitete den Tierarzt gemeinsam mit dessen Hund sogar auf Radtouren und flog immer neben ihm her. Hielt er an, setzte auch sie sich auf seine Schulter oder auf einen Ast und wartete. Die Krähe war eifersüchtig auf den Hund, wenn dieser von seinem Begleiter gestreichelt wurde. Sie versuchte ihn dann zu verdrängen und setzte sich auf die Schulter oder den Kopf ihres menschlichen Freundes. Dass Vögel und andere Tiere zum Zusammenleben mit dem Menschen sozialisiert werden können, nannte der Verhaltensforscher Konrad Lorenz *Prägung*. Seine Einsichten gewann Lorenz aus dem engen und vertrauten Gemeinschaftsleben mit Wildtieren.

Eine Weile lebte einmal eine Amsel bei mir, die zeitweise frei im Haus umherflog. Sie war als Jungvogel aus dem Nest gefallen, und ich zog sie zu Hause groß. Wenn ich vor dem Computer saß und arbeitete, setzte sie sich auf meine Schulter und schaute auf den Bildschirm. Es existiert ein Foto von uns beiden, das beweist, wie der soziale Vogel auf meiner Schulter mit mir gemeinsam YouTube-Videos anschaute.

Eine solche Freundschaft mit einem Vogel ist nicht bloß Spielerei, sondern es handelt sich um eine ernst zu nehmende soziale Verbindung. Ich bin mir nach dieser Erfahrung sicher, dass solche engen Freundschaften mit einem Vogel in Krisensituationen eine Stütze sein können. Katzen- und Hundeliebhaber berichten häufig, dass ihre Tiere ihnen in Phasen der Traurigkeit oder sogar der Depression zur Seite stehen und die soziale Interaktion mit ihnen eine große Bereicherung in schwierigen Zeiten bedeutet. Dasselbe könnten auch Vogelfreunde bewirken. Die Amsel war ernsthaft interessiert an mir, und es ging ihr offenkundig nicht nur darum, gefüttert zu werden. Als ich sie freiließ, kam sie lange Zeit jeden Tag in meinen Garten vor die Haustür und schlief an einem sicheren Platz im Gartenhaus. Später lernte sie ein Amselmännchen kennen, und ihre Besuche wurden seltener. Die beiden ließen sich zunächst auf einem benachbarten Baum nieder, zogen aber später davon.

Außerdem wohnt jetzt eine Gruppe von Spitzschwanz-Bronzemännchen bei mir in einer Voliere, die ich naturnah gestaltet habe. Das sind Vögel, die ursprünglich in China heimisch waren. Zoologen nennen sie *Lonchura striata*. Diese Vögel von der Größe eines Feldsperlings tragen ein wunderschönes braun-graues Federkleid, das einen Schimmer von Bronze aufweist. »Meine« Spitzschwanz-Bronzemännchen stammen aus einem Tierheim. Die freundlichen Vögel sind sehr soziale Tiere. Nachts schlafen sie immer aneinandergekuschelt in einem Nest, das sie sich selbst gebaut haben. Sie warten das Nest sogar regelmäßig in gemeinschaftlicher Arbeit. Sobald irgendwo ein Loch sichtbar wird, stopfen sie dieses sofort mit Grashalmen. Da das Nest ein Dach hat, muss die gesamte Konstruktion immer wieder befestigt werden. Dann findet echte Teamarbeit statt.

Die Spitzschwanz-Bronzemännchen streiten so gut wie nie miteinander, und ich habe noch nie einen Revierkampf oder Gefechte zwischen den Männchen um die Weibchen beobachtet. Einmal musste ich einen der beiden Hähne – so nennt man die männlichen Vögel nicht nur bei den Hühnern – aus der Voliere nehmen und unter Quarantäne stellen, weil er erkrankt war. Ich quartierte ihn vorübergehend in einen Käfig in meinem Musikzimmer ein. Anders als befürchtet, vereinsamte er dort nicht, sondern begann größtes Interesse an der Interaktion mit mir zu zeigen. In dieser Zeit wurde er handzahm, was für kleine Singvögel sehr ungewöhnlich ist. Ich stellte fest, dass der Vogel Musik liebt. Immer wenn ich in dem Zimmer musizierte, reckte er seinen Kopf in meine Richtung und beobachtete alles ganz genau. Er fing meistens an mitzusingen. Spitzschwanz-Bronzemännchen sind zu einem einzigartigen Gesang fähig, der sehr komplex ist und weit über das Trällern der Kanarienvögel hinausgeht. Der musikalische Hahn mochte alle meine Instrumente: die Ukulele und das Piano. Doch am allermeisten mochte er meine Marimba. Das ist ein afrikanisches Xylophon mit Rosenholzstäben und einem enorm warmen, vollen Klang. Marimbas werden auch in großen Orchestern eingesetzt. Meine einfache Marimba ist ein ursprüngliches Instrument, das ausschließlich aus Holz gebaut wurde und auf dem die Töne auf ganz natürliche Weise entstehen. Für mich ist sie ein echtes »Biophilia-Instrument«, eben weil sie mit so einfachen Mitteln schöne Musik aus sich hervorbringen lässt. Ich glaube, dass der kleine Vogel das Instrument wegen der ursprünglichen Klänge so sehr mochte. Jedenfalls entstand zwischen mir und ihm eine echte Verbindung, und er fing sogar an, aktiv nach mir zu rufen.

Freundschaften zwischen Menschen und Vögeln sind keine Seltenheit. »Wir beobachten hier an der Wildvogelstation, dass die Vögel außerdem untereinander enge Freundschaften schließen«, erzählte mir der Tierarzt. »Diese Freundschaften entwickeln sich auch zwischen verschiedenen Vogelarten.« Vögel sind also sehr soziale Tiere und in der Lage, Beziehungen zu anderen Vogelarten und zu uns Menschen einzugehen.

Auch zu anderen Tierarten unterhält der Mensch seit langer Zeit enge Beziehungen, die aber nicht immer nur freundschaftlich waren. Unsere heutigen Haustiere und die Bauernhoftiere blicken sogar auf eine 10000 Jahre lange Koevolution mit uns zurück. Unsere Vorfahren beeinflussten ihre Entwicklung und gestalteten somit die Veränderungen in ihrem Erbmaterial und dadurch in ihrem Körperbau und Verhalten mit. Umgekehrt haben die Haustiere unsere menschliche Stammesentwicklung beeinflusst. Dass beispielsweise Hund und Mensch so gut zusammenpassen, ist ein Resultat dieser Koevolution.

Während meiner Studienzeit hatte ich einen Zoologieprofessor, der mit uns zahlreiche Exkursionen ins Gebirge unternahm. Dort beobachteten wir Wildtiere und suchten nach ihren Spuren in der Landschaft. Der Professor hatte immer einen silbergrauen Husky mit dabei. Außer während der Vorlesungen sah ich ihn nie ohne seinen Begleiter, und manchmal war der Husky sogar während des Vortrags dabei. Bei den Exkursionen fehlte er jedenfalls kein einziges Mal.

Die Gefährten zogen sich immer wieder zu zweit zurück, zum Beispiel wenn wir im Wald Pause machten oder während wir in Feld und Flur zoologische Experimente durchführen mussten, die uns der Professor aufgetragen hatte. Ich erinnere mich daran, wie ich die beiden einmal an einem Abgrund hoch im Gebirge sitzen sah. Sie hatten auf einem Felsen Platz genommen und blickten in die weite Landschaft hinaus über die Gipfel anderer Berge hinweg. Professor und Husky waren mit dem Rücken zu mir gedreht. Der Wind blies dem einen durchs grau gelockte Haar und dem anderen durchs silbergraue Fell, das biologisch gesehen ebenfalls Haar ist. Die tiefe Verbindung zwischen einem Menschen und einem Husky wurde in diesem Augenblick für mich deutlich spürbar. Sie waren echte Freunde, Vertraute.

Hunde sind die ältesten Kumpantiere des Menschen. »Die Mensch-Hund-Beziehung entstand aus einer neolithischen Assoziation zwischen zwei Arten mit ähnlicher sozialer Orientierung und mit großen Gehirnen.«[76] Das schrieb Kurt Kotrschal, Professor für Verhaltensbiologie der Universität Wien, gemeinsam mit seinen Kollegen in dem bereits zitierten wissenschaftlichen Fachbuch mit dem Titel *Bindung zu Tieren*. Diese beiden Arten mit ähnlicher sozialer Orientierung und großen Gehirnen, die einander im Neolithikum fanden, also in der Jungsteinzeit, sind der *Homo sapiens* und der *Canis lupus*. Das ist die zoologische Bezeichnung für den Wolf. Frühere Zoologen vermuteten, dass Hunde durch die Kreuzung von Kojoten und Goldschakalen mit Wölfen entstanden seien, die unsere Vorfahren im Laufe der Jahrtausende vorgenommen haben sollen.

Dank moderner genetischer Untersuchungen können wir mittlerweile aber davon ausgehen, dass Hunde ausschließlich von Wölfen abstammen. Wölfe sind auch die einzigen Wildtiere, mit denen Hunde noch heute freiwillig Gemeinschaften bilden. Die Wölfe nehmen sie in ihr Rudel auf und pflanzen sich sogar mit ihnen fort. In Regionen, wo die Populationen der wilden Wölfe aufgrund von menschlichen Einflüssen oder wegen exzessiver Jagd stark dezimiert sind, gehen Wölfe sogar Partnerschaften mit Haushunden ein.

Die »Hundwerdung der Wölfe« begann vor etwa 30 000 bis 40 000 Jahren, also lange bevor die Menschen sesshaft wurden. Somit ist der Hund unser mit Abstand ältestes Kumpantier. Die Mensch-Hund-Beziehung nahm in mehreren Regionen der Erde unabhängig voneinander und zu unterschiedlichen Zeitpunkten ihre Anfänge. Menschen der Jungsteinzeit begannen zunächst damit, wildlebende Wölfe einzufangen und bei sich zu halten. Manche Evolutionsbiologen gehen davon aus, dass sich die Wölfe auch von sich aus in der Nähe der Menschen aufgehalten haben, um dort Essbares zu finden, und dass einige von ihnen dadurch ihre Furcht vor Menschen verloren.

Wölfe, die sich später unter der Obhut von Menschengemeinschaften befanden, waren von ihren wilden Artgenossen genetisch isoliert. Wie wir dank der modernen Epigenetik wissen, können Lebewesen ihre Erfahrungen an ihre Nachkommen relativ rasch biologisch weitergeben. Zahm gewordene »Hauswölfe« vererbten auf diese Weise die Erfahrung des Lebens mit Menschen. Die veränderten Umweltbedingungen der Wölfe schlugen sich in ihren Genen nieder, da allen Organismen die Tendenz innewohnt, sich an ihre Umwelt anzupassen. Aus Wölfen wurden allmählich Hunde. Deswegen können wir getrost von der »Hundwerdung« sprechen.

Durch gezielte Selektion und später durch Züchtung beeinflussten die Menschen die weitere genetische Entwicklung der Hunde. Sie ließen vor allem jene Individuen sich fortpflanzen, die gut zu ihnen passten. Diese Hunde förderten sie. Unsere Vorfahren selektierten also innerhalb der Hunde zwischen solchen, die sie vermehrten, und anderen, die sie nicht vermehrten. Das ist im Grunde ein kulturell geprägter, vom Menschen beeinflusster Evolutionsprozess: Nicht mehr die Natur allein gab die Selektionskriterien vor. Hunde und alle anderen Haustiere sind daher ein *biokulturelles Menschheitserbe*. Sie sind an der Schnittstelle zwischen Natur- und Kulturgeschichte entstanden.

Natürlich waren Hunde über lange Zeit der Menschheitsgeschichte hinweg nicht nur Kumpane des Menschen, sondern wurden als Hirtenhunde, Jagdhunde sowie als Leibwächter eingesetzt. Schädelfunde belegen, dass vor 5000 bis 6000 Jahren im alten Orient bereits Jagdhunde lebten, die wie Doggen und Windhunde aussahen.[77] Die alten Römer verfügten über eine Vielfalt von Jagdhundtypen, die bei unterschiedlichen Jagdformen eingesetzt wurden. Sie spannten Zughunde vor ihre Wagen, ähnlich wie sie es mit Pferden taten. Haus, Hof und Vieh ließen die

Römer ebenfalls von Hunden bewachen. Heute gibt es mehr als 120 Hunderassen. Nach Tausenden von Jahren gemeinsamer Entwicklung sind *Homo sapiens* und *Canis lupus familiaris* zu idealen Kumpanen geworden. Wie es die zoologische Bezeichnung erkennen lässt, sind die Hunde »Familienmitglieder« der Menschen.

Felis catus, ein weiteres Kumpantier unserer Spezies, wurde ein etwas eigenwilligeres Wesen als der Hund. Die Hauskatze stammt von der Wildkatze *Felis sylvestris* ab, die ursprünglich in ganz Europa, Afrika, Zentral- und Westasien sowie in Indien heimisch war. Katzen verfügen wie die Hunde über ein ausgeprägtes soziales Gespür, und viele von ihnen sind sogar dazu fähig, die Gefühlslage ihrer Beziehungsmenschen zu erkennen und auf soziale Weise darauf zu reagieren. Die Unterscheidung zwischen dem »Instinktwesen Tier« und dem »Sozialwesen Mensch« ist in der Verhaltensbiologie längst Vergangenheit. Über Katzen und andere Tiere hält sich unter Laien aber dennoch der alte Irrglaube, einfühlsames Verhalten bei Tieren ließe sich stets über einen Beobachtungsfehler der Menschen erklären. Tiere seien daher nur scheinbar einfühlsam.

Angenommen, die Bezugsperson einer Katze ist deprimiert oder sitzt weinend auf dem Sofa. Die Katze kommt und beginnt, sich hingebungsvoll an die Beine ihres Menschen in Not zu schmiegen oder ihn mit ihren Samtpfoten zu »streicheln«. Dabei könne es sich nicht um Bekundung von Empathie handeln, weil Tiere, so sagen die Skeptiker, nicht in der Lage seien zu wissen, was in einem anderen Lebewesen vorgehe. Bei dem Verhalten der Katzen könne es sich also nur um ein Zeichen der Verunsicherung handeln oder um eine Art »Programm«, das ablaufe, um die Bezugsperson zur Fütterung zu bewegen, wenn diese sich in einem passiven Zustand befinde und wenn daher zu befürchten stehe, dass die Futtergabe entfalle. Solche Interpretationen habe ich schon etliche Male gehört und gelesen. Aus der modernen verhaltensbiologischen Forschung wissen wir aber, dass soziale Leistungen wie zum Beispiel die Übernahme der Perspektive eines anderen im Laufe der Evolution auch bei vielen Tieren entstanden sind. Über das Befinden der anderen Bescheid zu wissen ist eine überlebenswichtige Fähigkeit aller sozial lebenden Tiere. Sowohl bei uns Menschen als auch bei vielen Tierarten sind soziale Fertigkeiten aus dieser Notwendigkeit entstanden und haben zur Ausbildung entsprechender Gehirnstrukturen geführt.

Mitbeteiligt an der angeborenen Empathiefähigkeit sind die inzwischen berühmt gewordenen Spiegelneuronen. Wir wissen zum Beispiel, dass Menschen, bei denen eine Störung dieser Form der Nervenzellen vorliegt, eine verminderte oder gar keine Fähigkeit haben, sich in andere hineinzuversetzen, was aber nicht bedeutet, dass Empathie von diesen Menschen nicht auch erlernt werden könnte.

Wer davon ausgeht, dass Einfühlungsvermögen immer mit Eigennutz verbunden sei, weil es sich um eine evolutionäre Anpassung zum Überleben in sozialen Strukturen handelt, und wer daher meint, dass Tiere nicht wirklich empathisch handeln, wenn sie sich ihren Liebsten mitfühlend zuwenden, sondern eigentlich aus eigennützigen Motiven, findet in der Evolutionsbiologie durchaus Argumente für diese Position. Aber er muss dann konsequenterweise auch dieselbe Schlussfolgerung bei den Sozialleistungen des Menschen ziehen. Auch bei uns ist es nicht von der Hand zu weisen, dass einfühlendes, soziales Verhalten in vielen Fällen als eigener Vorteil interpretiert werden kann und unter denselben evolutionären Selektionsbedingungen entstanden ist wie bei Tieren. Entschließt man sich also dazu, diese Brille aufzusetzen, muss man bei Mensch und Tier die gleichen Maßstäbe anlegen. Mitfühlendes Verhalten ist dann weder bei uns noch bei Katzen oder

Hunden »echtes« Mitgefühl. Tatsächlich wird diese Diskussion durch Neurowissenschaftler und Biophilosophen seit vielen Jahren hitzig geführt. Es ist ein Streit darüber ausgebrochen, ob es – auch bei uns Menschen – echtes Mitgefühl überhaupt gibt.

Unabhängig davon, wie man sich bei dieser Frage positioniert, gilt auf jeden Fall, dass eine Unterscheidung zwischen dem »echt sozialen« Menschen und dem »falsch sozialen« Tier nicht begründbar ist. Hinzu kommt, dass Katzen, Hunde und viele andere Säugetiere so wie wir Menschen in der Lage sind, neue soziale Verhaltensweisen zu erlernen. Raben, Krähen und etwa 120 weitere Arten aus der Familie der Rabenvögel sind zu Intelligenz- und Sozialleistungen fähig, wie wir sie sonst nur von Primaten kennen. Dasselbe gilt übrigens auch für einige Arten von Papageien.[78] Das alles wurde mehrfach in Verhaltensstudien bewiesen.

Empathie und sogar Bindung ist nicht nur von Mensch zu Mensch, von Katze zu Katze oder von Rabe zu Rabe möglich, sondern überschreitet die Artgrenzen. Auch das wurde vor einigen Jahren noch vielfach angezweifelt. Die Öko-Psychosomatik belegt nun das heilende Potenzial, das die Verbindung zwischen Menschen und Tieren mit sich bringt.

Heilsame Begegnungen

Im ersten Kapitel haben wir die Erkundungen des Heilungscodes der Natur bei den Bäumen begonnen. Ausgangspunkt waren wissenschaftliche Ergebnisse, die einen eindeutigen Zusammenhang zwischen der Anwesenheit von Bäumen und einem verbesserten Gesundheitszustand beim Menschen nachgewiesen hatten. Die Wissenschaftler standen zunächst vor der Frage, wie es zu den immens positiven Wirkungen der Bäume auf unseren Organismus kommt, und fanden in der Biologie des Menschen und der Pflanzen logische und nachvollziehbare Antworten. Auf ähnliche Weise begann auch die Erforschung des heilenden Bands zwischen Menschen und Tieren. Am Anfang standen verblüffende Erkenntnisse. Die Anwesenheit eines Tiers wirkt sich, genauso wie die Anwesenheit eines Baums, positiv auf unser Immunsystem und unsere Selbstheilungskräfte aus. Und das lässt sich wissenschaftlich messen.

Im Jahr 2004 erschienen im internationalen Fachjournal *Psychological Reports* die Ergebnisse einer Forschungsstudie, die Gesundheitswissenschaftler an Studenten durchgeführt hatten. Die Versuchspersonen wurden in drei Gruppen eingeteilt. In der ersten Gruppe streichelten sie einen lebenden Hund, während die Teilnehmer der zweiten Gruppe nur einen Stoffhund streichelten. Die Studenten aus der dritten Gruppe wurden aufgefordert, es sich auf einem Sofa gemütlich zu machen und sich einfach nur zu entspannen. Und siehe da: Bei der »Sofagruppe« und bei der »Stoffhundgruppe« veränderten sich die gemessenen Immunparameter nicht. Bei der Gruppe hingegen, deren Teilnehmer einen lebendigen Hund streichelten, stellten die Forscher einen signifikanten Anstieg von Immunglobulin A im Speichel fest. Das ist eine Form von Antikörpern, die vor allem in Körperflüssigkeiten wie Speichel, Muttermilch sowie in den Flüssigkeiten der inneren Organe vorkommt. Dort gehören sie zu den wichtigsten Abwehrstoffen. Sie bilden einen Schutz gegen Krankheitserreger und hindern diese daran, über Haut und Schleimhäute in den Körper und in unsere Zellen einzudringen. Sie bilden auch im Darm eine Barriere gegen Eindringlinge.[79] Bei der Wundheilung an Schleimhäuten spielen die Immunglobuline eine wichtige, die Abheilung fördernde Rolle.

In zahlreichen statistischen Untersuchungen, die Wissenschaftler zwischen 1980 und heute durchführten, stellte sich heraus, dass

Menschen, die mit einem Haustier zusammenleben, im Durchschnitt gesünder sind als andere Personen im selben Alter mit einem ähnlichen Lebensstil. Die Menschen mit Tieren hatten bessere Blutwerte und gingen weniger oft zum Arzt als Menschen ohne Kumpantier.[80] Solche Studien wurden wiederholt an großen Bevölkerungsgruppen auf dem ganzen Erdball durchgeführt. Eine australische Studie kam zu dem Ergebnis, dass Personen mit Hunden und Katzen weniger Medikamente gegen Schlafstörungen und weniger Schmerzmittel verschrieben bekommen als Menschen ohne Tiere. Die Sozialwissenschaftler Janelle Nimer und Brad Lundahl an der Universität von Utah in Salt Lake City erbrachten in ihren Therapiestudien den Nachweis, dass medizinische und psychotherapeutische Heilbehandlungen im Schnitt effektiver wirken, wenn Tiere involviert sind.[81] Die tiergestützten Therapieformen haben sich in vielen Gesundheitsbereichen bereits erfolgreich durchgesetzt.

Der Soziologieprofessor und Gesundheitswissenschaftler Bruce Headey an der Universität von Melbourne in Australien wies schon 1999 nach, dass Menschen, die mit Hunden oder Katzen zusammenleben, statistisch betrachtet ein geringeres Risiko tragen, an Herz-Kreislauf-Erkrankungen zu leiden.[82] Professor Headeys Ergebnisse wurden von anderen Wissenschaftlern bestätigt. An der Universität von Maryland in Baltimore lehrt und forscht die Biologin und Medizinwissenschaftlerin Professor Erika Friedmann. Sie ist Dekanin an der School of Nursing, also an der Fakultät für Pflegewissenschaften, ihrer Universität. Gemeinsam mit ihren Kollegen bewies sie in mehreren wissenschaftlichen Untersuchungen eindeutig, dass es einen statistischen Zusammenhang zwischen Hunden und Herzinfarkt bei Menschen gibt. Wenn Patienten nach einem Herzinfarkt mit einem Hund zusammenleben, erhöhen sich ihre Chancen, wieder gesund zu werden. Die langfristigen Überlebensraten sind mit einem Hund höher. Herzkranke Patienten überleben sogar nach der Trennung von Herz-Lungen-Maschinen mit größerer Wahrscheinlichkeit, und sie leben danach länger, wenn sie zu Hause einen Hund bei sich haben. Einige der brisanten Studienergebnisse von Erika Friedmann wurden durch die weltweit renommierte Universität von Cambridge veröffentlicht.[83] Ihre Untersuchungen zeigten auch, dass die soziale Interaktion mit Hunden vor allem bei älteren Hypertoniepatienten den Blutdruck senkt.

Der Neuromediziner Andreas Zieger an der Universität von Oldenburg wies in seinen klinischen Studien nach, dass der soziale Kontakt mit Kaninchen, Meerschweinchen und Hunden zu signifikant besseren Therapieergebnissen bei schwer hirngeschädigten Patienten führt, und dass sogar die Angehörigen, wenn sie in die Therapiesitzungen mit den Tieren einbezogen werden, weniger Stress aufweisen als bei herkömmlicher Behandlung.[84] Zieger setzt die Tiere auch in der Behandlung von Wachkomapatienten mit Erfolg ein. Seine Studienergebnisse zeigen, dass die Herzschwäche der Patienten durch tiergestützte Therapie signifikant zurückgeht. Eine besonders deutliche Abnahme verzeichnete der Mediziner bei Angstsymptomen. Der Gehalt des Stresshormons Adrenalin lässt sich durch Tierkontakte bei Wachkomapatienten ebenfalls leicht senken. Die gesundheitsfördernde Wirkung der Kaninchen, Meerschweinchen und Hunde ist am stärksten, wenn sie ins Bett dürfen, um Körperkontakt mit den schwerkranken Patienten aufzunehmen. Dabei werden selbstverständlich höchste Hygienestandards eingehalten. Bereits ein täglicher Tierkontakt von zwölf Minuten erwies sich in Ziegers Studien als therapeutisch wirksam.[85]

Ähnliche Ergebnisse erzielte die Neuropsychologin Stefanie Böttger am Städtischen Klinikum München. Sie führte Studien mit Neglect-Patienten durch, die eine Körperhälfte nicht mehr wahrnehmen und auch nur sehr geringe Kontrolle darüber haben. Manche Neglect-Patienten erleben die betroffene Seite sogar als nicht zu ihrem Körper gehörend und als Teil eines Fremden. Bei schweren Formen fehlt den Patienten jegliche Krankheitseinsicht, sodass sie sich nicht davon überzeugen lassen, die jeweiligen Körperteile gehörten zu ihnen. Auch die räumliche Wahrnehmung ist eingeschränkt. Die Betroffenen nehmen die linke oder die rechte Seite ihres Gesichtsfeldes oft nicht wahr. Es ist so, als wäre ein Teil von ihnen »verschwunden«. In der herkömmlichen Therapie dieser neurologischen Erkrankung werden den Patienten am Computer Zahlen, Symbole, Buchstaben und Bilder dargeboten. Sie werden dazu animiert, Reize aus der vernachlässigten Seite zu suchen und zu erkennen. Dabei unterstützt sie das Computerprogramm zum Beispiel durch ein Raster im Hintergrund und durch fließende Punkte, die sich in die Richtung der »verschwundenen« Seite bewegen, um die Aufmerksamkeit dorthin zu lenken. Die Methode ist anerkannt und eine Standardtherapie bei Neglect.

Stefanie Böttger konnte nun den Beweis erbringen, dass tiergestützte Therapie besser geeignet ist, um diese Störung zu behandeln. In ihren Studien positionierte sie Kaninchen und andere Kleintiere auf der Neglect-Seite der Patienten, um dort das Spüren, Sehen und die Bewegung zu stimulieren. Die Ergebnisse verglich sie nach drei Wochen mit der konventionellen computergestützten Therapie. Beide Methoden erwiesen sich als wirksam, wobei die Patienten an der tiergestützten Therapie aktiver teilnahmen, da Tiere ein lebendiges Gegenüber sind und für Überraschungseffekte sorgen. Am Computer wirkten die Patienten hingegen wegen der monotonen Art der Reizdarbietung antriebslos. Sie selbst gaben nach Befragung an, dass sie die tiergestützte Therapie als wirksamer und weit weniger anstrengend als die Computersimulation erlebt hatten, und begründeten dies mit der Lebendigkeit der Tiere.[86]

All diese Zusammenhänge zwischen dem Kontakt zu Tieren und *körperlicher* Gesundheit sind ein weiterer Beleg dafür, dass in uns Menschen die Kräfte der Biophilia am Werk sind, die als Hinwendung zu anderen Lebensformen zu spüren ist, und dass das Ausleben der Biophilia auf allen Ebenen zu messbaren Effekten auf unsere Gesundheit führt. Tiere spielen eine wichtige Rolle in der Öko-Psychosomatik.

Die Wirkungen der Mensch-Tier-Begegnung auf die *psychische* Gesundheit sind wissenschaftlich ebenso gut dokumentiert wie die körperlichen Wirkungen. Tiergestützte Intervention wird unter anderem an psychiatrischen Krankenhäusern angewendet. In einer klinischen Studie behandelten Mediziner einen Teil ihrer an Schizophrenie erkrankten Patienten ein Jahr lang unter Einbeziehung von Tieren. Die tiergestützte Psychotherapie fand an vier Stunden pro Woche statt. Eine Vergleichsgruppe bekam genauso viel Therapie, aber ohne Tierkontakt. Tests ergaben, dass die Patienten aus der »Tiergruppe« nach Ablauf eines Jahres ein höheres sogenanntes »adaptives Funktionsniveau« erreicht hatten als die Patienten, die rein konventionell behandelt wurden. Damit meinen Psychiater die Fähigkeit eines Menschen, eigenverantwortlich für sich selbst zu sorgen und mit anderen sozial zu interagieren. Diese Fähigkeiten können bei Schizophrenie stark eingeschränkt sein und erschweren das Leben der Betroffenen beträchtlich. Tiergestützte Therapien helfen bei dieser psychischen Erkrankung laut den Studienergebnissen besser als herkömmliche Therapien ohne Tiere.[87] In einer weiteren Untersuchung verwendeten die Forscher Indikatoren wie die Häufigkeit des Lächelns und der sozialen Kontaktaufnahme zu anderen Menschen sowie sichtbare Zeichen von Freude. Sie führten bei ihren Schizophreniepatienten

Buch darüber. Auch dabei zeigte sich, wie die Hinzuziehung von Tieren in der Therapie die Wirkung hatte, dass diese Patienten häufiger lächelten und Kontakt mit anderen aufnahmen sowie öfter und intensiver Freude äußerten als die Patienten aus den herkömmlichen Therapiegruppen ohne Tiere.[88]

Der Kontakt zu Tieren, die wir von Bauernhöfen kennen, löst ebenfalls deutlich messbare psychotherapeutische Wirkungen bei verschiedenen psychischen Erkrankungen aus.[89] Ziegen, Schafe, Pferde, Rinder, Schweine und so weiter – sie alle sind soziale Tiere mit ausgeprägten Persönlichkeiten und zur therapeutischen Interaktion mit Menschen geeignet. Wenn Patienten in psychischen Notlagen regelmäßig mit Bauernhoftieren interagieren und diese pflegen können, verbessert sich ihr Gesundheitszustand rascher, als wenn ihnen diese Möglichkeit nicht gegeben wird. Die depressive Symptomatik geht zurück, soziale Hemmungen werden abgebaut, und es entstehen neue Bewältigungsstrategien für Probleme.

Tierkontakt unterstützt sogar die Therapie bei Angst- und Panikstörungen.[90] Dass sich die sogenannte »Selbstwirksamkeit« verbessert, ist lange bekannt. Das ist der Glaube daran, aus eigener Kraft etwas bewegen und Ziele erreichen zu können. Die klinischen Studien, in denen der psychotherapeutische Nutzen der Bauernhoftiere untersucht wurde, zeigen, dass die Regelmäßigkeit des Tierkontakts ausschlaggebend für den Erfolg der Intervention ist. Langfristige und wiederholte soziale Situationen mit Tieren führen auch zu langfristig anhaltenden Verbesserungen der psychischen Gesundheit.

Es ist lediglich die Macht der Gewohnheit, dass diese Tiere in unserer Gesellschaft überwiegend als »Nutztiere« betrachtet werden, die dem Zweck dienen, Fleisch und andere Produkte aus ihnen herzustellen. Die Leistungen von Bauernhoftieren für die Gesundheit von Menschen in psychischer Not sollten eigentlich unseren Blick auf diese Kumpanen verändern. Die biologische und soziale Nähe des *Homo sapiens* zu anderen Arten sollte nicht Kopfschütteln auslösen, sondern bietet einen überzeugenden Anlass, unseren Umgang mit anderen Arten zu überdenken. Die intensive Haltung von »Vieh« in »Tierfabriken« nimmt ihren unseligen Lauf, während die sozialen Fähigkeiten von solchen Tieren dabei helfen könnten, Menschen zu heilen und gesünder zu machen.

Tiergestützte Medizin und Therapie findet in nahezu allen Bereichen des Gesundheitswesens Anwendung. Selbstverständlich lässt sich das heilsame Band zwischen Mensch und Tier in allen Altersgruppen therapeutisch nutzen. Es liegen zahlreiche Studienergebnisse vor, die belegen, wie Tiere bei der Behandlung von Kindern mit Störungen aus dem Autismusspektrum helfen.[91] Und statt ADHS-Patienten mit Ritalin zu behandeln, gehen einige Ärzte und Psychotherapeuten bereits erfolgreich den Weg der tiergestützten Therapie.[92] Mediziner haben bewiesen, dass messbare körperliche Anzeichen von Stress bei Kindern während einer Behandlung beim Zahnarzt deutlich reduziert werden, wenn ein Hund sie begleitet.[93] In manchen Seniorenheimen leben bereits Therapiehunde, die gemeinsam mit den Mitarbeitern regelmäßig zu Besuch an die Betten pflegebedürftiger Bewohner kommen. Diese Therapieform erfreut sich zunehmender Beliebtheit, und es liegen zahlreiche Nachweise vor, dass die Tiere auf die Gesundheit und psychische Verfassung der Senioren eine messbare positive Wirkung haben.

Im *Journal of Gerontology*, einem Fachjournal für die Erforschung der Altersmedizin, wurde ein unumstößlicher Beweis dafür veröffentlicht, dass es wirklich die Tiere sind, die therapeutisch wirken. Skeptiker behaupteten nämlich, dass in Wirklichkeit nicht der Kontakt zum Tier heilsam sei, sondern der Kontakt zu den

Personen, die es begleiten, oder zu den anderen Patienten, wenn sich alle gemeinsam mit dem Tier beschäftigen. Forscher konnten zeigen, dass dies nicht stimmt. Die Wirkung des Kontakts mit Tieren tritt auch dann ein, wenn die Patienten mit ihnen allein sind. In Gruppensituationen ist der therapeutische Effekt sogar etwas schwächer als in Einzelsituationen. Ich stieß darüber hinaus auf eine Studie, die belegt, dass betagte und hochbetagte Menschen, wenn sie einen Singvogel zur Pflege oder ein Aquarium mit Fischen bei sich haben, weniger depressiv sind und weniger Symptome der Demenz aufweisen, als wenn sie keinen Tierkontakt haben.[94] Natürlich ist auf entsprechende Unterstützung der Patienten durch Angehörige oder das Pflegepersonal zu achten, damit sie mit der Verantwortung gegenüber den Tieren nicht überfordert sind.

Kinder, die mit Tieren aufwachsen, können den nonverbalen Ausdruck von Emotionen bei anderen Menschen besser und treffsicherer deuten als Kinder, die ohne Tiere aufwachsen. Tierkontakt während der Kindheit fördert die sozialen Fähigkeiten – auch des späteren Erwachsenen.[95]

Die Wissenschaft hat auch eindeutige Beweise dafür erbracht, dass die Begegnung mit Wildtieren, sofern es sich nicht um gefährliche Tiere handelt, heilsam ist. Ähnlich wie beim Anblick von Bäumen geht während der Beobachtung von Rehen, Hirschen, Eichhörnchen oder Wildvögeln der Gehalt an Stresshormonen im Blut zurück, und der Parasympathikus, der Nerv der Ruhe, wird aktiviert.

Dazu fällt mir die Geschichte des Musikers Andreas Danzer ein, den ich zum Heilungscode der Natur interviewt habe. Er ist der Sohn von Georg Danzer, einem in meinem Herkunftsland sehr bekannten »Austro-Rocker«. So nennen wir in der Alpenrepublik Österreich die Musiker, die eine Mischung aus Rockmusik und

Mundartgesang auf die Bühne bringen. Andreas Danzer hat die Wirkungen des heilsamen Bands zwischen Mensch und Tier selbst erlebt. Als er 2011 wegen Lungentuberkulose ein halbes Jahr lang im Krankenhaus lag, durfte er sein Krankenzimmer anfangs nicht verlassen. Er hätte es auch nicht gekonnt, weil er körperlich zu schwach dazu war. Bald aber begann er, mit ärztlicher Erlaubnis, jeden Tag in ein nahe gelegenes Waldgebiet zu gehen. Er nahm immer auf demselben alten Baumstumpf am Waldrand Platz. »Da war an jedem Abend eine Hirschfamilie«, sagte er. »Sie blieben zuerst in sicherer Distanz zu mir, doch nach etwa ein oder zwei Wochen hatten sie meine Anwesenheit akzeptiert und kamen ganz nah. Ich saß mitten unter ihnen und fühlte mich wie Dian Fossey in ›Gorillas im Nebel‹.«

Andreas bemerkte, dass seine krankheitsbedingte Niedergeschlagenheit mit jedem Besuch bei der Hirschfamilie im Wald abnahm. »Ich schöpfte wieder Hoffnung, und meine Kräfte, um die Erkrankung zu überstehen, nahmen zu. Meine Faszination für die Tiere lenkte mich von meinen körperlichen Symptomen ab. Die frische Luft tat meiner Lunge gut, und die Bewegung half mir, nach der Zeit im Krankenbett wieder Muskeln aufzubauen. Durch das Schwitzen, wenn ich den Berg hinauf zu meinem Platz ging, schied ich die Giftstoffe der Medikamente aus, und die Nebenwirkungen nahmen ab. Ich baute meine körperlichen und geistigen Kräfte auf, und es entstand eine Beziehung zwischen mir und der Hirschfamilie.«

Die Tiere, so sagte er mir, seien die Motivation gewesen, den zunächst anstrengenden Marsch zu seinem Platz täglich neu in Angriff zu nehmen, denn er wollte keinen Abend verpassen, an dem sich die graziösen Hirsche auf der Lichtung versammelten.

Andreas Danzer sagte, er nahm sich als Teil der Natur und Teil des großen Kreislaufs des Lebens wahr. Er ist sich sicher: »Jeder

Mensch verspürt tief im Inneren den Drang nach der Nähe zur Natur. Wir haben Wurzeln, und die sind definitiv nicht in Beton gewachsen.«[96] Auch das ist eine treffende Beschreibung des Heilungscodes der Natur.

Der Kontakt zu Tieren führt zu gesundheitsfördernden Veränderungen in der Konzentration von Neurotransmittern wie dem »Glückshormon« Dopamin oder dem natürlichen Schmerzmittel Endorphin. Am Children's Hospital in San Diego werden Tiere in der Schmerzbehandlung kranker Kinder eingesetzt. Die Mediziner führten dort außerdem klinische Studien durch und konnten nachweisen, dass sich die Schmerzen der Patienten an der Kinderklinik durch den Kontakt mit einem Therapiehund signifikant senken lassen, und das schon nach 20 Minuten.[97] Derzeit laufen weltweit mehrere klinische Studien, die untersuchen, ob sich durch den Kontakt zu Tieren auch für Krebspatienten eine Linderung der Schmerzen erzielen lässt. Die Zeichen, dass sich diese Hoffnung bestätigt und Tiere in die öko-psychosomatische Krebsbehandlung der Zukunft integriert werden können, stehen bisher gut.

Das Gesundheitshormon Oxytocin

Wir haben uns schon mit der sozialen Werkzeugkiste des Gehirns beschäftigt, die im Laufe der Evolution entstanden ist und uns heute zur Verfügung steht, um aktiv mit anderen soziale Verbindungen einzugehen: Freundschaften und Beziehungen werden auch artenübergreifend geknüpft. Tiere können sich ebenfalls mit anderen, artfremden Tieren anfreunden. Das ist möglich, weil die sozialen Werkzeugkisten im Gehirn fast aller Wirbeltiere erstaunlich ähnliche Werkzeuge enthalten. Eines davon greife ich heraus, weil darauf viele der gesundheitsfördernden Wirkungen des Mensch-Tier-Kontakts beruhen: das Oxytocin.

Oxytocin ist unser Bindungshormon, das in der Gestaltung sozialer Interaktionen mit anderen Menschen eine wichtige Rolle spielt. Es wird beispielsweise während der Geburt bei Mutter und Säugling ausgeschüttet sowie beim Stillen. Es ist involviert, wenn wir uns verlieben, und unterstützt auf hormoneller Basis die Verbindung zwischen zwei Liebenden. Heute wissen wir, dass Oxytocin auch die Bindung zu Geschwistern und Freunden festigt.

Was fast niemandem bekannt ist: Die Bindungstheorie, die Psychologen rund um die sozialen Beziehungen des Menschen und insbesondere über die Eltern-Kind-Beziehung erarbeitet haben, geht ursprünglich auf die Primatenforschung zurück. Sie wurde von Beobachtungen an Menschenaffen abgeleitet. Bei allen anderen Säugetieren und bei den Vögeln ist es ebenfalls Oxytocin, das für die soziale Bindung zuständig ist. Bei den Tieren sind dieselben Bereiche im Gehirn für die Ausschüttung dieses Hormons verantwortlich wie bei uns. Vor allem das Stammhirn ist in seine Steuerung involviert: das 500 Millionen Jahre alte »Reptiliengehirn«. Oxytocin wird beispielsweise ausgeschüttet, wenn Mutter oder Vater ihr Kind streicheln – natürlich auch dann, wenn es ein adoptiertes ist. Das Oxytocin wird bei den Eltern ebenso wie beim Kind aktiviert. Auch wenn eine Frau ihren Geliebten zärtlich berührt oder umgekehrt, kommt es bei beiden Partnern ins Spiel. Das gilt natürlich genauso für gleichgeschlechtliche Paare. Wenn ein Mensch ein Tier streichelt, das ihm vertraut ist, dann wird ebenfalls bei beiden Beteiligten Oxytocin ausgeschüttet. Das ist der Nachweis, dass es eine biologische Bindung zwischen Menschen und Tieren gibt.

Es handelt sich hier also um ein universelles Bindungshormon der Natur, das auch beim Kontakt zwischen unterschiedlichen

Arten aktiv ist. Mich würde brennend interessieren, ob bei einem Menschen, der im Wald oder im Garten einen Baum umarmt, danach ebenfalls eine höhere Oxytocin-Konzentration im Blut feststellbar ist. Das würde nämlich bedeuten, dass unsere biologischen Werkzeuge der Bindung auch dann aktiviert werden, wenn wir einer Pflanze begegnen. Bislang bin ich in der wissenschaftlichen Literatur auf kein solches Experiment gestoßen. Ich plane daher, einen Versuch dazu durchzuführen.

Oxytocin-Rezeptoren, die auf das Bindungshormon reagieren, sind bei Mensch und Tier im gesamten Körper zu finden. Auch das Immunsystem, die Muskulatur, das Herz, die Nieren, die Bauchspeicheldrüse und andere Organe verfügen über Oxytocin-Rezeptoren. Die Organe sprechen deshalb auf soziale Interaktion zwischen Mensch und Mensch sowie Mensch und Tier an. Das ist ein öko-psychosomatischer Mechanismus. Das Bindungshormon Oxytocin ist eine der Schnittstellen, über die sich unsere sozialen Erfahrungen mit Tieren auf unsere körperliche und psychische Gesundheit auswirken können. Oxytocin übersetzt den natürlichen Heilungscode der Tierbegegnung ins Organische. Das ist aber noch nicht alles.

Oxytocin stimuliert unseren alten Bekannten, den parasympathischen Nerv der Ruhe. So bewerkstelligt der Kontakt zu Tieren dasselbe, was auch der Kontakt zu Bäumen bewirkt. Stressreaktionen des Nervs der Erregung werden gehemmt, und unser Organismus wird in einen Modus geschaltet, den Neurobiologen als *relaxation and growth* bezeichnen, also als Entspannungs-und-Wachstums-Modus. Das ist das biologische Programm der Regeneration und der Neubildung von gesunden Zellen. Die Aktivität des Oxytocins wirkt fördernd auf die Verdauungsorgane ein und unterstützt Heilungs- ebenso wie Lernprozesse. Aus verhaltensbiologischen Untersuchungen wissen wir, dass Oxytocin Ängste löst und gegen Panikzustände wirksam ist. Es macht unser Immunsystem aktiver, hemmt Entzündungen und erhöht sogar die Schmerzschwelle. So lässt sich erklären, wieso Ärzte an Kliniken, an denen tiergestützte Therapie angeboten wird, anhand ihrer Aufzeichnungen feststellen, dass der Bedarf an Schmerzmitteln zurückgeht, wenn die Patienten Kontakt zu den Tieren haben.

Oxytocin beeinflusst fast alle Körperfunktionen in einem ausgleichenden, positiven Sinne. Mehrere klinische Studien zeigten sogar, dass die Verabreichung von Oxytocin über die Nasenschleimhaut die sozialen Fähigkeiten fördert, was angesichts der Funktion des Hormons als soziales Bindungshormon nicht überraschend ist. In diesen Versuchen erhöhte sich bei den Teilnehmern durch die Gabe von Oxytocin die Fähigkeit, an der Stimme und am Gesichtsausdruck festzustellen, in welcher mentalen Verfassung sich ein anderer Mensch befand. Aufzeichnungen der Augenbewegung ergaben, dass die Versuchspersonen unter Einfluss des Oxytocins mehr auf die Augen der anderen Menschen achteten und ihre Blicke länger dorthin gerichtet ließen.[98]

Menschen mit Störungen aus dem Autismusspektrum weisen häufig zu geringe Oxytocin-Spiegel auf. Der Kontakt mit Tieren erhöht die Produktion des Hormons ganz ohne die Einnahme von Medikamenten. Das ist der Grund, weshalb tiergestützte Therapie bei Autismus sehr erfolgreich ist. Oxytocin wirkt vor allem bei Frauen gegen Depressionen und auch gegen Unterleibsschmerzen, und bei Männern fördert es großzügiges Verhalten sowie Vertrauen!

Dass die menschlichen und tierischen »Oxytocin-Systeme« zusammenpassen, ist ein weiterer eindeutiger Hinweis auf unsere evolutionäre und biologische Verwandtschaft. Die in der Biologie übliche Deutung, solche Hormone würden das Sozialverhalten »steuern«, teile ich im Übrigen nicht. Vielmehr handelt es sich dabei um Substanzen, die unser Sozialleben *begleiten.* Es sind noch immer wir und die Tiere, die aufeinander zugehen und aktiv miteinander interagieren. Auch die Bindung zwischen Liebenden und zwischen Eltern und Kindern wird nicht durch Hormone »gelenkt«, sondern wir entscheiden uns, Bindungen einzugehen. Gemeinsame biologische Mechanismen unterstützen uns dabei. Oxytocin »zwingt« uns nicht in Partnerschaften und Beziehungen. Wir sind keine Maschinen, die von chemischen Substanzen gesteuert werden, und die Tiere sind ebenso wenig Maschinen wie wir.

In einem Lehrbuch der Verhaltensbiologie las ich die ernst gemeinte Aussage, Oxytocin diene dazu, »Gehirne mittels eines Mechanismus an den Nachwuchs oder an Geschlechtspartner zu binden«. Die moderne Biologie ist voll mit solchen Interpretationen, die Lebewesen auf bloße Mechanik reduzieren und somit auch jegliches soziale Miteinander und jedes Mitgefühl auf biochemische Zwänge herunterbrechen. Die Natur ist aber, wenn man genau hinsieht, voll von Beweisen dafür, dass dieser biologische *Reduktionismus* einen der größten Irrtümer unserer Zeit darstellt. Das Leben ist noch immer ein großes Rätsel, auch für uns Biologen. Diese Erkenntnis ist vielleicht eine der wichtigsten Einsichten, die uns die Öko-Psychosomatik zu bieten hat. Damit beschäftigt sich das nächste Kapitel.

Kurz & bündig
Die wichtigsten Inhalte dieses Kapitels in aller Kürze

Als Charles Darwin im 19. Jahrhundert herausfand, dass die Artenvielfalt nicht in einem einmaligen Schöpfungsakt auf der Erde erschienen, sondern durch die fortwährende Anpassung der Lebewesen an ihre Umwelt in einem jahrmillionenlangen Evolutionsprozess entstanden ist, erntete er von vielen seiner Zeitgenossen Ablehnung. Auch heutigen Biologen wird oft mit Unmut begegnet, wenn sie die Verwandtschaft zwischen Mensch und Tier unterstreichen.

In der Biologie wird der *Homo sapiens* aufgrund moderner evolutionärer und molekularbiologischer Erkenntnisse innerhalb der Primaten in die Gruppe der Trockennasenaffen gestellt. Unser genetischer Code stimmt mit dem der Schimpansen und Bonobos zu 95 bis 99 Prozent überein. Der Bau und die Funktionsweise des menschlichen Körpers deckt sich zu großen Teilen mit anderen Säugetieren, und selbst mit weiter entfernten Wirbeltieren gibt es zahlreiche Ähnlichkeiten. Die Zoologie, die Biologie der Tiere, hat den Menschen gemeinsam mit anderen Tierarten als Forschungsgegenstand. Viele Professoren, die an medizinischen Universitäten die Anatomie und Funktionsweise der menschlichen Organe erforschen, sind ursprünglich Zoologen.

Menschen und Tiere sind Naturwesen und entspringen demselben Netzwerk des Lebens. Darin liegt das große heilende Potenzial der Begegnung mit Tieren. Aufgrund unserer biologischen Ähnlichkeit teilen wir mit vielen Säugetieren und sogar mit Vögeln Gehirnfunktionen, die uns im sozialen Miteinander unterstützen. Eins der Werkzeuge für heilsame soziale Begegnungen ist Oxytocin, ein Hormon, das an der Bindung zwischen einander nahestehenden Menschen ebenso mitwirkt wie bei der Mensch-Tier-Bindung. Deswegen sind Freundschaften und Gemeinschaften zwischen Menschen und anderen Tieren möglich.

Der Kontakt zu Tieren führt – genauso wie wir es bereits über den Kontakt zu Bäumen wissen – zu zahlreichen positiven Einflüssen auf unsere Gesundheit, die medizinisch genutzt werden können. Es kommt sogar zu einer messbaren Stärkung des Immunsystems, wenn wir mit Tieren sozial interagieren und sie streicheln.

Tiergestützte Therapie erhöht die Chance, einen Herzinfarkt zu überleben, und wird sogar in der Behandlung von Wachkomapatienten angewendet. Zahlreiche medizinische Wirkungen des Kontakts zu Tieren auf Körper und Psyche sind belegt. Ein Grund für ihren heilsamen Effekt ist das Oxytocin, das ausgeschüttet wird, wenn wir mit ihnen kommunizieren. Über unseren gesamten Körper sind Oxytocin-Rezeptoren verteilt, die auf das Hormon im Blut reagieren. Sie sitzen auch in den Organen. Das ist der Mechanismus, über den der soziale Kontakt mit Tieren sich messbar auf unsere körperliche Gesundheit auswirkt. Klinische Studien haben viele gesundheitliche Wirkungen von Oxytocin zum Beispiel auf das Herz und unsere Psyche gezeigt. Es ist aber nur ein Puzzleteil in der Erklärung der tiergestützten Therapie. Wie der Wald, so wirken auch Tiere ganzheitlich auf uns. Sie aktivieren unsere biophilen Kräfte.

Unsere Verwandtschaft und unsere soziale Verbindung mit Tieren sollte von niemandem mit einem Kopfschütteln als Verletzung des menschlichen Stolzes gewertet werden, sondern stattdessen Anlass sein, in Tieren ein würdevolles Gegenüber zu sehen.

Kapitel 6

Das große Geheimnis des Lebens

Lebenskräfte

Rufen wir uns noch einmal Jakob Johann von Uexküll ins Gedächtnis, den estländischen Zoologen und Philosophen, der im 19. Jahrhundert die Idee des Funktionskreises zwischen Lebewesen und ihrer Umwelt in die Welt setzte und sagte, unser Organismus habe keine fixe Außengrenze. Die Annahme, dass die Evolution nicht bloß durch Zufälle, sondern vor allem durch aktives Reagieren der Lebewesen auf Natureinflüsse vorangetrieben wurde, wird inzwischen durch die Epigenetik gestützt. Von Uexküll vertrat die Position, dass sich die Biologie grundlegend von den materiellen Naturwissenschaften unterscheide, also beispielsweise von der Physik, der Chemie und der Mineralogie, die allesamt unbelebte Materie untersuchen. In allen Lebewesen, vom Einzeller bis zum *Homo sapiens*, wirke eine besondere Lebenskraft oder ein Lebensprinzip.

Jakob von Uexküll und andere Vertreter dieser Idee wurden auch zu ihrer Zeit von anderen Wissenschaftlern kritisiert. Man bezeichnete sie als »Vitalisten«. Das klingt zwar harmlos, es war im 19. Jahrhundert aber ein abwertender Begriff. Von Uexküll, dessen

Lebensspanne sich vom 19. ins 20. Jahrhundert erstreckte, erkannte die von Darwin im 19. Jahrhundert begründete Evolutionstheorie an. Er stritt also nicht die Tatsache der Evolution ab, sondern wandte sich lediglich gegen eine materielle Betrachtung des Phänomens »Leben«.

Der deutsche Molekularbiologe, Arzt und Professor an der Universität von Freiburg Joachim Bauer ist am Mount Sinai Medical Center in New York in der Spitzenforschung tätig. Er sieht in der Evolution einen *kreativen Prozess* durch die Lebewesen selbst.[99] Auch James Shapiro, Professor für Genetik und Mikrobiologie an der Universität von Chicago, schlussfolgert aus neuesten molekularbiologischen Erkenntnissen, dass die Lebewesen den Evolutionsprozess auf kreative Weise steuern.[100] Diese Positionen stehen der Auffassung des Lebens durch die Mehrheit der Biologen entgegen, weil sie auf eine nicht materielle Lebenskraft hindeuten.

An ein Lebensprinzip, das nichtmateriell ist, glaubte schon der griechische Philosoph Aristoteles (384–322 v. Chr.). Alle Lebensformen, egal, ob Mensch, Tier oder Pflanze, haben Aristoteles zufolge eine »Seele«, und der Körper bildet gemeinsam mit der Seele eine untrennbare Einheit. Die moderne Psychosomatik liefert mittlerweile die Beweise für diese Untrennbarkeit zwischen »Seele« (griechisch *psychḗ*) und Körper *(sõma)*. Aristoteles verwendete den Begriff »Seele« nicht in dem religiösen Zusammenhang, den wir heute damit konnotieren, sondern für das Lebensprinzip als solches, das in uns wirkt und das zugleich auch die *Ursache* des Lebens ist. Er schrieb: »Es ist deutlich, dass der Körper irgendwie um der Seele willen ist und die Teile um der Funktion willen, zu denen ein jeder von Natur aus bestimmt ist.«[101]

Die Biologie des dritten Jahrtausends orientiert sich zunehmend am Reduktionismus. Das ist eine wissenschaftliche Vorgehensweise, bei der man komplexe Phänomene wie das Leben auf ihre Einzelteile reduziert. Chemische und physikalische Prozesse werden dann nicht als Begleiterscheinungen des Lebens gesehen, sondern man denkt, das Leben sei nichts anderes als das. Liebe und Bindung zwischen zwei Menschen oder zwischen einem Menschen und einem Tier seien daher bloß die biochemische Aktivität des Bindungshormons Oxytocin und weiterer Substanzen. So kommen auch die bereits angesprochenen Aussagen von Verhaltensbiologen zustande, die in Lehrbüchern zum Beispiel schreiben, dass der »Mechanismus« des Oxytocins unsere Gehirne aneinander bindet.[102] Einer der größten Irrtümer der modernen Biologie, nämlich das Dogma, dass wir unser Gehirn *sind*, resultiert aus der Herangehensweise des Reduktionismus. Forschungsobjekte zunächst in ihre Einzelteile zu zerlegen, um sie besser zu verstehen, ist durchaus sinnvoll. Reduktionismus wird aber zum Irrweg, wenn man danach vergisst, wieder auf die höhere Ebene der Ganzheitlichkeit zu wechseln. Ich werde mich dieser Problematik im Laufe dieses Kapitels noch ausführlich zuwenden.

Die Abgrenzung des aristotelischen Seelenbegriffs von religiösen Inhalten ist wichtig, keine Frage, denn der große Philosoph war auch Naturforscher und hatte mit seinen Vorstellungen der Seele nicht die Religion im Sinn. Seine Philosophie unterstreicht aber durchaus, dass es ein ungelüftetes Geheimnis des Lebens gibt. Er nahm an, dass es einen »unbewegten Beweger« gebe. Der unbewegte Beweger ist die Ursache der Welt und des Lebens, er selbst hat aber keine Ursache und muss auch von keiner weiteren Instanz bewegt werden. Der unbewegte Beweger habe *eĩdos* in die Welt gebracht, das ist nach Aristoteles die formende Kraft, die als Gegenteil der Materie in den Lebewesen wirkt. *Eĩdos* ist also nicht materiell.

Moderne Biologen und Biophilosophen nehmen zu Recht Abstand davon, in der Philosophie des Aristoteles nach religiösen

Gottesbeweisen zu suchen. Viele von ihnen sind aber andererseits weit weniger vorsichtig, wenn sie dem altgriechischen Philosophen ihre eigene materialistische Weltsicht in die Schuhe schieben wollen. So kursiert unter Biologen die gewagte Hypothese, Aristoteles habe mit der formenden Kraft *eĩdos* die DNS im Sinn gehabt. »DNS« steht für »Desoxyribonukleinsäure«, die chemische Bezeichnung für das Molekül, das unsere Erbinformation trägt, also für die Substanz unserer Gene. Manche Biologen wie zum Beispiel der Genetiker und Nobelpreisträger Max Delbrück vergleichen die DNS sogar mit der Rolle des unbewegten Bewegers, weil unsere DNS den Plan für die Bewegung der Proteine übermittle, aus denen sich der lebendige Körper aufbaue, während sich die DNS selbst in ihrer chemischen Grundstruktur nicht verändere, also nicht »bewegt« werde.[103]

Delbrück, der 1981 verstarb, forschte in einer Zeit, in der Biologen glaubten, die letzten Antworten auf die großen Geheimnisse des Lebens in der DNS finden und das Phänomen des Lebens dadurch entschlüsseln zu können. Die Vorstellung, ein chemisches Molekül könne das Lebensprinzip *eĩdos* oder den unbewegten Beweger aus der aristotelischen Philosophie verkörpern, mutet aber sogar für die damalige Zeit etwas verwegen an. Denn die DNS ist selbst Materie und musste erst im Laufe der Evolution entstehen. *Sie kann nicht die Ursache des Lebens sein.* Außerdem hatte Aristoteles mit seinen Überlegungen über das Lebensprinzip etwas *Immaterielles* im Sinn, also auch kein chemisches Molekül.

Mittlerweile sind mehrere Jahrzehnte über die Biologielabore dahingezogen. Die kühnen Prognosen der früheren Genetiker, man werde das menschliche Genom bald entschlüsseln können, haben sich nicht bewahrheitet. Das hindert Biologen wie zum Beispiel den weltbekannten ehemaligen Professor an der Universität von Oxford Richard Dawkins nicht daran, die Gene gleich zur einzig relevanten Lebenskraft überhaupt zu erklären. Ich habe in diesem Buch Argumente genannt, die dafür sprechen, dass die Evolution durch das aktive Reagieren von Lebewesen auf ihre Umwelt vorangetrieben wird – weil diese an einem Funktionskreis mit der Natur teilnehmen. Die Gene wären demnach Werkzeuge der Evolution. Die Arten wären die eigentlichen Akteure, denen Biologen wie Professor Bauer und Professor Shapiro sogar die kreative Mitgestaltung ihrer Entwicklung zubilligen. Dawkins und andere »Ultradarwinisten« sehen es genau umgekehrt. Sie sagen, dass es *nur* die Gene sind, auf deren Ebene Evolution abläuft. Dafür hat Professor Dawkins den Begriff des »egoistischen Gens« geprägt. Leben und Evolution dienen dieser Vorstellung zufolge den egoistischen Genen dazu, sich zu vermehren und fortzupflanzen. Plötzlich ist nicht die DNS das Werkzeug der Arten, um zu evolvieren, sondern die Arten werden zu Werkzeugen der DNS-Moleküle erklärt, die nur dem Zweck dienen, dass sich die DNS fortpflanzen kann.

Diese vehement reduktionistische Sichtweise auf das Phänomen des Lebens wird als »genetischer Zentrismus« bezeichnet. Die Evolution drehe sich ausschließlich um die Gene, während die Arten nur ein Nebenprodukt der Evolution der Gene seien. Obwohl von vielen Biologen kritisiert, ist es den Vertretern dieser Denkrichtung gelungen, sich eine große mediale Bühne zu schaffen. Dawkins wurde beispielsweise 2006 vom deutschen Nachrichtenmagazin *Der Spiegel* als »einflussreichster Biologe seiner Zeit« bezeichnet.[104]

Die Idee, dass die DNS die eigentliche Lebenskraft sei – die Essenz des Lebendigen –, begegnet uns, wie die genannten Beispiele zeigen, in der Biologie in verschiedenster Art und Weise. Wenn Biologen das Leben um jeden Preis auf der rein materiellen Ebene zu deuten und zu erklären versuchen, geht es teilweise zu wie in der wildesten Science-Fiction-Fantasiewelt. Wussten Sie, dass manche Biochemiker glauben, die erste Lebensform der Erde sei so eine Art winzige Wasserpfütze auf einem Stein gewesen oder aus einem Stück Lehm hervorgegangen? Folgen Sie mir auf eine Reise zu den Anfängen unseres Universums und anschließend noch einmal in die Zeit von LUCA, des ersten aller Lebewesen.

Das Mysterium um den Ursprung des Universums

Über viele Generationen hinweg haben sich Menschen die Frage gestellt, warum es überhaupt ein Universum gibt und nicht vielmehr ein gähnendes Nichts. Im 17. Jahrhundert lautete diese Frage bei dem deutschen Philosophen Gottfried Wilhelm Leibniz (1646–1716): »Warum gibt es etwas und nicht nichts?« Sein Kollege Friedrich Schelling (1775–1854) fragte dann im 18. Jahrhundert etwas Ähnliches: »Warum ist nicht nichts? Warum ist überhaupt etwas?« Im 20. Jahrhundert schloss sich der Philosoph Martin Heidegger (1889–1976) mit einem etwas verschnörkelten Wortlaut an: »Warum ist überhaupt Seiendes und nicht vielmehr nichts?«, wollte er wissen.

Der Physikprofessor Lawrence Krauss an der Arizona-State-Universität in Phoenix hat die Welt schließlich im Jahr 2012 über den Ursprung des Universums aufgeklärt und mit der größten aller Menschheitsfragen aufgeräumt. Das ist bemerkenswert, denn die allerersten Sekundenbruchteile nach dem »Urknall« vor geschätzten vierzehn Milliarden Jahren entziehen sich aus physikalischen und mathematischen Gründen jeglichem Zugang. Deswegen halten es praktisch alle Kosmologen für ausgeschlossen, dass wir den ersten aller Momente jemals rekonstruieren werden können. Abgesehen davon kann sich unsere Forschung aus nachvollziehbaren Gründen niemals auf das »Davor« oder »Dahinter« beziehen. Denn davor oder dahinter existieren die physikalischen Gesetze des Universums nicht. Sie wurden gemeinsam mit der Materie hervorgebracht, wie auch immer das vonstattengegangen sein mag. Auch die Mathematik kann den Blick hinter den Vorhang aus diesem Grund nicht ermöglichen.

All das hat Professor Krauss, der gemeinsam mit Richard Dawkins eine Art Speerspitze des Radikalmaterialismus bildet, nicht daran gehindert, seinem mittlerweile weltbekannten Buch den Titel *A Universe from Nothing* zu verpassen, was auf Deutsch »Ein Universum aus dem Nichts« bedeutet. Ich habe es gelesen. Und dabei stellte sich heraus, dass der Buchtitel Etikettenschwindel ist. Krauss erklärt nämlich gar nicht, wie ein Universum aus dem Nichts entstehen könnte, sondern legt lediglich seine Argumente auf den Tisch, weshalb seiner Ansicht nach durch sehr wenige Vorbedingungen die Entstehung eines Universums ausgelöst werden könnte. Das ist ein frappanter Unterschied. Das Buch müsste also eigentlich »Ein Universum aus ziemlich wenig« heißen.

»Wenig« ist aber nicht »nichts«, und die Frage nach der Entstehung unserer Welt bleibt weiterhin unbeantwortet. Das »Nichts« des Lawrence Krauss besteht immerhin aus einer Unmenge von Quanten, das sind winzige Energiepakete, die erscheinen und wieder verschwinden können. Das bedeutet, für die Bildung eines Universums aus einem solchen »Nichts«, das in Wirklichkeit ein »Etwas« ist, muss bereits eine Form der Materie und der physikalischen Energie vorhanden gewesen sein. Es bleibt auch die Frage, *wo* sich diese »Nichts-Quanten« aufgehalten haben sollen, denn selbst ein Vakuum, das die Quanten enthielte, müsste sich irgendwo befinden. Wenn man sagt, es braucht »nur« Quantenenergie, um ein Universum entstehen zu lassen, muss man das Auftreten dieser spukhaften Quanten immer noch erklären. David Albert, ein renommierter Professor für theoretische Physik an der Columbia-Universität in New York, zerriss die Theorien des Lawrence Krauss über das »Universum aus dem Nichts« als haltlos. Diese Stellungnahme erschien unter anderem am 23. März 2012 in der *New York Times* unter dem Titel »Über die Entstehung von Allem«.[105]

Dass es in unserem Universum überhaupt Materie gibt, ist einem weiteren kosmologischen Mysterium zu verdanken. Als das Universum nach dem Urknall eine Millionstelsekunde alt war, war die gesamte entstandene Materie zu einem extrem dichten Plasma zusammengedrückt, das es laut den Berechnungen der Astrophysiker auf eine unvorstellbar heiße Temperatur von 10 Billionen Grad Celsius brachte. Das ist eine Eins mit dreizehn Nullen. Alle Planeten, Monde und Sterne, Meteore und Lebewesen unseres Universums, auch Sie und ich, bestehen heute aus diesem Plasma.

Die umherwirbelnden Teilchen begannen gleich nach ihrer Geburt, einander auszulöschen. Für fast jedes Materieteilchen gab es ein dazugehöriges Antiteilchen. Wenn die beiden aufeinanderkrachten, eliminierten sie sich dabei gegenseitig. Wissenschaftler stehen vor dem großen Rätsel, weshalb aber auf eine Milliarde Antiteilchen eine Milliarde und ein zusätzliches Materieteilchen kamen. Nach der großen Teilchenauslöschung blieb deswegen etwa ein Milliardstel der ursprünglichen Materie übrig. Nur diesem Umstand verdanken wir es, dass unser Universum nicht leer ist und nicht bloß die Hintergrundstrahlung als Nachhall des »Big Bang« herrscht. Dieses eigenartige Ungleichgewicht hatte zur Folge, dass wir überhaupt existieren. Es ist genau so viel Materie übrig geblieben, wie für ein stabiles, zur Entstehung von Leben geeignetes Universum nötig war – nicht zu viel und nicht zu wenig.

Immer wenn etwas so Unwahrscheinliches passiert, was zur Entstehung des Lebens aber unbedingt notwendig war, bleibt Naturwissenschaftlern mangels einer Erklärung nur noch das anthropische Prinzip, das ich bereits erwähnt habe. Zur Erinnerung: Wer das anthropische Prinzip benutzt, zäumt das Pferd von hinten auf und fragt nicht nach Erklärungen für Dinge, die wissenschaftlich derzeit nicht erklärt werden *können*. Er sagt dann: »Wäre es nicht so gewesen, wären wir nicht am Leben, um uns diese Frage zu stellen.« Wir seien hier und könnten das Universum beobachten, einfach weil es Eigenschaften hat, die es uns möglich machen, hier zu sein und das Universum zu beobachten. Hätte es diese Eigenschaften nicht, gäbe es auch uns Beobachter nicht. Wie klar ersichtlich ist, bietet das anthropische Prinzip keine Erklärungen für die Ursachen der unwahrscheinlichen Ereignisse. Es nimmt sie einfach als gegeben hin.

Damit Leben entstehen konnte, waren im Laufe von vierzehn Milliarden Jahren unzählige Geschehnisse nötig, die, jedes für sich betrachtet, extrem unwahrscheinlich waren. Ich nenne diese Ereignisse »Engstellen«. Bis zum *Homo sapiens* musste die Geschichte der Welt einen endlosen Hindernislauf der Engstellen überwinden, und bei jeder davon können wir uns derzeit nur auf das anthropische Prinzip zurückziehen. Eine sehr bekannte Engstelle ist die Frage nach der Feinabstimmung der Naturgesetze. Die geringste Abweichung irgendeines physikalischen Naturgesetzes, zum Beispiel der Gravitation, hätte es unmöglich gemacht, dass sich ein stabiles Universum bildet, das noch dazu lebensfreundlich ist. Das anthropische Prinzip gibt sich einmal mehr damit zufrieden zu sagen: Wären die Naturkonstanten nicht so genau aufeinander abgestimmt, wären wir nicht hier, um uns mit der Frage der Feinabstimmung der Naturkonstanten zu beschäftigen.

Weil solche »Antworten« für die meisten Wissenschaftler nicht befriedigend sind, suchen einige Physiker nach Auswegen aus dem

Dilemma. Der Physikprofessor Max Tegmark am Massachusetts Institute of Technology (MIT) geht davon aus, dass es unendlich viele Universen gibt. Man nennt das die »Vielwelt-Hypothese« oder die »Hypothese der multiplen Universen«. Der Trick des Professors besteht darin, dass er sagt, in einer Welt mit unendlich vielen Universen existieren auch unendlich viele Möglichkeiten der Naturgesetze. Die Wahrscheinlichkeit, dass die Naturkonstanten so perfekt aufeinander abgestimmt sind wie bei uns, ist zwar für jedes einzelne Universum nach wie vor sehr gering. Wenn es aber unendlich viele Universen mit unendlich vielen Kombinationen von Eigenschaften gibt, so müssen auch Universen wie unser eigenes darunter sein, die so beschaffen sind, dass in ihnen Leben möglich ist.

Die Vielwelt-Hypothese, für deren Richtigkeit es nicht die geringsten Belege gibt, ist reine Science-Fiction. Manche Physiker gehen sogar davon aus, unser Universum sei ein Experiment intelligenter Lebewesen aus einem anderen Universum.

Weder die Vielwelt-Hypothese noch die Annahme, wir seien ein Experiment von Aliens, bringt die Wissenschaft in der Ursachenforschung weiter. Im Gegenteil: Wir verfrachten die Ursprungsfrage damit sogar ein für alle Mal in eine Dimension außerhalb unseres Universums, wo sie für uns durch nichts mehr zugänglich wäre.

Besonders mysteriös ist ein Phänomen, das im frühen Universum stattfand. Astrophysiker gehen davon aus, dass sich Schallwellen im Weltall ausbreiteten, die sie mit den Schwingungen eines Musikinstruments vergleichen. Diese »Musik des frühen Universums« trug mit ihren Tönen und Obertönen dazu bei, dass sich die Materie organisierte und strukturierte, indem sich Bereiche mit höherer und solche mit geringerer Dichte bildeten. Erst dadurch konnten sich die Galaxien und Sonnensysteme bilden.

Da die Körper der Menschen, der Tiere, der Pflanzen und aller anderen uns bekannten Lebensformen auf Basis von Kohlenstoff aufgebaut sind, musste im Universum erst ausreichend viel von diesem chemischen Element entstehen, damit sich Leben entwickeln konnte. Das ist eine weitere Engstelle. Der Kohlenstoff, auf dem unser Leben basiert, wird von Sternen produziert. Wir sind also alle aus »Sternenstaub«. Kohlenstoff als Grundlage des Lebens konnte in ausreichenden Mengen nur gebildet werden, weil es in großen Sternen zu einer komplizierten Kernfusion kommt, die durch bestimmte Eigenschaften des Heliums möglich sind. Würden diese Helium-Eigenschaften nur gering abweichen, stünde nicht ausreichend Kohlenstoff zur Verfügung, und unsere Existenz wäre unmöglich. Auch das ist ein Fall für das anthropische Prinzip. Im Laufe der Entstehung des Universums erfolgte eine Feinabstimmung nach der anderen, die allesamt nötig waren, um Leben zu ermöglichen. Unser Universum ist auch im dritten Jahrtausend noch ein Ort der ungelüfteten Geheimnisse. Eines der größten Mysterien ist und bleibt das Leben selbst.

Der Funke des Lebens

Lassen wir die vielen Engstellen wieder hinter uns, die der Kosmos während seiner Entwicklung passieren musste, um überhaupt zu einem Universum zu werden, das die Evolution von Lebewesen grundsätzlich zulässt. Wenden wir uns wieder dem Leben selbst zu, das in diesem Buch im Mittelpunkt steht. Da die Biologie, ganz anders als der Zoologe Jakob von Uexküll es forderte, das Leben als ein rein materielles Phänomen betrachtet, suchen Wissenschaftler nach Erklärungen, um die allergrößte Frage der Biologie zu beantworten: Wie konnten *aus lebloser Materie* die Lebensformen entstehen? Die Geburt von LUCA, dem frühesten Vorfahren aller Lebewesen, ist und bleibt nämlich ein ungelüftetes Geheimnis.

Um jede Erwägung einer nicht materiellen Lebenskraft konsequent und von vornherein auszuschließen, fantasieren Biologen ebenso ins Blaue wie Lawrence Krauss mit seinen »Nichts-Quanten«, aus denen das Universum hervorgegangen sein soll. Relativ plausibel klingt noch die Hypothese, die ersten Lebewesen der Erde seien zum Beispiel auf Meteoriten aus den Tiefen des Weltalls auf unseren Planeten befördert worden. Es ist möglich, dass Bakteriensporen oder Einzeller auf diese Weise auf die Erde gebracht wurden. Sollte das so gewesen sein, handelt es sich dabei aber noch lange nicht um eine Erklärung der *Entstehung des Lebens*. Die Frage, woraus die ersten Lebewesen hervorgegangen sind, wird dadurch nicht einmal ansatzweise beantwortet, sondern lediglich in einen anderen Bereich des Weltalls verfrachtet.

Einigermaßen nachvollziehbar klingt die Hypothese von der »Ursuppe«, die bereits in den fünfziger Jahren durch die US-amerikanischen Biologen Stanley Miller (1930–2007) und Harold Urey (1893–1981) in die Welt der Wissenschaft gesetzt wurde: Die ersten organischen Moleküle seien vor vier Milliarden Jahren durch chemische Reaktionen unter den Bedingungen der Uratmosphäre aus Wasser, Ammoniak, Wasserstoff und Methan entstanden. Blitze sollen dem Wasser so viel Energie zugeführt haben, dass dabei chemische Reaktionen abliefen, die sonst nur schwer möglich sind. Diese chemische Evolution in den Urgewässern der Erde soll die gesamte Artenvielfalt bewirkt haben.

Biologen simulierten in Ursuppenexperimenten die Bedingungen der Urerde und stellten fest, dass dabei tatsächlich sehr einfache biochemische Verbindungen entstanden sein könnten, die auch in lebenden Zellen vorkommen. Noch in den Fünfzigern verlautbarten daraufhin die Redakteure der *New York Times*, dass die Biologie kurz davorstünde, die ursprüngliche Entstehung des Lebens zu erklären. Sechs Jahrzehnte danach sind wir keinen Schritt weiter. In keinem einzigen Experiment ist es jemals gelungen, aus chemischen Reaktionen auch nur die einfachste Form von Leben entstehen zu lassen.

Wirklich skurril wurden die Hypothesen der Biologen dann in den Siebzigern und Achtzigern. Günter Wächtershäuser, ein Honorarprofessor für evolutionäre Biochemie an der Universität Regensburg, stellte die Annahme auf, der erste Organismus der Erde, also LUCA, sei nichts anderes gewesen als eine Art Wasserpfütze auf einer Steinfläche, auf der sich zufällig ein »Oberflächenstoffwechsel« gebildet habe. Das sollen einfache chemische Reaktionen gewesen sein, aus denen später der Stoffwechsel der ersten Zellen entstanden sei, weil die Oberfläche des Steins den chemischen Vorgängen eine Form aufgezwungen habe.

Auch dieses Erklärungsmodell setzt voraus, dass – salopp gesagt – aus einer Pfütze irgendwann ein Lebewesen wird, wenn darin nur lange genug chemische Reaktionen ablaufen. Es gibt keinerlei Belege dafür, dass so etwas möglich ist. Außerdem können sich solche »Stoffwechselpfützen« nicht fortpflanzen, was aber eine unabdingbare Voraussetzung für Leben ist. Die Entstehung der DNS ließe sich durch eine derartige »Steinpfützenwelt« schon gar nicht erklären.

Ein anderer Versuch, die Entstehung der ersten lebenden Zellen auf banalste materielle Vorgänge zu reduzieren, kommt von Doron Lancet, einem Professor für Biochemie am israelischen Weizmann Institute in Rehovot, und von dem Biochemieprofessor David Deamer an der Universität von Kalifornien in Santa Cruz. Die beiden vertreten die sogenannte »Lipidwelt-Hypothese«. Lipide sind fettige Substanzen, die ein wasserliebendes und ein wasserabstoßendes Ende haben. Denken Sie an das Öl in Ihrem Salatdressing. Es bildet Fettaugen. Grund dafür sind Lipide im Öl. Die Fettaugen entstehen, weil sich die wasserabstoßenden Enden der Lipide nach innen drehen, um sich vom Wasser abzuwenden, während die wasserliebenden Enden sich nach außen zum Wasser hin ausrichten. (Diese Form wird, abgeleitet vom lateinischen *mica* für »Klümpchen, kleiner Bissen«, als »Mizelle« bezeichnet.) Die Außenbegrenzungen der lebenden Zellen enthalten ebenfalls Lipide, ähnlich wie Fettaugen im Salatdressing. Daher halten Lancet und Deamer es für möglich, dass die Urzelle LUCA aus einem Fettauge in der Ursuppe hervorgegangen sei, in dem chemische Substanzen eingeschlossen wurden.

Ein Fettauge im Urozean vor vier Milliarden Jahren stellt der Lipidwelt-Hypothese zufolge also unseren ältesten Ahnen dar. Selbst wenn man davon ausgeht, dass in diesem LUCA-Fettauge zufällig eine Vielzahl an Molekülen eingeschlossen wurde und sich temporär eine Art Stoffwechsel darin bilden konnte, bleibt es völlig schleierhaft, wie daraus jemals eine lebende, fortpflanzungsfähige Zelle mit eigener DNS hätte werden können, die in der Lage war, zu evolvieren und Milliarden Jahre später sogar zum Menschen zu werden. Die Chemie der Fettaugen in der Ursuppe hat nicht die geringsten Ähnlichkeiten mit der Chemie der Zellen und schon gar nicht mit der Vererbung. LUCA war sicher keine urzeitliche Steinpfütze und auch kein schwimmendes Fettauge.

In den Achtzigern verbreitete sich unter Biologen die Vorstellung eines urzeitlichen »Lehmwesens«. LUCA soll demnach noch gar keinen Stoffwechsel gehabt haben – und das, obwohl das Vorhandensein eines Stoffwechsels in der Biologie als Kriterium festgelegt wurde, um überhaupt von einem Lebewesen sprechen zu können. Der Chemiker und Molekularbiologe Alexander Graham Cairns-Smith an der Universität von Glasgow stellte 1985 die Vermutung auf, dass es sich bei dem Vorläufer aller Lebensformen um ein Tonmineral gehandelt haben soll. Tonminerale sind die Bestandteile von Lehm und waren schon zu Urzeiten in großen Mengen vorhanden. Ihr chemischer Aufbau ist ein Kristall, und Kristalle können wachsen, indem sie Wasser und mineralische Teilchen aus der Umgebung aufnehmen und in ihre Struktur einbauen. Das heißt, sie sind in der Lage, ihre chemische Struktur an ihre mineralischen »Nachkommen« weiterzugeben. Auch Defekte und Veränderungen im Aufbau der Tonminerale können so bis zu einem gewissen Grad weitergegeben werden. Darin sieht Cairns-Smith Parallelen zu den heutigen Genen, die ebenfalls Baupläne weiterleiten. Die Tonminerale sollen eine Art Gerüst für das spätere Leben gebildet haben. Weil sie ihre Strukturen verbreiten können, sollen sie – so die kühne Annahme – zu einer einfachen Form der Vererbung und Evolution fähig gewesen sein.

Dass diese Behauptung stimmt und LUCA wirklich ein Lehmwesen war, ist extrem unwahrscheinlich. Tonminerale sind tote Substanz, es handelt sich um anorganische Moleküle und nicht um organische. Die Vorstellung, aus Lehmpartikeln hätten sich Lebewesen erhoben, ist ein regelrechter Auswuchs des radikalen Materialismus, der in der Biologie um sich gegriffen hat. Es ist – natürlich – in keinem Experiment jemals gelungen, aus Tonmineralien Lebewesen zu machen. Tonmineralien wären auch gar nicht in der Lage, ihre Kristallstrukturen mit ausreichender Genauigkeit zu »vererben«, um einen Evolutionsprozess in Gang zu setzen. Hinzu kommt, dass es völlig unverständlich ist, wie ein Tonmineral zu einem Stoffwechsel gekommen und Zellen gebildet haben oder wie aus ihm die DNS hervorgegangen sein soll. In heutigen Lebewesen ist keine Spur eines »Lehm-Stoffwechsels« zu entdecken.

Professor Francis Crick (1916–2004), ein Physiker und Biochemiker an der Universität von Kalifornien in San Diego, ging bereits in den 1960er-Jahren davon aus, dass das erste Lebewesen ein einfaches Gen gewesen sei. Crick zählte zu den Entdeckern der DNS, weshalb es nicht verwunderlich ist, dass er seine Aufmerksamkeit ganz den Genen schenkte. In den Achtzigern griffen andere Biologen dann die Idee auf, LUCA könne ein einzelnes Gen gewesen sein, und sprachen von der »Gen-Welt«.[106] Wie aber soll das »lebende« urzeitliche Gen ausgesehen haben?

In der Ursuppe sollen vor vier Milliarden Jahren einfache Moleküle entstanden sein, die Vorläufer der heutigen DNS waren. Mindestens zwei dieser Moleküle hätten sich zufällig zusammengetan, und um sie herum soll eine einfache Membran, also eine Hülle, entstanden sein. Wie das alles passiert sein könnte, vermag niemand zu sagen. Später sollen sich die Moleküle und ihre Hülle dann zu komplexen Zellen mit eigenem Stoffwechsel und eigener DNS weiterentwickelt haben.

In keinem Experiment ist jemals eine solche Art von lebendigem Gen entstanden. Außerdem ist es extrem unwahrscheinlich, dass sich derartige genähnliche Moleküle, *die sich erfolgreich selbst vervielfältigen können*, ganz zufällig in der Ursuppe gebildet haben. Wenn die Entstehung des Lebens ein rein materieller Vorgang gewesen wäre, käme nur der Zufall als Auslöser für Lebensprozesse infrage. Der Biochemiker Kevin Plaxco an der Universität von Kalifornien in Santa Barbara schrieb ein Buch über Astrobiologie, das ist die Erforschung der Entstehung des Lebens im Universum. Darin schildert er, wie er in den Achtzigern den Harvard-Professor und Nobelpreisträger Walter Gilbert traf, der den Begriff der urzeitlichen »Gen-Welt« geprägt hatte. Der Professor berichtete Plaxco von einem Experiment, das er zu dieser Zeit in seinem Labor durchführte. Er wollte sehen, ob es ihm im Reagenzglas irgendwie gelinge, durch chemische Reaktionen eine Art von »lebendigen Genen« entstehen zu lassen. Das ist jetzt dreißig Jahre her, und bisher führte dieses Experiment zu keinem einzigen Ergebnis. Die Vorstellung, unser Urahn LUCA sei ein nacktes Gen-Molekül in der Ursuppe gewesen, bleibt wilde Spekulation, genauso wie alle anderen Versuche, aus nichts anderem als Materie die Initialzündung des Lebens ableiten zu wollen. Das Leben bleibt ein ungelüftetes Mysterium.

An der hartnäckigen Reduktion des Lebendigen auf bloße Materie stößt sich auch der Mediziner, Philosoph und Professor für Psychiatrie und Psychotherapie Thomas Fuchs an der Universität Heidelberg. Er schreibt: »Physikalische Beschreibungen und Erklärungen sollen nun für alle Berciche der Lebenswelt gültig sein. Dann ist der grüne Baum nur noch ein großer Molekülhaufen, das Lied der Nachtigall in seinen Zweigen eine irreguläre Sequenz von Luftdruckschwankungen und die Freude des Wanderers, der ihr zuhört, ein bestimmtes neuronales Erregungsmuster.«[107]

Warum das menschliche Bewusstsein an die Natur angeschlossen ist

Immanuel Kant (1724–1804) verwahrte sich gegen die Vorstellung, Lebewesen seien rein materiell erklärbar. Er sah in den Lebewesen eine »bildende Kraft« wirken, die die Materie nicht habe. Er beschrieb sie als eine »sich fortpflanzende, bildende Kraft, welche durch den Mechanismus allein nicht erklärt werden kann«.[108]

Ein Physiker, der häufig über das Geheimnis des Lebens schwärmte, war Albert Einstein (1879–1955). Er schrieb: »Die Religiosität des Forschers liegt im verzückten Staunen über die Harmonie der Naturgesetzlichkeit, in der sich eine so überlegene Vernunft offenbart, dass alles Sinnvolle des menschlichen Denkens und Anordnens dagegen ein gänzlich nüchterner Abglanz ist.«[109]

Einstein sprach von einer Form der religiösen Gefühle, die der Kosmos und das Leben in ihm auslösten: »Ich behaupte, dass die *kosmische Religiosität* die stärkste und edelste Triebfeder wissenschaftlichen Forschens ist. Ein Zeitgenosse hat nicht mit Unrecht gesagt, dass die ernsthaften Forscher die einzigen tiefreligiösen Menschen sind.«

Legen wir noch ein weiteres Puzzleteil aus den Texten Einsteins hinzu, um ein Bild zu erhalten, welche Art von Spiritualität der einflussreiche Physiker im Sinn hatte: »Wie kann kosmische Religiosität von Mensch zu Mensch mitgeteilt werden, wenn sie doch zu keinem geformten Gottesbegriff und zu keiner Theologie führen kann?«, fragte er in seinem Aufsatz »Religion und Wissenschaft«.

Einstein verwendete den Begriff »kosmische Religiosität«, man könnte auch von »kosmischer« oder »Naturspiritualität« sprechen. Er machte im selben Atemzug klar, dass er dabei keine Theologie und keinen geformten Gottesbegriff im Sinn habe. Er sprach also nicht von einer konfessionellen Religion. Einstein war *Pantheist.* Er vertrat die Ansicht, Gott oder eine schöpferische Kraft sei eins mit dem Kosmos und eins mit der Natur. Aus pantheistischer Sicht ist Naturbegegnung Gottesbegegnung. Pantheisten wie er haben keine personifizierte »Wesenheit« im Sinn, wenn sie den Begriff »Gott« verwenden. Das Göttliche existiere vielmehr in allen Dingen. Es sei der geistige Urgrund des Kosmos und des Lebens.

Heute, sechs Jahrzehnte nach Einsteins Tod, vertreten nur mehr wenige Wissenschaftler eine pantheistische Weltsicht. Bereits Einstein sorgte sich um die Aufrechterhaltung der »kosmischen Religiosität«, als er schrieb: »Es scheint mir, dass es die wichtigste Funktion der Kunst und der Wissenschaft ist, dies Gefühl unter den Empfänglichen zu erwecken und lebendig zu erhalten.«

Ernst Pöppel, ein Professor für medizinische Psychologie an der Ludwig-Maximilians-Universität in München, schrieb im Jahr 2011 über die Entstehung des Lebens: »Wie dies geschehen konnte, was die treibende Kraft hierfür war, dies bleibt für mich das größte Rätsel. Wie war es möglich, dass aus molekularen Verbindungen etwas entstand, dem wir die Qualität des Lebens zumessen?« Diese Zeilen verfasste Pöppel in seinem Aufsatz mit dem Titel »*Wir* sind gemeint«.[110] Der Aufsatz erschien in einem wissenschaftlichen Buch über Spiritualität. Die Natur, die Entstehung des Lebens und die Evolution der Arten – das sind die Themen, die für die meisten Menschen eine spirituelle Dimension darstellen. Die spirituellen Empfindungen, die die Natur bei uns auslöst, werden sogar von Atheisten beschrieben. Selbst der Philosoph Michael Schmidt-Salomon, der in den Medien als »Deutschlands Chef-Atheist« bezeichnet wird, berichtete über ein spirituelles Erlebnis, das eine Naturerfahrung bei ihm bewirkte. Er bezeichnete sein Empfinden als »ozeanisches Gefühl«.[111]

Pöppel verbindet in seinem Aufsatz die menschliche Spiritualität ebenfalls mit der Natur und der Evolution des Lebens: »Es waren einzellige Organismen, die in die Welt hineintraten und die außerordentlich erfolgreich waren. Fragt man sich, wie die einfachsten Organismen organisiert sind, dann stellt man etwas Bemerkenswertes fest: Von Anbeginn des Lebens sind Organismen durch Leistungen gekennzeichnet, die auch uns Menschen kennzeichnen. Wenn man es genau nimmt, dann ist nur wenig im Laufe der Evolution hinzugekommen. *Was uns Menschen im Erleben auszeichnet, ist mehrere Milliarden Jahre alt.*«

Jetzt sind wir wieder ganz nah am Heilungscode der Natur. Die Lebensprozesse in der Natur haben enorm viel mit uns Menschen zu tun. Sie haben uns hervorgebracht. Wir erkennen die Natur als unser Zuhause, die anderen Lebensformen als unsere Verwandten.

Unsere Identität ist die Natur. Beton und Asphalt sind es nicht. Vor allem aber: Wir sind durch unser Bewusstsein an die Natur angebunden, denn das menschliche Bewusstsein ist aus der Natur hervorgegangen. In der Natur können wir mehr über unser Bewusstsein lernen als an jedem anderen Ort. Schon die einfachsten Einzeller reagieren auf ihre Umwelt. Sie erkennen verschiedene Wellenlängen des Lichts und wissen, wo sie sich hinbewegen müssen, wenn etwas zu essen in der Nähe ist. Sie suchen in ihrer Wasserwelt nach Geschlechtspartnern, um sich fortzupflanzen. Die Interaktion der Einzeller mit der Umwelt *ist* bereits eine sehr einfache Form von Bewusstsein. Aus dem Urbewusstsein der Einzeller ist kontinuierlich das komplexe Bewusstsein der Menschen und Tiere entstanden. Unser Bewusstsein lässt sich also auf die ersten Bewusstseinsleistungen von LUCA zurückverfolgen.

Sehen wir uns diesen Prozess einmal genauer an. Die Nachkommen von LUCA, also Einzeller, schlossen sich vor Jahrmilliarden zu Zellverbänden zusammen. Die Kugelalge, die Biologen »Volvox« nennen, ist eine Übergangsform zwischen Ein- und Vielzeller. Es gibt sie noch heute. Volvox ist eine Kugel aus wenigen bis Tausenden Algenzellen, die sich zusammengetan haben, um gemeinsam einen Organismus zu bilden. Zusammen ergeben sie eine Kugel, die einen Durchmesser von einem Zehntel eines Millimeters bis zu einem ganzen Millimeter hat. Die meisten Volvox-Zellverbände sind nur unter dem Mikroskop sichtbar, aber ihre größten Vertreter sind als winzige Punkte im Wasser zu erkennen.

Jede einzelne Zelle der Volvox hat einen eigenen Augenfleck, mit dem sie hell von dunkel unterscheiden kann. Und jede Zelle hat zwei Fortbewegungsorgane, die wie Peitschen aussehen, sowie Organe für die Photosynthese und ein ganz einfaches Organ zur Ausscheidung von Wasser, falls zu viel davon in die Zelle eingedrungen ist. Das Wasser wird von einer winzigen Blase aufgenommen, die sich zusammenzieht und so die Flüssigkeit wieder nach außen drückt. Jede einzelne der Zellen aus dem Verband wäre für sich allein lebensfähig. Sie sind ausgestattet wie herkömmliche einzellige Grünalgen, die von Haus aus für sich allein leben. Manchmal kommt es vor, dass die Volvox zerplatzt. Dann leben die einzelnen Zellen einfach als Grünalgen weiter. Doch in der Volvox vereint, teilen sie sich verschiedene Aufgaben untereinander auf, um ihre gemeinsame Kugel am Leben zu erhalten. Im vorderen Bereich sorgen Zellen für die Fortbewegung der Volvox, die sich mit Drehbewegungen durch das Wasser bewegt. Dieses zielgerichtete Schwimmen ist möglich, weil alle Zellen gemeinsam und synchron mit ihren Peitschen schlagen. Über Plasmabrücken kommunizieren sie miteinander und stimmen ihre Schwimmbewegungen aufeinander ab.

Ich erinnere mich daran, als ich am Beginn meines Biologiestudiums unter dem Mikroskop zum ersten Mal die Erscheinung der Volvox sah. Ich war fasziniert von dem Anblick der leuchtend grünen Kugel. Sie war schnell, und ich hatte beide Hände voll zu tun, sie unter der Linse zu behalten. Die einzelnen Zellen waren gut sichtbar, und die Volvox bewegte sich graziös durchs Wasser.

Die Zellen übernehmen gemeinsam die Aufgabe, die extrazelluläre Matrix zu bilden. Das ist die Substanz im Inneren der Volvox, in welche die Zellen eingebettet sind und von der sie zusammengehalten werden. Sie sorgen also *selbst* für ihre Verbindung zueinander. Sie halten aktiv zusammen. Die Zellen übernehmen auch gemeinsam die Photosynthese; das heißt, sie nehmen Sonnenlicht auf und stellen mithilfe dieser Energie aus Wasser und Kohlendioxid energiereiche Kohlenhydrate her, so wie das alle grünen Pflanzen können. In einem anderen Bereich der Volvox sind die Zellen von all diesen Aufgaben befreit. Sie widmen sich mit vereinten Kräften nur der Fortpflanzung und sorgen dafür, dass ihre gemeinsame Lebensweise weitergegeben wird. Sie teilen sich und bilden einen kleinen Volvox-Embryo. Sie verbinden die Zellen des Embryos über Plasmabrücken miteinander. Die Mutterkugel stellt also eine fertige neue Kugel aus Einzellern her. Die kleinen Zellen kommen schon zur Volvox vereint auf die Welt. Dann entlässt die Mutterkugel ihren Sprössling ins eigene Leben. Für den Nachwuchs gilt genauso: Sollte die Kugel einmal platzen, lebt jede einzelne Zelle als eigenständige Grünalge weiter.

Ob man die Volvox als einen Organismus oder als eine Kolonie von einzelnen, eng zusammenarbeitenden Grünalgen betrachtet, ist Ansichtssache. Sie ist beides zugleich. So ähnliche Zusammenschlüsse von Zellen wie die Volvox stellten vor Milliarden von Jahren einen Meilenstein in der Entwicklung des Lebens dar. Warum sind sie entstanden? Es handelte sich um eine Strategie der Einzeller, in ihrer urzeitlichen Wasserwelt besser überleben zu können und sich Vorteile zu verschaffen. Mit vereinten Kräften lässt sich leichter Energie herstellen, Nahrung finden, sich fortbewegen und sich fortpflanzen.

Das Phänomen der Zellverbände ist erstaunlich, denn es zeigt, dass Evolution schon in einem sehr frühen Stadium durch ein aktives Tun der Lebewesen vorangetrieben wurde und nicht nur durch zufällige Mutationen. Um als Volvox oder als sonstiger Zellverband zu leben, reichte es nicht aus, dass Zellen durch Strömungen im Wasser einfach aneinandergespült wurden. Die Einzeller mussten aufeinander reagieren, zusammenarbeiten und ihre Verbindung aufrechterhalten. Wie wir gesehen haben, mussten sie sogar dafür sorgen, dass ihre Nachkommen dieselbe gemeinsame Lebensweise praktizierten wie sie selbst. Sie mussten die *Tradition* der Volvox weitergeben. All diese Leistungen passierten im Wechselspiel mit der Umwelt, in denen die jeweiligen Zellen zurechtkommen mussten.

Aus ähnlichen Zellverbänden wie der Volvox entstanden durch weitere Entwicklung die vielzelligen Organismen. Auch spätere Volvox-Formen waren bereits echte Vielzeller. Die Zellen teilten sich immer mehr Arbeit untereinander auf, bis sie so spezialisiert waren, dass sie für sich allein nicht mehr überleben konnten. Jetzt waren sie ganz aufeinander angewiesen. Sie waren *eins* geworden. Das hatte den Nachteil, dass es für eine Zelle den Tod bedeutete, wenn sie den Organismus verließ. Dieser Nachteil wurde aber durch einen gravierenden Vorteil wettgemacht. Erst die Spezialisierung der Zellen machte es nämlich möglich, dass sie sich immer komplizierteren Aufgaben zuwenden konnten. So entstanden zunächst mikroskopisch kleine Vielzeller. Im Laufe der Evolution gingen aus den spezialisierten Zellen ganze Organe und Organsysteme hervor. Die grundlegenden Funktionen der Lebewesen waren bereits bei den Einzellern und bei den Zellverbänden wie der Volvox angelegt. Sie existierten als eine Art Idee oder Vorstufe der späteren Organe. Dass wir heutigen Säugetiere nicht mehr bloß einen Augenfleck haben, sondern komplex aufgebaute Augen, verdanken wir der fortschreitenden Arbeitsteilung der Zellen.

Noch heute sind unsere Zellen über Plasmabrücken miteinander verbunden und tauschen über diese Verbindungen Information untereinander aus. Benachbarte Körperzellen kommunizieren miteinander, so wie das die Zellen der Volvox tun. Auch unsere Zellen sind in eine extrazelluläre Matrix eingebettet, die ihnen eine gemeinsame Form gibt. Es ist wie bei den frühen Zellverbänden im Wasser, aber es ist alles viel komplexer geworden. Wie Volvox haben auch wir spezielle Zellen, die nur für die Fortpflanzung zuständig sind. Sie bringen Ei- und Samenzellen hervor, für deren Entstehung eine Art der Zellteilung nötig ist, die von der

Teilung der Körperzellen vollkommen verschieden ist. Wir existieren, weil Zellen über vier Milliarden Jahre hinweg aktiv zusammengehalten und zusammengearbeitet haben. Während des gesamten Evolutionsprozesses fanden diese Kooperationen im Einklang mit der Umwelt und als aktive Anpassung an die Umweltbedingungen statt. Vom ersten Einzeller an war daher die Wahrnehmung von Umweltreizen notwendig, um darauf reagieren zu können. Das meinte Jakob Johann von Uexküll, wenn er von den »Merkorganen« der Lebewesen im Funktionskreis mit der Umwelt sprach.

Die Wahrnehmung der Umwelt war also vom Anbeginn des Lebens ein ganzkörperlicher Vorgang. Einzeller hatten noch kein Gehirn. Sie nahmen die Reize der Natur auf eine sehr direkte, urtümliche Weise wahr und reagierten darauf. Einzeller waren sicher nicht zu psychischen Erlebnissen fähig, dennoch waren sie ihrer Umgebungsreize unmittelbar *gewahr*, und das ist eine sehr einfache Form von Bewusstsein oder zumindest eine Vorstufe davon. Unser eigenes Bewusstsein geht auf das Einzellerbewusstsein zurück. Es war schon immer an die Natur angeschlossen.

Diese Erkenntnis hat weitreichende Konsequenzen für das Selbstbild des *Homo sapiens* am Beginn des dritten Jahrtausends, das von materialistischen Sichtweisen auf das Phänomen »Leben« dominiert wird. Im Zeitalter der EDV und Neurowissenschaften glauben Wissenschaftler, erkannt zu haben, dass wir »Biocomputer« seien und unser Geist eine Art Software, die im Gehirn ablaufe. Die Natur und ihre Lebensprozesse belehren uns eines Besseren, wie wir gleich sehen werden.

Die Natur zeigt uns: Wir sind nicht das Gehirn

Dass wir zu mehr Bewusstseinsleistung fähig sind als Einzeller, hängt mit der Arbeitsteilung der Zellen zusammen, die gemeinsam immer komplexere Organe und Funktionsnetzwerke gebildet haben. Dadurch nahmen auch die Fähigkeiten der Lebensformen zu, mit der Umwelt und anderen Lebewesen zu interagieren. Einzeller nahmen den Kontakt mit der Außenwelt durch einfache chemische Reaktionen an ihrer äußeren Hülle wahr. Im Laufe der Evolution entstanden Nervenzellen, um die Wahrnehmung der Umwelt zu intensivieren. Sie verteilten sich wie Sensoren über den gesamten Körper. Neue Sinnesreize entstanden, und die Fähigkeit des Spürens war in die Welt gekommen. Es gab aber lange Zeit kein Zentrum, in dem die Reize verarbeitet wurden. Die Nervenzellen entwickelten sich weiter. Die Evolution »erfand« sogenannte Ganglien. Das sind Knoten, in denen die Nerven besonders dicht miteinander verflochten sind. Die Ganglien verteilten sich über den gesamten Körper. Regenwürmer zum Beispiel enthalten in jedem ihrer Körpersegmente Ganglien, die untereinander über Nervenstränge verbunden sind. Auch unser menschliches Nervensystem besitzt Ganglien an verschiedenen Stellen im Körper. Es sind Schaltzentralen, in denen Biologen die Vorläufer des Gehirns sehen.

Die Organisation dieser Schaltzentralen schritt voran. Aus großen Ganglien gingen die ersten Gehirne hervor. Unser Säugetierhirn ist letztlich ein hochverdichteter und unvorstellbar komplex ausdifferenzierter »Knoten« des Nervensystems, dem genauso wie den Ganglien der Regenwürmer die Aufgabe einer Schaltzentrale zukommt.

Der Grad des Bewusstseins der Lebewesen stieg auf diese Weise im Laufe der Evolution kontinuierlich an. Es gibt keinen Punkt in der Geschichte des Lebens, der die Grenze zwischen »nicht bewusst« und »bewusst« markiert. Bewusstsein war in den Lebensformen von Anbeginn angelegt, auch in den Einzellern, die durch ihre Interaktionen mit der Umwelt die graduelle Entwicklung des Bewusstseins ins Rollen gebracht haben. Natürlich war das ein sehr elementares Bewusstsein, ein »Bewusstseinskeim«. Affen hingegen sind annähernd so bewusstseinsfähig wie wir, und auch andere Säugetiere bringen es auf hohe Bewusstseinsleistungen.

Ich ziehe eine kurze Zwischenbilanz: Die Entstehung des Bewusstseins lässt sich bis zu den Einzellern zurückverfolgen und resultiert aus der Interaktion der Lebewesen mit ihrer Umwelt. Weil die Zellen und Organe der Vielzeller sich immer mehr spezialisierten, kam es zur Ausbildung hochkomplexer Nervensysteme, die über die Verdichtung zu Knoten bis zur Entstehung des Gehirns geführt haben.

Auch unser Gehirn ist daher ein Organ der Interaktion mit der Umwelt. Vor allem aber ist es in die Komplexität des gesamten Organismus eingebettet. Bewusstsein hat immer nur das gesamte Lebewesen, nie das Gehirn allein. Entgegen den Voraussagen mancher Neurowissenschaftler werden wir nie einen Bereich im Gehirn finden, in dem das Bewusstsein »abläuft«. Bewusstsein wird nicht von einem Organ erzeugt, sondern es *entsteht*, wenn ein ganzheitlicher Organismus mit seiner Umwelt interagiert. Das Gehirn ist ein Beziehungsorgan. Es ermöglicht uns die Beziehung zu unserem Lebensraum und zu anderen Lebewesen. An der Entstehung des Bewusstseins sind aber auch andere Organe und Systeme des Organismus beteiligt. Ein Gehirn für sich betrachtet hat weder Bewusstsein, noch ist es in der Lage, einen Gedanken zu formulieren oder Beziehungen einzugehen.

Die Schriftstellerin Diane Ackerman lehrt an der Columbia-Universität in New York. Sie hat sich damit einen Namen gemacht, wissenschaftliche Erkenntnisse in eine leicht verständliche Sprache zu übersetzen. Dabei befasste sie sich auch mit der Frage, ob unser Bewusstsein im Gehirn sitzt, und kam zum folgenden Schluss: »Die Menschen glauben, das Bewusstsein befinde sich im Kopf, doch die neuesten Erkenntnisse der Physiologie besagen, dass das Bewusstsein nicht wirklich im Gehirn sitzt, sondern auf Enzym-Karawanen durch den ganzen Körper zieht und ununterbrochen die Vielfalt von Überraschungen, die wir als Tasten, Schmecken, Riechen, Hören und Sehen bezeichnen, interpretiert.«[112]

Wir wissen heute auch, dass wir im Bauch ein komplexes Nervengeflecht haben, das gehirnähnliche Leistungen erbringt. Deswegen sprechen Biologen vom »Bauchhirn«. Das Bauchhirn ist ein weiteres eigenständiges Zentrum des menschlichen Nervensystems. Neueste Forschungsergebnisse legen nahe, dass es an der Entstehung von Emotionen und Stimmungen beteiligt ist. Der Volksmund irrt sich also nicht, wenn er von einem »Bauchgefühl« spricht. Sogar psychische Störungen können durch das Bauchhirn verursacht werden. Biologen nennen die funktionelle Verbindung zwischen dem Gehirn im Schädel und dem »Gehirn im Bauch« die »Darm-Gehirn-Achse«.

Die Kommunikation zwischen dem Bauchhirn und dem Gehirn erfolgt nicht nur über Nervenzellen und Hormone aus dem Darm, sondern auch mithilfe von Signalen der Darmbakterien. Die Mikroorganismen, die unseren Darm besiedeln, werden also in mehrfacher Hinsicht Teil unserer Körperfunktionen. Sie unterstützen das Immunsystem, helfen bei der Verdauung und beteiligen sich an der Kommunikation zwischen »Bauch-« und »Kopfhirn«.

Der Mediziner, Anatom und Physiologe Hans-Jürgen Scheurle beschreibt das Zusammenspiel zwischen Umwelt, Gehirn und dem übrigen Körper. Auch er bestreitet, dass das Gehirn unser Bewusstsein »produziert«, und sieht die Rolle des Gehirns in der Weckung der Potenziale und Fähigkeiten des gesamten Lebewesens: »So haben Angst und Freude ihren Sitz nicht in den sogenannten Mandelkernen [im Gehirn], sondern im ganzen Leib, in den Augen und auch ›im Herzen‹, wie der Volksmund richtig sagt. Sie werden lediglich von den Hirnkernen geweckt.«[113] Die Behauptung, die Natur und die Lebewesen ließen sich allein auf Materie reduzieren, bezeichnet Scheurle, der auch mehrere medizinische Fachbücher verfasst hat, als »ärgerliches Paradigma, das mit religiösen Glaubensdogmen gemeinsam hat, sich nicht infrage stellen lassen zu wollen«.

Empfinden, wahrnehmen, die Umwelt spüren, sozial interagieren – all das sind Bewusstseinserfahrungen des *gesamten* Organismus und nicht des Gehirns. Moleküle und chemische Reaktionsketten allein sind zu diesen Erfahrungen nicht fähig. Indem wir mit anderen Menschen und Tieren sowie mit unserer Umwelt interagieren, erhalten wir aktiv unser Bewusstsein aufrecht. Das Gehirn steht uns dazu wie gesagt als ein wichtiges Werkzeug zur Verfügung, keine Frage, aber es erzeugt nicht unser Bewusstsein und ist nicht dessen Sitz.

Wir können dem Gehirn durch moderne bildgebende Verfahren auch nicht »beim Denken zusehen«, wie es uns manchmal weisgemacht wird. Die bunten Bilder von Gehirnen, die wir in Büchern und im Fernsehen präsentiert bekommen, sind keine Aufnahmen des denkenden Gehirns. Es handelt sich lediglich um grafisch aufbereitete statistische Diagramme. Die Farben zeigen an, welche Gehirnbereiche bei den Probanden durchblutet werden, wenn sie bestimmte Gedanken oder sonstige Bewusstseinsinhalte haben. Grobe statistische Durchblutungsmuster sind aber kein Beleg dafür, dass an diesen Stellen Gedanken oder

Bewusstsein »erzeugt« wird. Sie bedeuten nur, dass an dem Bewusstseinsinhalt X unter anderem eine Aktivität des Areals Y im Gehirn beteiligt ist, nicht aber, dass die dortigen Neuronen den Gedanken oder einen bestimmten Bewusstseinsinhalt in Form eines chemischen Prozesses hervorbringen. Das Versprechen, unser Bewusstsein in Kürze verstanden und physikalisch im Gehirn »gefunden« zu haben, werden die betreffenden Wissenschaftler ebenso wenig einlösen können wie seit Jahrzehnten das Versprechen, die Entstehung des Lebens aus rein materiellen Prozessen erklären zu können oder die DNS des Menschen »wie ein Buch« zu lesen.

Der bereits genannte Münchner Professor für medizinische Psychologie Ernst Pöppel brachte diese Thematik in seinem Aufsatz folgendermaßen auf den Punkt: »Menschen und Einzeller sind gar nicht so unterschiedlich, wie man zunächst meinen mag. Sie beide vereint das Prinzip des Lebens: sich dorthin zu bewegen, wo die Lebensbedingungen besser sind. Um den Vergleich zwischen ›hier‹ und ›dort‹ herzustellen, brauchen Menschen und Einzeller Organe, um die Welt wahrzunehmen. Sie brauchen Bewertungssysteme und Kategorien. Aus diesem uralten Erbe, das seit Anbeginn des Lebens weitergegeben wird, resultiert unsere heutige Anbindung des Bewusstseins an diese Welt.«[114]

Die Abschaffung des Geistes

Der 1904 geborene und 1981 verstorbene deutsche Physiker Walter Heitler, der Professor an der Universität Zürich sowie am Dublin Institute of Advanced Studies war und dem mehrere renommierte Wissenschaftspreise verliehen wurden, schrieb: »Der Ausdruck ›Geist‹ mag heute, wo ein überbordender Materialismus seine zum Teil recht üblen Blüten treibt, nicht populär sein. Aber eben deshalb müssen wir uns darüber klar werden, was Naturgesetz und Naturerkenntnis ist. Die Natur folgt aus diesem *nicht materiellen geistigen Element*, dem Gesetz. Folglich sind auch geistige Elemente in der Natur selbst verankert.«[115] Damit bezog sich Heitler auf die Tatsache, dass der Kosmos und die Natur mathematisch beschrieben werden können. Ein mathematisches Gesetz sei etwas Geistiges, was allein schon daraus sichtbar sei, dass der menschliche Geist es erkennen kann. Folglich müsse in der Natur und im Kosmos Geist wirken.

Seit dieser Aussage sind mehr als vierzig Jahre vergangen. Der Begriff »Geist« scheint mittlerweile völlig aus der Mode gekommen zu sein. Es wird dem Menschen, der als Naturwesen auch ein Geistwesen ist, schwer gemacht, sich als solches zu empfinden. Der Materialismus, dessen »üble Blüten« Professor Heitler bereits 1970 beklagte, hat sich mittlerweile so weit gesteigert, dass er fast schon zwangsläufig existenzielle Krisen bei vielen Menschen auslösen muss.

Im Jahr 2013 war ich in Mozarts Geburtsstadt Salzburg zu einer Podiumsdiskussion eingeladen, an der auch ein im deutschen Sprachraum bekannter Nachrichtenreporter und Auslandskorrespondent teilnahm, der von zahlreichen Krisen- und Kriegsschauplätzen der Erde berichtet hatte. Als wir uns nach der Veranstaltung miteinander unterhielten, kamen wir über Umwege auf die Neurowissenschaften zu sprechen. Mein sympathischer Gesprächspartner vertraute mir an, dass es für ihn eine große Kränkung sei, wenn manche Neurobiologen verbreiteten, dass er als Mensch nichts weiter als die Summe chemischer Reaktionen im Gehirn sei – dass er selbst praktisch eine Illusion sei, die von einem Computer im Kopf errechnet wird. »Wir werden auf Maschinen reduziert, das finde ich wirklich fürchterlich«, sagte er.

Dass darin eine Kränkung besteht, sieht auch Hans-Jürgen Scheurle so. Er spricht sich klar und deutlich gegen die Reduktion des menschlichen Bewusstseins auf die Gehirnchemie aus: »Die Auffassung, der Mensch sei ein in seiner Innenwelt befangenes Subjekt, ist nicht etwa wertfrei, sondern stellt vielmehr eine *Abwertung des menschlichen Geistes* dar. Die Theorie vom hirngesteuerten Bewusstsein macht aus dem Individuum einen ›Gefangenen des Gehirns‹ ohne eigentliches Dasein. Sie sieht im menschlichen Ich ein von der Welt getrenntes Ego statt eines universal lebendigen Geistes und gesteht dem Menschen nur ein illusionäres, unwirkliches Bewusstsein zu.«[116]

Bei ihrer Degradierung des menschlichen Geistes legen manche Neurowissenschaftler einen erheblichen Unfehlbarkeitsanspruch an den Tag. So stellen der deutsche Gehirnforscher Gerhard Roth und einige seiner Kollegen ihre Erkenntnisse in eine Reihe mit den Errungenschaften von Kopernikus, Charles Darwin und Sigmund Freud.[117] Kopernikus habe der Menschheit die erste große Kränkung zugefügt, als er erkannte: Die Erde ist nicht der Mittelpunkt des Universums. Ein weiteres Mal gekränkt wurde die Menschheit durch Darwins Erkenntnis, dass wir aus dem Tierreich stammen und nicht die Krone der Schöpfung sind. Wie gesagt fühlen sich noch heute viele Menschen durch diese Tatsache beleidigt. Der dritte große Faustschlag ins Gesicht der Menschheit ging von Freud aus: Wir sind nicht Herr im eigenen Haus, sondern unser Handeln ist durch unser Unbewusstes stark beeinflusst. Nun erfolge, so Roth, die nächste große Kränkung der Menschheit durch die Erkenntnisse der modernen Neurobiologie, wonach das Ich ein reines Konstrukt des Gehirns sei, also eine Illusion auf chemischer Basis. Es gäbe nichts Geistiges, nur Materie. Auch der freie Wille sei eine Illusion, die uns das Gehirn vorspielt.

Als der Physikprofessor Walter Heitler vor über vierzig Jahren den »überbordenden Materialismus« und seine »zum Teil recht üblen Blüten« beklagte, war ihm noch nicht bewusst, welche Blüten der Materialismus am Anfang des dritten Jahrtausends noch treiben würde. Als eine der übelsten dieser Blüten kann sicher die soeben beschriebene Reduktion des Geistes der Menschen und der Tiere auf reine Gehirnchemie bezeichnet werden. Einsteins Hoffnung, die Wissenschaft werde »die kosmische Religiosität von Mensch zu Mensch weitergeben«, hat sich offenbar bis jetzt nicht erfüllt.

Ich wage zu behaupten, dass das materialistische Weltbild durch unsere Erziehung und unser Ausbildungssystem tief in uns verpflanzt wurde. Das Dogma der neuesten Zeit, unser Geist sei die Software, die auf einem Biocomputer installiert sei, und alles Lebendige sei im Kern nichts anderes als Materie, beeinflusst das menschliche Selbstbild und die Art und Weise, wie wir die Natur wahrnehmen. Da bleibt nichts wahrhaft Lebendiges mehr übrig. Die Abschaffung des Geistes scheint geglückt.

Ich nahm einmal als Gastreferent an einer Konferenz von Psychotherapeuten teil. Einige davon berichteten, wie die Vorstellung, nur ein Gehirn zu sein, Menschen krank macht. Insbesondere Personen mit mangelnder Resilienz – das ist die Fähigkeit, Krisen aus eigener Kraft zu kompensieren – würden durch das medial verbreitete Menschenbild mancher Neurowissenschaftler vermehrt die Psychotherapie aufsuchen. Es käme zu Störungen der eigenen Wahrnehmung, zu Angstgefühlen und dem subjektiven Empfinden, dem Gehirn und seiner Chemie vollständig ausgeliefert zu sein. In einzelnen Fällen habe die Vorstellung, selbst das Gehirn zu *sein*, sogar zu Psychosen geführt. Konsequent zu Ende gedacht, laufen die Bemühungen der neuzeitlichen »Neuro Science« in der Tat darauf hinaus, uns weiszumachen, dass wir in einer Welt der Gehirne leben. Wir selbst und unsere Mitmenschen erscheinen dann als Marionetten der grauen Zellen, die sich in der Höhle des Schädels verstecken und von dort aus die Fäden ziehen. Jede einzelne unserer sozialen Beziehungen mit einem anderen Menschen oder einem Tier sei somit bloß die Beziehung mit einem anderen Gehirn.

Es ist nachvollziehbar, dass die Idee einer Welt der Gehirne, die leer von jeglichem Geist ist, bei labilen Menschen zu Psychosen führen kann. Vor allem aber käme es – so berichteten mir die Psychotherapeuten aus ihrer Praxis – bei einigen ihrer Klienten zum endgültigen Abbröckeln jeglichen Sinnempfindens, wenn öffentliche Aussagen vermeintlicher Autoritäten der Gehirnforschung unreflektiert übernommen werden.

Äußerst bemerkenswert ist folgender Umstand. Psychiater stellen das gehäufte Auftreten von Störungen fest, die als »Derealisation« und »Depersonalisierung« bezeichnet werden. Das bedeutet, die betroffenen Patienten nehmen sich selbst und ihre Umwelt nicht mehr als real wahr. Sie sehen die Häuser in der Stadt als zweidimensionale Kulissen – etwa so, als wären sie auf Pappe gemalt und aufgestellt worden. Das ist das Symptom der Derealisation. Die Welt wirkt plötzlich wie eine Illusion auf einer Bühne. Schließlich empfinden viele der Betroffenen auch sich selbst als unwirklich. Das ist das Symptom der Depersonalisierung. Sie fühlen sich wie Roboter und nehmen auch andere Menschen roboterhaft wahr. Wenn sie sich bewegen, haben sie den Eindruck, diese Bewegung nicht selbst durchgeführt zu haben. Das kann so weit gehen, dass das Ich-Empfinden verschwindet.

Die Zunahme dieser Störungen ist mit großer Wahrscheinlichkeit *unter anderem* auf das medial verbreitete Weltbild der modernen Neurowissenschaft zurückzuführen, deren Vertreter uns tagein, tagaus erklären, dass unser Ich genauso wie die Welt da draußen eine Illusion sei und uns durch das Gehirn »vorgegaukelt« werde. Ist es wirklich verwunderlich, wenn Menschen unter diesen Einflüssen allmählich beginnen, sich *tatsächlich* als unreal und als bloße Maschinen wahrzunehmen? Wenn wir uns so sicher sind, dass wir Konstrukte des Gehirns sind und unser Bewusstsein sowie unser Ich gar nicht wirklich existieren, wieso stufen Psychiater solche Patienten dann als »krank« ein und geben ihnen teilweise Medikamente? Wären Derealisation und Depersonalisierung nicht vielmehr die Erkenntnis der Welt, wie sie wirklich ist? Offensichtlich glaubt niemand in letzter Konsequenz, dass das Weltbild der »Neuro Science« stimmt, sonst würden die genannten psychischen Störungen nicht als Erkrankungen, sondern als eine Art »Erleuchtung« gelten.

Interessant ist, dass die Naturerfahrung gegen die Symptome der Derealisation und Depersonalisierung hilft. Ich führte persönlich ein Gespräch mit einem Betroffenen, der sich nur mehr als lebloser Roboter in einer Welt der Kulissen wahrnahm. Nachdem wochenlange Therapien nichts geholfen hatten, fuhr er aufs Land und verbrachte viel Zeit an einem Fluss. Er war »weg« von den Einflüssen der Gesellschaft, »weg« von seinem krankmachenden Arbeitsplatz. Dafür war er nunmehr umgeben von Heilungscodes der Natur, die während seiner intensiven Aufenthalte an dem Fluss auf ihn einwirkten. Seine Sinneswahrnehmungen wurden durch das Spüren des Wassers und der Steine, das Hören der Vögel, das Riechen der Düfte und das Sehen der Pflanzen und Tiere aktiviert. Dadurch kam es zu einem Wiederanschluss an die Welt. Binnen weniger Tage fing er an, sich wie früher zu »spüren«. Er nahm sich selbst, die Umwelt und seine Mitmenschen wieder als real wahr. Die vielen natürlichen Sinneseindrücke hatten dies bewerkstelligt.[118]

Schon lange müssen wir an unseren Arbeitsplätzen wie Maschinen »funktionieren«, um der übergeordneten Matrix namens

»Wirtschaft« zu dienen. Die Natur und die Prozesse des Lebens hätten keinen Wert mehr in unserer Gesellschaft, wirtschaftliche Interessen seien übergeordnet – dieses Märchen hat sich in die Köpfe der Menschheit gebohrt. Wir sind entwurzelt, von unserer Natur entfremdet. Es ist kein Wunder, dass mittlerweile auch der Mensch selbst durch seine »Kultur des Funktionierens« zur geborenen Maschine erklärt wurde.

Ein wichtiger Heilungscode der Natur besteht darin, dass die Erfahrung der Natur uns dabei hilft, uns von diesem aufgeprägten Materialismus zu befreien und unser angeknackstes Selbstbild zu reparieren. Wie gesagt haben die Tiere und Pflanzen mit unserer Identität weitaus mehr zu tun als Betonwüsten, wirtschaftliche Interessen und das Menschenbild des Radikalmaterialismus. Beobachten wir die Wildtiere im Wald: Sie wissen nichts davon, dass sie von immer mehr Menschen für das Ergebnis chemischer Reaktionen gehalten werden, die Wissenschaftler irgendwann vielleicht auch im Reagenzglas ablaufen lassen können. Obwohl wir sie zu etwas Materiellem erklärt haben und jegliche Lebenskraft oder alles Geistige aus unserem Denken verbannen, können wir an den Lebens- und Wachstumsprozessen der Tiere und Pflanzen, auf die unsere Biophilia anspricht, neu erkennen, was Leben bedeutet.

Bleiben wir noch ein wenig bei den Tieren, weil diese uns verwandtschaftlich näher sind als die Pflanzen und wir uns leichter in sie hineinversetzen können. Das Fuchsbewusstsein ist nicht nur im Gehirn. Der Fuchs bewohnt seinen Leib als ganzheitliches Wesen. Mehr noch: »Das wahrnehmende Ich lebt nicht nur im Leib«, schreibt Hans-Jürgen Scheurle, »sondern auch im umgebenden Raum, in den Dingen.« Er meint damit zwar uns Menschen, doch dasselbe lässt sich auf Tiere übertragen. Die Lebensprozesse des Fuchses im Wald überschreiten ständig seine Körpergrenzen. Das

Ich des Fuchses lebt in den Bäumen, die ihn umgeben, in der Erde, in die er seinen Bau gegraben hat, im Laub, das er unter seinen Samtpfoten spürt. Seine gesamte Identität ist diesem Funktionskreis mit der Natur entsprungen und nach wie vor in diesen eingebettet. Die Natur rund um den Fuchs wird in gewisser Weise ein Teil von ihm, fließt in die Entstehung seines Bewusstseins ein und wird zugleich Bewusstseinsinhalt. Er schleppt eine Aura mit sich, aber nicht in einem esoterischen Sinne. Die Aura des Fuchses im Wald ist die Natur in seinem Umfeld. Der Fuchs wird der Dinge der Natur, die ihn umgeben, gewahr. Sie sind potenzielle Objekte, mit denen er interagieren kann. Der Baum ist nicht bloß ein Baum, sondern eignet sich zum Klettern. Der Bach ist da, um den Durst zu stillen, das Loch im Felsen ist ein gutes Versteck, der weiche Waldboden hinter der Eiche eignet sich besonders gut zum Graben. Das Bewusstsein des Fuchses ist ständig auf die Objekte seines Lebensraums ausgedehnt.

Die Bäume sind außerdem tatsächlich da und werden dem Fuchs nicht durch sein Gehirn als Illusion vorgegaukelt. Das Gehirn konstruiert keine Wirklichkeit, die nicht real vorhanden ist, sondern es *re*-konstruiert die Welt, die der ganze Organismus über Sinneseindrücke wahrnimmt. Wenn der Fuchs unter seinen Pfoten die raue Oberfläche eines Felsens spürt, dann spürt er den Fels *an seiner Pfote* und nicht in seinem Gehirn. Weder der Fels noch die Pfote und auch nicht das Gefühl in der Pfote sind Konstrukte des Gehirns. Sie sind wirklich da. In das Bewusstsein des Fuchses fließen während seines Streifzugs durch den Wald alle Sinnesreize ein. Er sieht, riecht, hört und spürt. Sein gesamter Organismus ist aktiv. Wahrnehmung ist immer etwas Ganzheitliches. Die Nerven in den Pfoten sind aktiv, die Augen nehmen Farben wahr, die Ohren hören das Rauschen des Windes, und die Nase wittert eine Fährte. Neuronen im gesamten Körper des Fuchses feuern, das

»Bauchhirn« kommuniziert mit dem Gehirn im Schädel. In Summe entsteht der Bewusstseinszustand des Fuchses.

Wer könnte angesichts dieser Komplexität noch auf die Idee kommen, Bewusstsein entstünde allein »im Gehirn«? Das Fuchsbewusstsein ist auch in den Pfoten, denn dort spürt der Fuchs den Waldboden. Es ist, wie gezeigt, sogar im Wald zu Hause, denn er sieht die Rotkiefer dort, wo sie steht, also im Wald und nicht im Gehirn. Das Bewusstsein ist an die Umwelt angeschlossen: Der Fuchs bewohnt seinen ganzen Leib und seine Umwelt. Er ist eine öko-psychosomatische Einheit. Die Vorstellung, dass er die Dinge »im Gehirn« sieht, spürt, hört, riecht, ist falsch. *Wir müssen das Bewusstsein dem Fuchs zuschreiben und nicht dem Gehirn.*

Schon LUCAs Urbewusstsein war, wie beschrieben, die Summe seiner einfachen Sinneswahrnehmungen und seiner simplen Umweltinteraktionen. An diesem Grundprinzip hat sich bis heute nichts geändert. Geändert hat sich jedoch die Komplexität bei Mensch und Tier. Das Bewusstsein des Menschen oder des Fuchses ist ein »höheres« Bewusstsein als bei Einzellern, weil unsere Möglichkeiten, mit der Umwelt zu interagieren und soziale Beziehungen zu erhalten, im Vergleich zu LUCA zugenommen haben. Wir Menschen und der Fuchs sind daher auch in viel höherem Maße fähig, psychisches Leid und körperlichen Schmerz zu empfinden als eine Amöbe oder die Volvox-Kugel. Auf dieser Leidensfähigkeit beruhen die besonderen ethischen Grundsätze, die wir im Umgang mit anderen Menschen einhalten sollten. Auch das Handeln gegenüber Tieren bedarf – das versteht sich von selbst – höherer ethischer Grundsätze als gegenüber der Amöbe und der Volvox. Das betone ich nur, damit nicht der Eindruck der »Gleichmacherei« vom Einzeller bis zum Menschen entsteht.

Die Wiederentdeckung des Geistes

Der 1961 verstorbene große Schweizer Psychiater und Psychoanalytiker C.G. Jung schrieb, dass die Menschen durch zu viel Zivilisation »schmutzig« geworden seien und dass wir, wann immer wir mit der Natur in Berührung kämen, sauber würden.[119]

Jung sah, ähnlich wie Einstein, im Kosmos und in der Natur eine geistige Kraft wirken. Seine gesamte Arbeit als Psychiater und Psychoanalytiker war von dieser Überzeugung geprägt. Auch das menschliche Bewusstsein war für ihn, ganz anders als für viele zeitgenössische Neurobiologen, nicht auf rein materielle Vorgänge reduzierbar. Jung brachte zum Beispiel seine Liebe zu Pflanzen zum Ausdruck, indem er schrieb, besonders Bäume seien geheimnisvoll und erschienen ihm wie die Verkörperung des verborgenen Sinns des Lebens. Aus diesem Grund fühlte er sich in den Wäldern der tiefsten Bedeutung und der ehrfürchtig inspirierenden Wirkung des Lebens am nächsten.[120] Jung suchte und fand in der Natur und ihren Lebensprozessen Sinn und Bedeutung.

Viktor Frankl, Neurologe, Psychiater und Begründer der Logotherapie, beklagte »das Leiden am sinnlos gewordenen Leben«.[121] Das Fehlen von Sinn mache krank, so Frankl, während das Sinnempfinden eine Voraussetzung für psychische und körperliche Gesundheit sei. Die Sinnsuche in der Natur wird freilich erschwert oder unmöglich gemacht, wenn man die Natur und sogar das eigene Bewusstsein auf molekulare Einzelteile reduziert. Im Zeitalter des radikalen Materialismus ist der scheinbar fehlende Sinn mit Sicherheit ein Grund für die Zunahme psychischer sowie körperlicher Störungen.

Der deutsche Arzt und Medizinprofessor Arndt Büssing an der Universität Witten-Herdecke beschäftigt sich mit der Bedeutung der menschlichen Sinnsuche in der Entstehung von Krankheit und Gesundheit. Er verwendet im Zusammenhang mit dieser Sinnsuche den Begriff »Spiritualität«. Das ist ein menschliches Urbedürfnis, das losgelöst von religiösen Konfessionen in uns existiert. Spiritualität sei, so Büssing, die Suche nach Sinn und Bedeutung, nach dem eigenen Ursprung. Darin wird bereits deutlich, dass auch die Frage nach dem Ursprung des Lebens mit der menschlichen Spiritualität tief verbunden ist. Büssings Definition von Spiritualität umfasst deswegen das Gefühl der Verbundenheit mit anderen, mit der Natur und mit den geistigen Kräften, die im Lebendigen und in der Natur wirken.[122] Wenn es nichts Geistiges mehr in der Natur zu finden gibt, weil es »abgeschafft« wurde, wird dem menschlichen Urbedürfnis nach Spiritualität ein Teil seiner Grundlage entzogen. Die Spiritualität gerät gleich in zweifacher Hinsicht in die Krise. Spiritualität manifestiert sich nämlich in einem Entwicklungs- und Bewusstseinsprozess des jeweiligen Menschen. Folgt man dem radikalen Materialismus, soll aber auch das Bewusstsein reine Illusion sein. In diesem Weltbild wird der Natur das Geistige entzogen und dem Menschen das Bewusstsein. Beides sind Grundzutaten für spirituelles Sinnempfinden.

Nun dürfen wir aber eins nicht vergessen: Trotz aller Versuche der modernen Wissenschaften, das Leben und das Bewusstsein auf der rein materiellen Ebene zu erklären, ist dies, wie gesagt, bisher ja nie gelungen. Es bleibt bei unzähligen Versprechen, die nie eingelöst wurden. Weder konnte Lawrence Krauss glaubhaft machen, dass ein »Universum aus dem Nichts« entstehen kann, noch ist es je einem Biologen geglückt, durch bloße chemische Reaktionen aus lebloser Materie Leben hervorzubringen. Bis in die 1980er-Jahre verkündeten Forscher über öffentliche Sprachrohre, die Entstehung des Lebens durch reine Ursuppenchemie demnächst erklären zu können, doch es ist still geworden auf diesem Feld – seit Jahrzehnten.

Wir vernehmen seit vielen Jahren die selbstsicheren Voraussagen der Neurowissenschaftler, bald die Gedanken der Menschen im Gehirn lesen zu können. Die Gehirnforschung ist aber Äonen weit davon entfernt, schlüssig erklären zu können, wie aus reiner Chemie subjektive Gedanken und Empfindungen entstehen sollen. Es reicht nicht aus, die Physik der Farbe Grün zu kennen sowie zu wissen, wie grünes Licht in unserem Gehirn verarbeitet wird. Wenn wir die grünen Blätter eines Baums sehen, ist damit die *Erfahrung* des Grüns verbunden. »Es« sieht nicht Grün in uns, sondern *wir* sind es, die Grün sehen. Wir erfahren, *wie* es sich anfühlt, eine Farbe zu sehen, Sinneseindrücke zu haben, Gefühle zu haben. Dieses »Wie« kann kein Neurochemiker oder -physiker dieser Welt erklären.

Der Professor für Philosophie und Kognitionswissenschaften David Chalmers an der Australian National University in Canberra leitet dort das Zentrum für Bewusstseinsforschung. Chalmers zählt zu den weltweit einflussreichsten zeitgenössischen Philosophen, die sich mit dem menschlichen Geist befassen. Er ist bekannt für seine Unterscheidung zwischen dem einfachen und dem schwierigen Problem der Bewusstseinsforschung. Relativ einfach zu lösen sind psychische Erscheinungen, die nicht mit subjektivem Erleben verbunden sind. Wie verarbeiten wir Geräusche auf der physikalischen Ebene? Wie geht das Lernen? Wie entstehen Bewegungsimpulse? All diese Fragen lassen sich lösen. Derzeit völlig unlösbar sind hingegen die *schwierigen* Probleme der Bewusstseinsforschung. Immer wenn wir etwas subjektiv erleben, wenn wir erfahren, wie sich etwas anfühlt, stehen wir vor einem wissenschaftlichen Rätsel. Denn chemische Reaktionen können nichts empfinden. Wäre der Mensch eine materielle Maschine, würde er gehen, um zu gehen, reden, um zu reden, schlafen, um zu schlafen. Er könnte vieles tun, was auch wir bewussten Menschen tun. Es wäre aber niemand anwesend, der die Erfahrung hat, *wie* es ist, all das zu tun. Auch die Wesenheit des Fuchses, der durch den Wald streift, ist im Leib und in der Welt präsent. Der Fuchs empfindet die Qualität des Fuchsseins, er »weiß« also, *wie* es sich anfühlt, ein Fuchs zu sein. Er weiß, wie es ist, ein Loch in den Waldboden zu graben oder beim Klettern die Rinde des Baums unter seinen Pfoten zu spüren. Es ist nur dieser eine Fuchs, der Zugriff auf seine Innenperspektive hat. Niemand anders wird je in den Bewusstseinsstrom des Fuchses einsteigen und dieser Fuchs *sein* können, auch dann nicht, wenn wir jedes Detail der füchsischen Gehirnchemie verstanden haben und im Labor nachbilden können.

Chalmers nimmt aber keine Trennung zwischen Materie und Geist vor und geht davon aus, dass das Bewusstsein eine Art Naturkonstante sei. Ihm zufolge hat Materie sowohl physikalische als auch nicht physikalische Eigenschaften. Letztere äußern sich bei Mensch und Tier als subjektive Erlebnisgehalte, die der australische Philosoph als *Qualia* bezeichnet.[123]

Es gibt materielle Prozesse, die das Leben begleiten, aber das Leben erschöpft sich nicht in diesen. Wer glaubt, einen Baum verstanden zu haben, weil er ihn bis aufs Letzte in seine Einzelteile zerlegt hat, der irrt sich. Es fehlt der Kitt, der alles zusammenhält.

Die Zeitalter der Kulturen kommen und gehen. Es wird auch eine Wissenschaft *nach* dem Radikalmaterialismus geben. In früheren Jahrhunderten erklärte man sich den Menschen als mechanisches Wesen aus Zahnrädern und Hebeln. Der Stand der Technik spiegelte sich schon immer im Menschenbild der jeweiligen Zeit wider. Heute leben wir im Zeitalter der EDV und betrachten den Menschen als Computer. Wer glaubt, wir hätten den Höhepunkt unseres Wissens über Mensch und Natur erreicht, der möge einen Blick in die Geschichtsbücher werfen. Eine andere Zeit wird kommen, und alles wird sich wandeln. Ich persönlich bin fest davon überzeugt, dass die Menschheit wieder zu einer ganzheitlichen Sicht der Dinge zurückkehren wird. Die Natur zeigt uns, wie es geht. Wir können nach wie vor ungemein viel über uns selbst aus ihr lernen. Deswegen werden uns Pflanzen und Tiere, Wiesen und Auen, Berge und Wälder immer wie magisch anziehen. In diesem Zusammenhang bietet die Natur uns einen weiteren wichtigen Aspekt des »Being-away«: weg sein von einer Gesellschaft, in der wir schon lange funktionieren müssen wie Maschinen und die uns jetzt sogar zu Maschinen von Geburt an erklärt hat.

Die Erkenntnis aus der Natur, dass wir mehr sind als das, ist der vielleicht wichtigste Heilungscode der Natur im 21. Jahrhundert.

Kurz & bündig
Die wichtigsten Inhalte dieses Kapitels in aller Kürze

Viele namhafte Wissenschaftler haben sich gegen eine materialistische Sichtweise der Natur und der Lebensprozesse ausgesprochen, darunter der Zoologe Jakob Johann von Uexküll, der Entdecker des Funktionskreises zwischen den Lebewesen und ihrer Umwelt. Der 1981 verstorbene deutsche Physiker Walter Heitler warnte vor dem »überbordenden Materialismus«, der »üble Blüten treibt«. Albert Einstein war Pantheist, das heißt, er ging von einer geistigen Kraft aus, die im gesamten Kosmos und in der Natur gegenwärtig ist. Auch C. G. Jung wandte sich gegen den Materialismus und erkannte in der Natur eine geistige Kraft.

Es kam alles ganz anders, als es sich frühere Koryphäen der Wissenschaft wünschten. Der Mainstream der Biologen versucht, sämtliche Lebensprozesse auf bloße materielle Chemie zu reduzieren. Manche wollen im chemischen Molekül der DNS sogar die formende Lebenskraft *eĩdos* gefunden haben, die Aristoteles in den Lebensformen vermutete. Andere sehen im DNS-Molekül den »unbewegten Beweger«, den er hinter den Lebensprozessen sah.

Die ersten Lebewesen vor vier Milliarden Jahren sollen sich aus urzeitlichen Pfützen auf Steinen, aus Lehmpartikeln oder aus Fettaugen im Wasser erhoben haben. Das Bemühen vieler Biologen, um jeden Preis eine rein auf Chemie basierende Erklärung für die Initialzündung des Lebens zu finden, ist entgegen aller Versprechen seit etlichen Jahrzehnten ohne Erfolg geblieben. Ähnlich wie in der Biologie scheitern bisher auch die Versuche der Physiker, die Entstehung des Universums »aus dem Nichts« glaubhaft zu machen.

Der Radikalmaterialismus gipfelte bisher in der Behauptung zeitgenössischer Neurowissenschaftler, das menschliche Bewusstsein ließe sich ebenfalls *ausschließlich* auf chemische Vorgänge im Gehirn zurückführen. Dasselbe gelte für das Tier-Bewusstsein. Wir selbst werden für identisch mit unserem Gehirn erklärt, und Neurowissenschaftler vertreten die Vorstellung, wir befänden uns in der Schädelhöhle und seien durch Leitungen an unsere Wahrnehmungsorgane angeschlossen. Die Beziehung eines Menschen zu einem anderen Menschen oder zu einem Tier bedeutet so zu Ende gedacht, dass ein Hirn durch seine neuronalen Schaltkreise wie ein Roboter in eine Assoziation mit einem anderen Hirn hineingezwungen wird. Der Mensch sei eine Maschine, sein Geist die Software. Dieses neue Menschenbild löst bei vielen von uns Unbehagen bis hin zu psychischen Beschwerden aus, da damit ein gravierender Eingriff ins menschliche Selbstbild und in unser Sinnempfinden verbunden ist.

Bereits im Einzeller LUCA war ein »Bewusstseinskeim« angelegt. Bewusstsein war von jeher eine Eigenschaft des *gesamten*

Lebewesens, das im Funktionskreis mit der Umwelt steht. Es lässt sich nicht auf ein Organ reduzieren. Am Beispiel des Fuchses habe ich erklärt, warum Bewusstsein nicht »im Gehirn erzeugt« wird.

Seit der Entdeckung des Bauchhirns wissen wir, dass Gefühle und Stimmungen auch von dort ausgehen. Mit dem Begriff »Bauchgefühl« hatte der Volksmund also immer schon recht. Bewusstsein entsteht durch die Interaktion eines ganzheitlichen Lebewesens mit der Umwelt und mit anderen Lebewesen. Bewusstsein überschreitet unsere Körpergrenzen und ist auch in der Welt zu Hause.

Das Leben bleibt ein ungelöstes Rätsel und behält seine Bedeutung, die über rein materielle Chemie hinausgeht. In dieser Einsicht besteht der vielleicht wichtigste Heilungscode der Natur im 21. Jahrhundert.

Kapitel 7

Die Zukunft der Öko-Psychosomatik

Ein neues Fundament für die Öko-Psychosomatik

Bereits die herkömmliche Psychosomatik musste sich gegen Widerstände in der Medizin durchsetzen, obwohl es überzeugende Beweise für die untrennbare Einheit aus Psyche und Körper gibt. Die Öko-Psychosomatik wird auf ihrem Weg aus der Nische mit Sicherheit auf noch größere Widerstände treffen, da sie den Menschen sogar als über seine Körpergrenzen hinaus erweitertes Lebewesen betrachtet, wie wir es in diesem Buch getan haben. Das ist das genaue Gegenteil des medizinischen Trends, alles immer weiter auseinanderzupflücken.

Es gibt noch keine einheitliche, wissenschaftlich etablierte Definition des Begriffs Öko-Psychosomatik. Nachdem mir das Wort als naheliegende Beschreibung der Mensch-Natur-Medizin bei der Arbeit an meinem Buch *Der Biophilia-Effekt* in den Sinn gekommen war, stellte ich fest, dass es in den frühen 1990er-Jahren bereits in Verwendung war. Die Psychologin Sigrun Preuss schrieb ein Buch mit dem Titel *Ökopsychosomatik*. Bereits der Untertitel machte klar, dass es dabei um Umweltbelastungen ging, aber nicht um die Naturheilkräfte von Pflanzen und Tieren.[124] Das Buch beschrieb die psychischen und körperlichen *Beschwerden*, die durch Schadstoffe, Lärm und Elektrosmog ausgelöst werden. Beispielsweise hatte es die Entstehung von Migräne durch elektromagnetische Strahlung zum Inhalt. Preuss verstand die Öko-Psychosomatik also als eine etwas weiter gefasste Form der *Umwelttoxikologie*. Das ist die Lehre von den Schadwirkungen der modernen Umwelt auf den Menschen.

Das Online-Wörterbuch der Psychologie im Spektrum-Verlag beschreibt Öko-Psychosomatik ebenfalls *ausschließlich* als Lehre von den Umwelteinflüssen, die Psyche und Körper schädigen.[125] Da Spektrum zu den international führenden Wissenschaftsverlagen gehört, können wir diese Definition am ehesten als die bisher gültige betrachten. Doch bereits der Umweltmedizin ist der »Vorwurf« zu machen, dass sie sich praktisch nur mit der Wirkung von Umweltschadstoffen beschäftigt, obwohl das Wort »Umweltmedizin« an sich die heilenden Wirkungen der Natur mit umfassen sollte.

Die bisher verwendete Definition der Öko-Psychosomatik ist nicht zufriedenstellend. Wir dürfen diesen Begriff auf keinen Fall zu einem weiteren Synonym für »Umwelttoxikologie« machen.

Meine Recherche ergab, dass hingegen der Psychotherapeut und emeritierte Psychologieprofessor Hilarion Petzold »Öko-Psychosomatik« für das psychotherapeutische Wirkungsspektrum der Natur benutzte: »Besonders die psychischen Effekte der Gartengestaltung sind beeindruckend und haben uns schon vor vielen Jahren veranlasst, gartentherapeutische Praxis in die psychotherapeutischen und soziotherapeutischen Behandlungen einzubeziehen«[126], schrieb Petzold und rückte in seiner Beschreibung der »ökopsychosomatischen Kur« unter anderem die »Selbstgestaltung und Selbstverwirklichung« beim aktiven Tun im Garten ins Zentrum[127]. Er befasste sich mit der Erlebnispädagogik und der Naturmeditation, bei der sich der Mensch als »dem Lebendigen und dem Kosmos zugehörig« erfahre.[128] Bei Petzold ist die Öko-Psychosomatik vor allem ein Bestandteil der von ihm mitbegründeten *Integrativen Therapie*, eines Psychotherapieverfahrens, das in Deutschland nicht anerkannt ist, wohl aber in Österreich.

Dieser Ansatz berücksichtigt die heilsamen Aspekte der Naturerfahrung im psychologischen Sinn. Eine auf bestimmte psychotherapeutische Schulen und Angebote zugeschnittene Öko-Psychosomatik schließt allerdings jene Menschen aus, die sich von der schulenspezifischen Herangehensweise der jeweiligen Therapeuten-Szene nicht angesprochen fühlen. Selbst unter Psychotherapeuten sind die verschiedenen Schulen umstritten. Die Öko-Psychosomatik würde sich nur schwer aus diesem Kontext lösen lassen, um sich als eigenständige Wissenschaft in Medizin und Biologie zu etablieren.

Wenn wir den Nutzen der Natur für die Psychotherapie und die Lehre von den Umweltschadstoffen miteinander verbinden, haben wir außerdem erst zwei Drittel der Öko-Psychosomatik beisammen. Schon berufsbedingt würde ich dann das Fehlen der zellulären, organischen, biochemischen Ebene bedauern. In diesem Buch wurde klar, dass wir auch auf stoffliche und organische Weise in einen Funktionskreis mit der Natur eingebettet sind, der für unsere Gesundheit unerlässlich ist. Erst der Ansatz der biomedizinischen Forschung macht die Öko-Psychosomatik komplett, sodass auch Naturwissenschaftler und jeder Arzt an ihr partizipieren können. Forschungsmethoden wie die Blutabnahme direkt im Wald oder die Laboranalyse von Veränderungen in unserem Immunsystem, im Hormonhaushalt oder am Herzen, die während des Kontakts zu Pflanzen oder Tieren auftreten, haben erst vor wenigen Jahren Einzug in die Erforschung der Mensch-Natur-Beziehung genommen, und hier haben sich vor allem Qing Li und andere fernöstliche Mediziner und Biologen mit dem Konzept der Waldmedizin als Pioniere verdient gemacht. Durch diese rein naturwissenschaftlichen Methoden, die von der evidenzbasierten Medizin anerkannt sind, wird die Öko-Psychosomatik zu einer *neuen* Wissenschaft, deren Etablierung weit über psychotherapeutische und sozialpädagogische Nischen hinaus nun nichts mehr im Weg steht.

Als Fundament für das interdisziplinäre Gemeinschaftsprojekt der Öko-Psychosomatik schlage ich folgende Definition vor, um die bisherige Reduzierung auf eine bloße Schadstofflehre zu überwinden:

> Die Öko-Psychosomatik ist die evidenzbasierte Wissenschaft vom stofflichen sowie nichtstofflichen Einfluss der Pflanzen, Tiere und Ökosysteme auf die körperliche und psychische Gesundheit des Menschen, der dabei als über seine Hautoberfläche erweitert gedacht wird. Er ist, wie jedes Lebewesen, in einen evolutionsbedingten Funktionskreis mit seinem natürlichen Lebensraum eingebettet.
> Die Öko-Psychosomatik erforscht:
> (1) die medizinischen Wirkungen des Natur- und Tierkontakts auf der organischen Ebene (Soma) sowie auf die Psyche,
> (2) die Rolle der Umweltschadstoffe bei der Entstehung von körperlichen sowie psychischen Erkrankungen und
> (3) die Rolle des fehlenden Einflusses von Natursubstanzen und natürlichen Sinnesreizen bei der Krankheitsentstehung.
> Aus diesen Erkenntnissen leitet die Öko-Psychosomatik Therapieverfahren ab, deren Wirksamkeit sie prüft. Biomedizinische Feld- und Labormethoden sind Bestandteil der öko-psychosomatischen Forschung.

Mit diesem *Vorschlag* lade ich Wissenschaftler, Ärzte und Therapeuten ein, sich an der weiteren Verbreitung und Etablierung der Öko-Psychosomatik zu beteiligen, den Begriff zu verwenden und sie als zukunftsfähige Forschungsdisziplin gemeinschaftlich mitzugestalten. Bereits bestehende Wissenschaften, in denen die Wechselwirkungen zwischen Mensch und Natur untersucht werden, könnten von nun an unter dem Dach der Öko-Psychosomatik vereint werden. In letzter Konsequenz sollte dieser Ansatz auch Berücksichtigung in der Tiermedizin finden, denn so wie wir Menschen sind die Tiere als öko-psychosomatische Wesen zu betrachten. Die Erkenntnisse aus diesem Buch lassen sich in modifizierter Form auch auf die veterinärmedizinische Forschung übertragen.

Die öko-psychosomatische Klinik

Im ersten Kapitel habe ich darüber berichtet, wie sehr ein Wald meinem Sohn und mir während eines langen und strapaziösen Krankenhausaufenthalts half, unsere psychischen Kräfte zu regenerieren. Jeden Tag, wenn wir durch den Wald spazierten und uns andere Patienten entgegenkamen, stellte ich mir vor, wie der Wald in Zukunft durch die Klinik aktiv ins Konzept eingebunden werden könnte. Auch für die Ärzte, Psychologen und Krankenschwestern würde ein »Klinikwald« Vorteile bringen, weil sie sich darin nicht nur erholen könnten, sondern der Wald ihnen auch das »Being-away«, das Wegsein, vom belastenden Klinikalltag ermöglichte.

Was ich Ihnen bisher nicht verraten habe: In dem Waldgebiet neben dem Krankenhaus gab es auch eine Wildtierstation, in der Wildtiere gepflegt wurden, die in Not geraten waren. Dort lebte zum Beispiel Elsa, ein verletztes Eichhörnchen. Elsa ging jedes Mal, wenn wir sie besuchten, offen und ohne Furcht auf uns zu. Sie kletterte an unseren Armen hoch und setzte sich auf unsere Schultern. In diesen Momenten konnten mein Sohn und ich den belastenden Krankenhausaufenthalt völlig hinter uns lassen. Wir waren »weg« davon. Die Wildtierstation beherbergte Rehe, Siebenschläfer, Igel und sogar Füchse. Wir trafen dort auf Raben, Krähen, Elstern und andere Vögel.

Das Schaf Emma war kein Wildtier. Emma war von einem Landwirt in die Obhut der Tierpfleger übergeben worden. Der Landwirt musste seinen Betrieb schließen und wollte Emma nicht schlachten. Sogar ein Waschbär lebte dort, der durch die Behörden einer illegalen, tierquälerischen Haltung entzogen worden war und von der Wildtierstation mitten im Wald betreut wurde.

Soweit es möglich ist, entlassen die Tierpfleger die Wildtiere wieder in die Freiheit. Tierpatienten, die nicht mehr gesund werden und in freier Wildbahn nicht überleben könnten, dürfen bleiben.

Ich fand es sinnvoll, dass dieses »Outdoor-Krankenhaus für Tiere« direkt neben der Klinik für die Menschen zu finden war. Die Nachbarschaft war reiner Zufall, eine öko-psychosomatische Klinik der Zukunft könnte aber ganz gezielt die Heilung von Tieren in der Nähe der Heilung der Menschen ablaufen lassen. Wie wir schon wissen, wirkt sich die Begegnung mit Tieren äußerst positiv auf unsere Selbstheilungskräfte aus. Insbesondere Kinder würden im Kontakt mit den ebenfalls verletzten Tieren eine Solidargemeinschaft sehen. Die Tiere haben Wunden oder wurden operiert. Sie bekommen teilweise Medikamente und werden medizinisch versorgt. Kinder könnten ihr eigenes Leid mit den Tieren »teilen«.

Im Kapitel 5 habe ich die Untersuchungen zusammengefasst, die belegen, dass die Mensch-Tier-Beziehung sogar die Chance erhöht, einen Herzinfarkt zu überleben. Tiergestützte Therapie stärkt nachweislich das Immunsystem und wird bereits an zahlreichen Kliniken durchgeführt. Die Erfolge sind deutlich messbar. Therapie mit Tierkontakt darf an einer öko-psychosomatischen Klinik nicht fehlen. Dazu ist die Einhaltung hoher Hygienerichtlinien unbedingt erforderlich, und selbstverständlich ist es nicht möglich, Hunde, Katzen und andere Tiere an jeder beliebigen Station als Kotherapeuten einzusetzen. Manche klinischen Abteilungen sind aus hygienischen Gründen sogar für menschliche Besucher geschlossen.

In den USA existieren mehr als 600 Krankenhäuser, in denen Tiere seit Jahren oder Jahrzehnten zum »Personal« gehören. Es liegt dort kein einziger Fall vor, bei dem ein Patient aufgrund von Tierkontakt an einer Zoonose erkrankt wäre.[129] Dass Tiere in das Konzept eines Großkrankenhauses eingebaut werden können, zeigt auch in Deutschland das Krankenhaus Harlaching des Städtischen Klinikums München, wo Kaninchen, Meerschweinchen und Hunde seit zehn Jahren ein fester Bestandteil des medizinischen Behandlungskonzepts sind.[130] Ich habe mir zahlreiche Kliniken angesehen, an denen auch Pflanzen in die therapeutischen Angebote integriert werden. Das geschieht zum Beispiel über die sogenannte Gartentherapie, die weltweit praktiziert wird. Durch Gartenanlagen laden die Ärzte die Natur auf das Klinikgelände ein – und mit ihr die Heilungscodes der Natur. Ein Garten, in dem Bäume wachsen, hat den Nebeneffekt, dass die Patienten aus ihren Krankenzimmern auf diese Bäume blicken können. Wie gesagt aktiviert der Baumblick die Selbstheilungskräfte. Gartenanlagen bringen die heilenden Substanzen der Natur an die Klinik. Bäume, Sträucher und andere Gartenpflanzen geben Terpene ab, die unser Immunsystem stärken. Was ich bisher noch gar nicht erwähnt habe: Die gesundheitsfördernden Terpene in natürlichen

Ökosystemen entströmen auch dem Boden, weil Mikroorganismen in der Erde sie abgeben. Je naturnaher der Boden in einem Garten gestaltet wird, desto eher stellt sich auch ein natürlicher Stoffkreislauf im Erdreich ein.

Ein naturnaher Klinikgarten bietet den Patienten Raum, um Pflanzen zu begegnen. Die Menschheit blickt auf eine 10 000 Jahre alte Symbiose mit Gartenpflanzen zurück. Seit der Sesshaftwerdung leben Menschen eng mit diesen Pflanzen zusammen.

Das Hegen und Pflegen der Gartenpflanzen an Kliniken hat einen großen therapeutischen Wert, weshalb manche Krankenhäuser sogar eigene Gartentherapie-Programme entwickelt haben. Der Garten aktiviert dank der beruhigenden Reize aus der Natur unseren Nerv der Ruhe. Viele Kliniken, an denen Ärzte Gartentherapie anbieten, sind auf die Neuro-Rehabilitation spezialisiert. Durch einfache Gartenarbeit lernen Patienten nach Schlaganfällen oder Unfällen neu, mit ihrem Körper umzugehen. Gartenarbeit unterstützt den Organismus dabei, geschädigte Nervenverbindungen wieder aufzubauen. Hochbeete machen es auch Menschen in Rollstühlen möglich, mit den Pflanzen zu arbeiten.

Ein weiterer Anwendungsbereich der Gartentherapie ist die Schmerzbehandlung. Roger Ulrich, der Medizinwissenschaftler, der in seinen Studien die heilende Wirkung der Baumblicke untersucht hat, konnte nachweisen, dass Gartentherapie die Schmerzschwelle herabsetzt. Ich habe mit Ärzten an Kliniken gesprochen, die durch ihre Aufzeichnungen aus der Praxis bestätigen können, dass der Einsatz von Schmerzmitteln, Antidepressiva und Bluthochdruckmedikamenten durch Gartentherapie zurückgeht. Diese wird unterstützend auch in der Krebsbehandlung eingesetzt, um eine natürliche, von Nebenwirkungen freie Linderung von Schmerzen zu erreichen. Besonders positive Erfahrungen mit der Gartentherapie liegen – wie bei der tiergestützten Therapie –

an psychiatrischen und psychotherapeutischen Kliniken vor. Für den Nutzen von Gärten für betagte Menschen gibt es ebenfalls zahlreiche Belege, weswegen geriatrische Kliniken und Seniorenheime häufig zu den Anbietern von Gartentherapie gehören. Eine groß angelegte Untersuchung, die in Australien durchgeführt wurde, zeigte, dass Menschen über sechzig durch tägliche Gartenarbeit ihr Demenzrisiko um 36 Prozent senken können. Bei dieser Studie begleiteten die Wissenschaftler sechzehn Jahre lang fast 3000 Versuchsteilnehmer.[131]

Japanische Mediziner gehen mit ihren Patienten sogar in den Wald. Die Waldmedizin wird in europäischen Kliniken derzeit noch nicht durchgeführt. Es gibt zu wenige Waldflächen rund um die meisten Krankenhäuser, und Exkursionen mit den Patienten in Waldgebiete sind zu kostspielig. Es wäre eigenes Personal dazu nötig. In Japan bestehen bessere Chancen auf eine Finanzierung der Waldmedizin als in Europa, weil diese dort durch das staatliche Gesundheitswesen anerkannt ist.

Ich kann mich des Eindrucks nicht erwehren, dass es noch eine Weile dauern dürfte, bis öko-psychosomatische Angebote im deutschsprachigen Raum durch Krankenkassen finanziert werden. Unser Gesundheitswesen setzt die Erkenntnisse der evolutionären Medizin und der öko-psychosomatischen Forschung nicht einmal ansatzweise um.

Im Sommer 2015 besichtigte ich in Österreich eine Klinik, die von Grünflächen umgeben ist. Diese Flächen sollen verkauft und verbaut werden. Sie werden den Patienten in Zukunft nicht mehr zur Verfügung stehen. Ein Arzt der obersten Führungsebene erklärte mir, dass er Naturflächen an Krankenhäusern für überflüssig hält. Selbst die Lungenheilkunde käme, seiner Meinung nach, ohne Waldspaziergänge aus. Früher sei Waldluft bei Lungenerkrankungen wichtig gewesen, im 21. Jahrhundert seien die Medikamente aber so weit entwickelt, dass wir keine Waldluft mehr bräuchten, um lungenkranke Menschen gesund zu machen.

Diese Aussage macht deutlich, wie unvorstellbar weit entfernt manche Entscheidungsträger des Gesundheitswesens von der Idee einer öko-psychosomatischen Medizin sind. Die Natur aus der Lebenswelt des Naturwesens *Homo sapiens* zu entfernen und durch moderne Pharmazeutika zu ersetzen ist das genaue Gegenteil der Öko-Psychosomatik. Es handelt sich um eine Position, die auf den radikalen Materialismus zurückgeht, der in unserer Gesellschaft Fuß gefasst hat. Dass sich darin auch wirtschaftliche Interessen und das Profitdenken der Pharmaindustrie widerspiegeln, braucht nicht eigens erörtert zu werden. Öko-Psychosomatik geht anders.

Allergien: Ein Beweis für den Heilungscode der Natur

Im Frühjahr 2015 nahm ich im TV bei »ORF Stöckl« an einer Diskussionsrunde teil, zu der auch die österreichische Schriftstellerin Vea Kaiser eingeladen war. Sie hatte es mit ihren Romanen *Blasmusikpop* und *Makarionissi* zu Bekanntheit über die Landesgrenzen hinaus gebracht. Im Laufe der TV-Sendung äußerte sie mir gegenüber Zweifel an den Heilwirkungen der Bäume, indem sie auf ihre eigene Pollenallergie verwies: »Für mich hat gerade jetzt im Mai der Anblick eines Baumes überhaupt nichts Beruhigendes, sondern eher etwas sehr Beunruhigendes, und zwar: ›Wo sind meine Allergietabletten?‹«[132]

Die Tatsache, dass manche Menschen gegen bestimmte Pflanzenstoffe allergisch sind, wird mir immer wieder als Argument gegen den Heilungscode der Natur entgegengestellt. Doch bringt die Existenz von Allergien die Aussagen der Öko-Psychosomatik tatsächlich ins Wanken? Sogar das Gegenteil ist der Fall! Die Entstehung und Zunahme allergischer Reaktionen ist in Wirklichkeit ein überzeugender Beleg dafür, dass uns die Trennung von der Natur krank macht, während mehr Naturkontakt unsere Gesellschaft insgesamt wieder auf einen gesünderen Weg bringen würde. Allergien gegenüber Natursubstanzen sind unter anderem das Resultat der Entfremdung von der Natur.

Eine allergische Reaktion ist eine Immunantwort auf ein harmloses Antigen aus der Umwelt, das von unserem Immunsystem irrtümlich als krankmachend eingestuft wird. Solche Antigene aus der Natur sind in der Regel Pollen. Die mikroskopisch kleinen Gebilde werden von unserem Organismus mit Krankheitserregern »verwechselt«. Man nennt die Pollen daher in diesem Fall »Allergene«.

In den Industriegesellschaften hat sich die Anzahl der Allergiefälle in den letzten fünfzehn Jahren verdoppelt.[133] Vor allem Asthma und allergische Hautreaktionen sind auf dem Vormarsch. Die Zunahme dieser Autoimmunerkrankungen lässt sich überwiegend auf Umwelteinflüsse zurückführen und als Zivilisationserkrankungen betrachten. Die vier wichtigsten Umweltfaktoren, die zu ihrem Auftreten führen, sind:[134]

1. Umweltverschmutzung,
2. unnatürliche Ernährung,
3. mehr Allergene in der Umwelt,
4. veränderter Kontakt mit Mikroorganismen in der Kindheit!

Unser Immunsystem wird nicht mehr adäquat »geschult«. Es erwirbt seine Fähigkeiten vor allem in der frühen Kindheit. Dort werden die Weichen unseres Immunsystems nachhaltig gestellt. Es steht außer Zweifel, dass der fehlende Kontakt mit Bakterien und anderen Mikroorganismen durch übertriebene Hygiene den Grundstein für spätere Allergien stellen kann. An den Mikroben trainiert das Immunsystem seine späteren Fähigkeiten. Dieses Prinzip beginnt schon bei der Geburt. Die Bakterien der Vaginalschleimhaut, mit denen das Neugeborene in Berührung kommt, sorgen im Regelfall für den ersten eigenständigen Kontakt mit Mikroorganismen. Diese Bakterien besiedeln nach der Geburt den Darm und werden somit selbst zu einem Teil des Organismus des Babys – und zu einem Teil seines Immunsystems sowie des Bauchhirns. Statistisch betrachtet erhöht eine Kaiserschnittgeburt das Risiko, später Allergien zu entwickeln, weil dabei der Kontakt mit der Vaginalflora ausbleibt und der Darm von den »falschen« Bakterien besiedelt wird.[135]

Weil der Mensch in einem Funktionskreis mit der Umwelt steht, formen Einflüsse aus der Natur vom ersten Tag seiner Existenz die organische und psychische Gesundheit nachhaltig mit. Eine missverstandene Hygiene fördert das Allergierisiko. Erde und Lehm, oft als »Schmutz« betrachtet, enthalten Bakterien, an denen sich das kindliche Immunsystem erproben und ausbilden kann. Aus Studien wissen wir: Kinder, die auf Bauernhöfen aufwachsen, weisen ein deutlich geringeres Risiko auf, an Allergien zu leiden, als Stadtkinder.[136] Je mehr Substanzen, Mikroben und andere Einflüsse aus der Natur das Immunsystem in seinen frühen Jahren kennenlernen darf, desto eher wird es im Laufe des Lebens »Gut« von »Böse« unterscheiden können.

Der Kontakt zu Bodenorganismen ist aus mehreren Gründen gesund, die weit über das Thema »Allergien« hinausgehen. Es gibt Hinweise darauf, dass die Lernfähigkeit und die Intelligenz bei Säugetieren, also auch bei uns, durch Kontakt mit einem Bakterium gefördert werden, das Biologen als *Mycobacterium vaccae* bezeichnen. Dieses völlig harmlose, für uns gesunde Bodenbakterium wird bereits in der Immuntherapie gegen Allergien, Asthma, Schuppenflechte und Neurodermitis eingesetzt. Es klingt unglaublich, aber mehrere Studien legen nahe, dass der Kontakt zu *Mycobacterium vaccae* Depressionen und Ängste mindert. Beobachtungen an Mäusen haben außerdem ergeben, dass solche Tiere, die damit in Berührung kamen, bessere Leistungen beim Durchqueren eines Labyrinths aufweisen als Mäuse, die keinen Kontakt zu dem Bakterium hatten.[137]

Der Mikroorganismus wird derzeit rege erforscht und in Zukunft eine wichtige Rolle in der Medizin spielen, wenn man seine Wirkungsweisen besser verstanden hat. Fest steht jedenfalls, dass der Kontakt zu diesem Bodenorganismus und auch zu anderen Mikroorganismen aus der Erde wichtig für die Ausbildung eines gesunden Immunsystems ist. Wenn diese Berührungen in der Kindheit regelmäßig stattfinden, sinkt das Risiko, Allergien zu entwickeln.

Wir wissen auch, dass das Auftreten von Allergien zusätzlich durch Umweltschadstoffe gefördert wird. So können Partikel aus Dieselabgasen beispielsweise die Überreaktion auf Allergene verstärken. Auch dieser Umstand zeigt, dass ein ökologisches Umdenken unsere Gesellschaft gesünder machen würde.[138]

An den Beispielen wird deutlich, dass das Auftreten von Allergien gegenüber Pollen und anderen Naturstoffen kein Argument gegen die Heilungscodes der Natur ist. Diese Schlussfolgerung wäre eine völlige Verkehrung der Tatsachen. Der Vormarsch der Allergien beweist auf enorm schlagkräftige Weise, dass uns die *Trennung* von der Natur krank und der Kontakt zu ihr gesünder macht. Die Öko-Psychosomatik wird also durch diese Zusammenhänge vehement gestützt.

Die einzige wirksame Therapie, die beispielsweise eine Pollenallergie ursächlich behandeln kann, ist die Hyposensibilisierung.

Dabei werden die betreffenden Allergene in steigender Dosis verabreicht, meistens durch Impfungen. So soll das Immunsystem allmählich an die Stoffe gewöhnt werden und seine Überreaktion abbauen. Es geht also darum, den versäumten Naturkontakt wieder wettzumachen. Pharmazeutische Medikamente hingegen schaffen nichts anderes, als die Begleiterscheinungen der allergischen Reaktionen abzuschwächen. Ein öko-psychosomatisches Verständnis des Menschen wird dazu beitragen, unsere gesamte Lebensweise sowie das Gesundheitswesen wieder näher an die Natur heranzuführen. Nur so werden wir das Problem mit den Allergien eines Tages in den Griff bekommen.

Öko-Psychosomatik ohne rosarote Brille

An derselben Diskussionsrunde wie die Schriftstellerin Vea Kaiser nahm auch der inzwischen verstorbene deutsche Literaturkritiker Hellmuth Karasek teil. Ich hatte dort die Ehre, mit ihm ein Gespräch über den Menschen und die Natur zu führen.[139] Der ehemalige Professor für Theaterwissenschaft nahm an meiner Vorstellung einer heilsamen Natur Anstoß, weil die Natur seiner Meinung nach für den Menschen ein Ort des Überlebenskampfs sei. »Das Überleben nach Flugzeugabstürzen im Dschungel ist sehr kurz«, sagte er. Damit hatte er natürlich vollkommen recht. Ganz abgesehen davon, dass es um die Chancen, einen Absturz zu überleben, generell schlecht steht, wäre für uns modernen und von der Wildnis entfremdeten Menschen der Urwald ein gefährlicher Ort. Allein die Nahrungssuche dürfte für die meisten von uns zu einem Hindernis werden.

Das Gespräch mit Karasek bot mir die Möglichkeit, ein großes Missverständnis zu klären. Der Heilungscode der Natur bedeutet nicht, dass die Wildnis *nur* heilsame Einflüsse auf uns ausübt. Es wäre naiv, die Gefahren des Urwalds zu ignorieren. Öko-Psychosomatik bedeutet daher auch nicht, die Zivilisation aufzugeben und »nackt im Wald zu leben«. Die Öko-Psychosomatik ist die evidenzbasierte Wissenschaft von den gesundheitsfördernden Einflüssen der Natur auf uns Menschen. Und davon gibt es jede Menge. Es geht also darum, die Natur in unser Gesundheitswesen und unsere Medizin zu integrieren, sodass uns Menschen – weil wir Naturwesen sind – der Kontakt zu Pflanzen, Tieren und intakten Ökosystemen wieder ermöglicht wird. Damit ist auch eine respektvolle Haltung gegenüber der Natur und gegenüber Tieren verbunden. Die Tatsache, dass wir im Dschungel verhungern oder von einem Krokodil gefressen werden könnten, ändert nichts daran, dass beispielsweise die Baum-Terpene in der Waldluft und in zukünftigen Medikamenten sowie die Eindrücke und Einflüsse der Natur eine immens positive Wirkung auf unsere Gesundheit entfalten. Der Schutz und die Erhaltung der Ökosysteme und ein würdevoller Umgang mit unseren Verwandten, den Tieren, sollte uns ein Anliegen sein. Daran ändern die Gefahren des Dschungels nichts.

Gelegentlich kommt es vor, dass mich Leserinnen und Leser meiner Bücher fragen, wieso ich es überhaupt für notwendig halte, die Heilkräfte der Natur wissenschaftlich zu beweisen. Jeder Mensch könne doch intuitiv spüren, wie gut uns ein Waldspaziergang tut. Das stimmt nur bedingt. Gerade unter politischen Entscheidungsträgern des Gesundheitswesens verschafft man sich ohne knallharte Beweise kein Gehör. Viele Wissenschaftler und Ärzte spielen den Heilungscode der Natur nach wie vor als »esoterische Spinnerei« herunter. Offenbar spüren eben *nicht* alle Menschen, wie gut uns die Natur tut. Wenn wir unser Gesundheitswesen reformieren und unser Verhältnis zur Natur in Ordnung bringen wollen, dann brauchen wir dringend wissenschaftliche Evidenzen. Dadurch wird Veränderung möglich.

Dieses Buch hat gezeigt: Der Heilungscode der Natur steht auf einem festen wissenschaftlichen Fundament. Öko-Psychosomatik ist *die* ganzheitliche Wissenschaft von Mensch, Tier und Natur. Das hat nichts mit einer rosaroten Brille zu tun. Die Öko-Psychosomatik wird das Gesundheitswesen revolutionieren.

Kurz & bündig
Die wichtigsten Inhalte dieses Kapitels in aller Kürze

Die Öko-Psychosomatik ist die interdisziplinäre Erforschung der Mensch-Natur-Medizin. Der Begriff ist wissenschaftlich noch nicht etabliert. Meine Recherchen haben allerdings ergeben, dass das Wort »Öko-Psychosomatik« zumindest in den Neunzigern als Synonym für »Umwelttoxikologie« in einem etwas weiter gefassten Sinn verwendet wurde – also für die Erforschung der schädlichen Umwelteinflüsse auf Körper und Psyche. Dafür ist aber (neben der Umwelttoxikologie) bereits die Umweltmedizin zuständig. Das Besondere an der Öko-Psychosomatik muss hingegen sein, dass sie den Menschen als Teil des Netzwerks des Lebens betrachtet und den Heilungscode der Natur in den Mittelpunkt rückt. Es geht nicht nur um Umweltschadstoffe, sondern vor allem um die therapeutischen Wirkungen der Natur auf den Menschen.

Krankenhäuser, in denen Gartentherapie, Waldmedizin oder tiergestützte Therapie angeboten werden, könnten schon jetzt als ökopsychosomatische Kliniken bezeichnet werden. Die öko-psychosomatische Klinik der Zukunft berücksichtigt in ihren therapeutischen Angeboten gezielt die Verbindung des *Homo sapiens* mit der Natur.

Die Tatsache, dass Allergien gegenüber Pollen und anderen Pflanzenstoffen zunehmen, ist kein Argument gegen die Heilkräfte der Natur, sondern – ganz im Gegenteil – ein Beweis dafür, dass die Öko-Psychosomatik hält, was sie verspricht. Allergien entstehen vor allem durch die Trennung von natürlichen Einflüssen in der frühen Kindheit. Dazu gehören auch Bodenbakterien, mit denen Kinder beim Spielen in der Natur in Kontakt kommen. Bauernhofkinder entwickeln nachweislich weniger Allergien als Stadtkinder. Allergische Reaktionen beweisen, dass mehr Naturkontakt nötig wäre, um unsere Gesellschaft gesünder zu machen. In der Pollenallergie einen Widerspruch zu den Heilkräften der Natur zu sehen wäre eine Verkehrung der Tatsachen.

Ich rufe aber keinesfalls zu einem Blick auf die Natur durch die »rosarote Brille« auf. Natürlich kann der Aufenthalt in der Wildnis auch mit Gefahren verbunden sein – man denke an gefährliche Tiere im Dschungel. Öko-Psychosomatik bedeutet nicht, dass wir die Zivilisation aufgeben sollen. Es geht um die Integration des Naturkontakts in unser Alltagsleben sowie ins Gesundheitswesen. Die Öko-Psychosomatik ist außerdem mit einer wertschätzenden Haltung gegenüber Ökosystemen und Tieren verbunden.

Gastbeiträge

Das Ganze ist mehr als die Summe seiner Teile

Die Komplexität der Welt

Ein guter Weg, sich dem Verständnis »der Welt« anzunähern, bildet das Konzept eines Schichtenbaus der realen Welt in Anlehnung an Nicolai Hartmann.[140] Man kann niedrige und höhere Schichten oder Organisationsebenen unterscheiden – ähnlich wie im Wald. Dabei handelt es sich nicht um Hierarchien im klassischen Sinn, sondern um ein hochgradig vernetztes System, das aus *Holons*[141] besteht. Jedes Ganze besteht aus Teilen und ist selbst Teil eines größeren Ganzen. Entscheidend ist die Einsicht, dass die Teile ohne das Ganze bestehen können, nicht aber umgekehrt. Das Holon der Atome besteht aus Elementarteilchen, das Holon der Moleküle aus Atomen. Ohne Atome gibt es keine Moleküle, aber ohne Moleküle – etwa bei sehr hohen Temperaturen – existieren sehr wohl Atome.

Im Laufe der chemischen und später der biologischen Evolution entstanden immer höhere Organisationsebenen wie Zellen, Organismen, kognitive Fähigkeiten, Bewusstsein, die Ebene des

Geistigen. Auf jeder höheren Ebene treten neue Eigenschaften auf, die nicht von der tieferen Ebene her zu verstehen sind. Wenn mit dem bekannten Satz »Alles Leben ist Chemie!« gemeint ist, dass Leben ohne chemische Vorgänge nicht möglich sei, so ist das richtig. Wenn mit diesem Satz aber gemeint ist, Leben sei nichts anderes als Chemie, dann ist das grundfalsch; denn das, was Leben ausmacht, liegt jenseits der Chemie.

Das Ausblenden höherer Organisationsebenen und ihrer Qualitäten stellt einen Reduktionismus dar. In der empirischen Wissenschaft wurden die wesentlichen Einsichten in engen Teilbereichen durch Ausblenden der Gesamtwirklichkeit gewonnen. Das ist zunächst durchaus sinnvoll. Bedenklich und gefährlich wird es dann, wenn man glaubt, mit daraus abgeleiteter Technik die Welt verbessern zu können, ohne diese komplexe Welt überhaupt verstanden zu haben.

Das Scheitern reduktionistischer Ansätze

Es gibt zahllose Fälle des Scheiterns reduktionistischer Konzepte. Zum Thema dieses Buches passend, ist das folgende Beispiel erwähnenswert.

In den 1990er-Jahren wurde mit großem Propagandaaufwand das »Human Genome Project« (HUGO) in Angriff genommen mit dem erklärten Ziel, das menschliche Genom zu entschlüsseln. Man versprach, die Sequenzierung der menschlichen DNS würde wesentliche Fortschritte im Verständnis von Krankheitsursachen ergeben und die Möglichkeit eröffnen, »maßgeschneiderte« Medikamente herzustellen. Pharmakonzerne investierten daher hohe Beträge in dieses gewinnversprechende Forschungsprojekt, das mit einem Aufwand von rund 6 Milliarden US-Dollar sogar teurer war als das Manhattan Project im Zweiten Weltkrieg zur Herstellung der Atombomben.

Die Sequenzierung der menschlichen DNS ist mittlerweile längst abgeschlossen, doch die damit verbundenen Verheißungen haben sich (erfreulicherweise) nicht erfüllt.

War man bislang von 100 000 bis 140 000 menschlichen Genen ausgegangen, so ergab HUGO nur rund 20 000 Gene, vergleichbar mit Fruchtfliegen oder Fadenwürmern. Das Konzept »1 Gen – 1 Protein« ist widerlegt. Die Abläufe sind wesentlich komplexer. Statt Antworten auf die gestellten Fragen zu liefern, hat HUGO viele neue Fragen aufgeworfen und gezeigt, dass das genetische Wissen, mit dem man das Projekt begonnen hatte, in hohem Maße unzulänglich war. Selbst Craig Venter, dessen Firma Celera Corporation sich vor wenigen Jahren mit ihren »Sequenzierrobotern« an vorderster Front der biomedizinischen Forschung sah, musste bereits vor einigen Jahren eingestehen: »Im Rückblick waren unsere damaligen Annahmen über die Funktionsweise des Genoms dermaßen naiv, dass es fast schon peinlich ist.«[142]

Es ist still geworden um das Human Genome Project. Die aktuellen Genom-Sequenzierungsdaten sind nicht gut für das Geschäft mit Medikamenten, sondern zeigen in aller Klarheit die Unhaltbarkeit der bisher unumstrittenen deterministischen Dogmen auf. Das zentrale Dogma »Die Information läuft von der DNS über RNS zu einem Protein und nicht umgekehrt« gilt nicht mehr. Was Kritiker seit Langem betont hatten, dass das derzeitige molekulargenetische Wissen zum Verständnis der biologischen Funktionen bei Weitem nicht ausreiche, wurde erst vor wenigen Jahren klar bestätigt:[143] Der weitaus überwiegende Anteil der DNS im Zellkern (beim Menschen sind es 98 Prozent) codiert keine Proteine, was man bislang als die einzige Funktion angesehen hatte. Deshalb wurde diese DNS als wertlos angesehen und despektierlich als »Junk-DNS« bezeichnet, was (Nichtmolekular-)Biologen zu Recht als Kombination von Dummheit und Überheblichkeit empfunden hatten. Heute nimmt man an, dass in diesem Bereich des Genoms die »epigenetischen« Kontroll- und Regulationsfunktionen ablaufen.

Auf dem Gebiet der Epigenetik (der Vererbung von Eigenschaften, die nicht in der DNS-Sequenz festgelegt sind) wurden in den letzten Jahren beachtliche Einsichten gewonnen. Die »Vererbung erworbener Eigenschaften«, lange als unmöglich angesehen, ist an vielen Beispielen beobachtet worden.

Grundlegende Konzepte, auf denen die Gentechnik aufbaute, sind damit unhaltbar geworden, wie zum Beispiel die Annahme, ein Gen des Organismus A würde eine streng definierbare Leistung erbringen und, in den Organismus B transplantiert, dasselbe tun. Trotz unhaltbar gewordener wissenschaftlicher Basis wird die großtechnische Anwendung der Gentechnik unbekümmert weiter propagiert.

Den gentechnischen Verheißungen stehen unabsehbare negative Konsequenzen gegenüber. Der bedenklichste Aspekt ist vielleicht, dass auf höchst reduktionistische Weise der Versuch gemacht wird, den Menschen von seiner DNS her zu definieren, statt ihn als ganzheitliches Wesen in einer biologischen und sozialen Umwelt zu begreifen und zu respektieren, was in ähnlicher Weise auch für unsere Mitgeschöpfe zu fordern ist.

Die wichtige Verbindung zwischen Ökologie und Medizin

Kritik an molekularbiologischen Fortschrittskonzepten in der Medizin ist nicht populär. Es ist jedoch zu bedenken, dass eine wachsende Menschheit bei zunehmender Verarmung und Verelendung nicht aufwändiger, teurer medizinischer Heilverfahren bedarf, die immer nur privilegierten Eliten zugutekommen, sondern umwelthygienischer Strategien, die auf lange Sicht wesentlich mehr Krankheit und menschliches Leid vermeiden und dem menschlichen Grundrecht auf Schutz von Leben und Gesundheit am ehesten gerecht werden.

Dieses Buch von Clemens Arvay zeigt neue und aussichtsreiche Möglichkeiten der Umwelthygiene in Form einer Ökomedizin auf, die gleichermaßen dem Menschen und allem Lebendigen förderlich ist.

Diese umfassende Betrachtung eröffnet nicht nur ein weites Feld der Vorsorgemedizin, sondern bringt auch ein besseres Verständnis der gesamten Biosphäre als Schicksalsgemeinschaft und wird dazu beitragen, dass die anthropozentrische Verengung der Ethik überwunden und die Notwendigkeit der Bewahrung einer reichen Ökosphäre klarer erkannt wird.

Dr. Peter Weish Dozent für Humanökologie,
Universität Wien und Universität für Bodenkultur,
Wien im Februar 2016

Ausblick

Clemens G. Arvay ist es in »Der der Heilungscode der Natur« gelungen, auf klaren wissenschaftlichen Grundlagen und mit eindeutigen Fakten zu belegen, dass der Wald und die Existenz von Bäumen unsere Gesundheit grundlegend beeinflussen. Der Aufenthalt im Wald fördert nicht nur unser psychisches Wohlbefinden, sondern ist auch eine erfolgreiche Prophylaxe gegen schwere Erkrankungen unseres Zellsystems und damit eine zusätzliche, komplementäre Behandlungsform zur Vorbeugung von Krankheiten. Es ist zu hoffen, dass Politiker und Städteplaner daraus die notwendigen Schlüsse ziehen, aber auch die Menschen in ihrer Freizeitgestaltung diesen Erkenntnissen Rechnung tragen.

Kurt Aeschbacher,
Journalist und Moderator
beim Schweizer Fernsehen

Ein großes »Danke«

Im Frühjahr 2015 lernte ich Ulrich Ehrlenspiel von der Verlagsgruppe Random House in München kennen, der dort unter anderem den Riemann Verlag leitet. Bereits während unseres ersten Gesprächs wurde klar: Wir sind beide begeisterte Naturfreunde und teilen eine große Faszination für die Heilkräfte der Pflanzen und Tiere. Wir waren uns einig: All die bahnbrechenden Erkenntnisse der Mensch-Natur-Medizin müssen an die breite Öffentlichkeit, denn sie können die medizinischen Behandlungen der Zukunft besser machen. Außerdem zeigen die Erkenntnisse auf wissenschaftlicher Basis, dass Menschen immer schon recht hatten, wenn sie intuitiv die gesundheitsfördernden Wirkungen im Wald und auf Wiesen, in den Bergen und bei der Begegnung mit Tieren spürten. So wie der Volksmund immer wusste, dass es ein Bauchhirn gibt (»Bauchgefühl«), das die Wissenschaft jetzt entdeckt hat, so waren sich Menschen aller Kulturen der Heilwirkungen der Natur bewusst. Jetzt lehrt uns die Forschung, wie genau sich diese Wirkungen entfalten und wie groß ihr Potenzial ist. Ich danke Herrn Ehrlenspiel dafür, dass er so rasch von diesem Thema begeistert war und seit dem ersten Augenblick unserer Zusammenarbeit an dieses Buch glaubte.

Eine große Anerkennung spreche ich auch Caroline Colsman von der Verlagsgruppe Random House aus, deren großem Einsatz es zu verdanken ist, dass die Entstehung dieses Buches so gut koordiniert war. Unsere Zusammenarbeit war mir eine große Freude.

Dem Lektor Ralf Lay danke ich ebenso herzlich für die äußerst engagierte und kompetente Prüfung des Manuskripts und auch dafür, dass er die unzähligen Anmerkungen so souverän in Form gebracht hat, deren einheitliche Gestaltung nicht gerade meine größte Stärke war. Auch allen anderen Mitarbeitern des Verlags, die an der Planung und Entstehung dieses Buches beteiligt waren, gebührt meine größte Anerkennung.

Meinen Dank richte ich an Dr. Thomas Haase, den Rektor der Hochschule für Agrar- und Umweltpädagogik in Wien, der das Vorwort zu diesem Buch beigesteuert hat. Seine Hochschule ist eine von zweien in Europa, an denen die therapeutische Intervention mit Pflanzen und Tieren mit akademischem Abschluss studiert werden kann (Masterstudium »Green Care«).

Dem Ökologen Peter Weish (Universität Wien und Universität für Bodenkultur, Wien) danke ich für die Durchsicht meines Manuskripts und seine wertvollen Anmerkungen am Seitenrand. Es ehrt mich sehr, dass er für den krönenden Abschluss dieses Buches einen so gelungenen Beitrag über das Ganze, das mehr ist als die Summe seiner Teile, verfasst hat, den ich mit Freude entgegengenommen habe.

Last, but not least: Ich bedanke mich bei Ihnen, liebe Leserin und lieber Leser, für das Vertrauen, das Sie mir durch das Lesen dieses Buches entgegengebracht haben. Ich hoffe, Sie haben unsere Reise bis in die Urzeiten des Lebens interessant gefunden.

Unter *www.arvay.info* halte ich Sie auf dem Laufenden.

Clemens G. Arvay
Krems an der Donau
im Frühjahr 2016

Anmerkungen

1 Hermann Haken, Jahrgang 1927, ist Professor emeritus für theoretische Physik an der Universität Stuttgart. Quelle des Zitats: Hermann Haken, *Erfolgsgeheimnisse der Natur. Synergetik: Die Lehre vom Zusammenwirken,* Deutsche Verlagsanstalt, München 1995, S. 27.
2 Roger Ulrich, »View through a window may influence recovery from surgery«, in: *Science,* 27.4.1984, v224 p420(2), American Association for the Advancement of Science, Washington, D.C., 1984.
3 Qing Li, Maiko Kobayashi und Tomoyuki Kawada, »Relationships between percentage of forest coverage and standardized mortality ratios (SMR) of cancers in all prefectures in Japan«, in: *The Open Public Health Journal* 1/2008, Beijing 2008, S. 1–7.
4 Marc G. Berman, Omid Kardan, Peter Gozdyra, Bratislav Misic, Faisal Moola, Lyle J. Palmers und Tomáš Paus, »Neighborhood greenspace and health in a large urban center«, in: *Nature, Scientific Reports,* 5 (11610), 9.7.2015, www.nature.com/articles/srep11610.
5 Zitiert nach www.thestar.com, 13.7.2015.
6 Näheres zu *Shinrin Yoku,* dem »Waldbaden«, finden Sie in Clemens G. Arvay, *Der Biophilia-Effekt. Heilung aus dem Wald,* Edition a, Wien 2015, S. 27–52.
7 Qing Li und Tomoyuki Kawada, »Effect of forest environment on human immune function«, in: Qing Li (Hrsg.), *Forest Medicine,* Nova Biomedical, New York 2013, S. 69–89; und Arvay, *Der Biophilia-Effekt,* a.a.O, S. 30–35.
8 Volker Tschuschke, *Psychoonkologie. Psychologische Aspekte der Entstehung und Bewältigung von Krebs,* Schattauer, Stuttgart 2011, S. 81 und 116.
9 Kenneth M. Murphy, Paul Travers und Mark Walport, *Janeway Immunologie,* Springer Spektrum, Berlin 2014, S. 123.

10 Die drei wichtigsten durch Waldluft vermehrten antikarzinogenen Eiweißstoffe sind Perforin, Granulysin und Granzyme.
11 Qing Li et al., *Forest Medicine*, a.a.O., S. 74–86 und 160–164.
12 Forestry and Forest Products Research Institute, Tsukuba Norin Kenkyu Danchi-nai, Tsukuba City, Japan.
13 Tatsuro Ohira und Naoyuki Matsui, *Phytoncides in forest atmosphere*, in: Qing Li et al. (Hrsg.), *Forest Medicine*, a.a.O., S. 27–36.
14 Qing Li, Maiko Kobayashi, Hirofumi Inagaki et al., »Effect of phytoncides from forest environments on immune function«, in: ebenda, S. 162–165.
15 Ebenda, S. 160f.
16 Als am stärksten wirksam stellten sich unter anderem Isopren, Alpha-Pinen, Beta-Pinen, d-Limonen und andere Limonene sowie 1,8-Cineol heraus.
17 Roslin Thoppil und Anupam Bishayee, »Terpenoids as potential chemopreventive and therapeutic agents in liver cancer«, in: *World Journal of Hepatology*, Rockville, 27.9.2011, 3(9), S. 228–249, US National Library of Medicine, doi: 10.4254/wjh.v3.i9.228, www.ncbi.nlm.nih.gov/pmc/articles/PMC3182282.
18 S.L. Da Silva, P.M. Fiqueiredo und T. Yano, »Chemotherapeutic potential of the volatile oils from Zanthoxylum rhoifolium Lam leaves«, in: *European Journal of Pharmacology*, 8.12.2007, 576 (1–3), S. 180–188.
19 D-Limonen stellten sich sowohl in den waldmedizinischen als auch in den Laborstudien internationaler Krebsforscher als eine der wirksamsten getesteten Substanzen gegen Tumorzellen heraus.
20 Dietrich Wabner und Christine Beier (Hrsg.), *Aromatherapie – Grundlagen, Wirkprinzipien, Praxis,* Urban & Fischer (Elsevier), München 2012, S. 496; und P.L. Crowell, »Monoterpenes in Breast Cancer Chemoprevention«, in: *Journal of Breast Cancer Research and Treatment,* 46 (1997), S. 191–197.
21 Wabner und Beier (Hrsg.), a.a.O.; und J.J. Mills, R.S. Chari, I.J. Boyer, M.N. Gould und R.L. Jirtle, »Induction of Apoptosis in Liver Tumors by the Monoterpene Perillyl Alcohol«, in: *Journal of Cancer Research,* 66 (1995), S. 979–983.
22 Wabner und Beier (Hrsg.), a.a.O., S. 64.
23 Qing Li et al. (Hg.), *Forest Medicine*, a.a.O., S. 70f.
24 Joel E. Dimsdale, Geleitwort, in: Christian Schubert (Hrsg.), *Psychoneuroimmunologie und Psychotherapie*, S.V. Schattauer Verlag, Stuttgart 2011.

25 Raine Sihvonen, Mika Paavola, Antti Malmivaara, Ari Itälä, Antti Joukainen, Heikki Nurmi, Juha Kalske, Teppo Järvinen für die finnische Degenerative Meniscal Lesion Study (FIDELITY) Group, *The New England Journal of Medicine*, 26.12.2013, 369, S. 2515–2524, doi: 10.1056/NEJMoa1305189.

26 M. Englund und L.S. Lohmander, »Risk factors for symptomatic knee osteoarthritis 15 to 22 years after meniscectomy«, in: *Arthritis & Rheumatology*, 50/2004, S. 2811–2819; und E.M. Roos, A. Ostenberg, H. Roos, C. Ekdahl und L.S. Lohmander, »Long-term outcome of meniscectomy: symptoms, function, and performance tests in patients with or without radiographic osteoarthritis compared to matched controls«, in: *Osteoarthritis Cartilage*, 9/2001, S. 316–324.

27 Vgl. www.spiegel.de/wissenschaft/mensch/highspeed-evolution-hi-virus-entkommt-durch-schnelle-mutation-a-610061.html.

28 Werner Buselmaier, *Evolutionäre Medizin – eine Einführung für Mediziner und Biologen*, Springer, Wiesbaden 2015, S. 12 f.

29 Qing Li et al. (Hrsg.), *Forest Medicine*, a.a.O., S. 111–135.

30 Steven Stearns und Jacob Koella, *Evolution in Health and Disease*, Oxford University Press, New York 2008, S. 279.

31 Das hier wiedergegebene, schriftlich festgehaltene Kolloquium stammt aus Carola Otterstedt und Michael Rosenberger (Hrsg.), *Gefährten – Konkurrenten – Verwandte. Die Mensch-Tier-Beziehung im wissenschaftlichen Diskurs*, Vandenhoeck und Ruprecht, Göttingen 2009, S. 153–157.

32 Edward Wilson, *Die soziale Eroberung der Erde. Eine biologische Geschichte des Menschen*, C.H. Beck, München 2013, S. 221 f.

33 Vgl. http://diepresse.com/home/science/715705/print.do.

34 Qing Li, Maiko Kobayashi, Hirofumi Inagaki et al., »Physical factors in the forest environment«, in: Qing Li et al. (Hrsg.), *Forest Medicine*, a.a.O., S. 162–165.

35 Marcus Pembrey, Lars Olov Bygren, Gunnar Kaati, Sören Edvinsson, Kate Northsstone, Michael Sjöström und Jean Golding, »Sex-specific, male-line transgenerational responses in humans«, in: *European Journal of Human Genetics*, Nature Publishing Group (2006) 14, S. 159–166, doi: 1018-4813/06.

36 Marcus Pembrey, »Time to take epigenetic inheritance seriously«, in: *European Journal of Human Genetics*, Nature Publishing Group (2002), 10/11, S. 669–671, doi: 10.1038/sj.ejhg.5200901.

37 Zitiert aus dem BBC-Dokumentarfilm »The ghost in your genes«.

38 Ebenda.

39 Alva Noë, *Du bist nicht dein Gehirn. Eine radikale Philosophie des Bewusstseins*, Piper, München 2010, S. 89.

40 Zitiert nach de.wikipedia.org/wiki/Gaia-Hypothese.

41 Matthew Botvinick und Jonathan Cohen, »Rubber hands ›feel‹ touch that eyes see«, in: *Nature* 391, 756, Februar 1998, doi:10.1038/35784.

42 Noë, *Du bist nicht dein Gehirn*, a.a.O., S. 93f.

43 Vgl. Jim Hazelwood, »Mit der Haut sehen. Eine Orientierungshilfe für Blinde«, in: *Zeit online*, Hamburg, www.zeit.de/1967/19/mit-der-haut-sehen (Artikel vom 12.5.1967).

44 Erich Fromm, *Die Seele des Menschen – ihre Fähigkeit zum Guten und zum Bösen,* Deutsche Verlagsanstalt, Stuttgart 1979, S. 42.

45 Ebenda, S. 43.

46 Edward Wilson, *Biophilia. The human bond with other species*, Harvard University Press, Cambridge, MA, 1984, S. 1.

47 Gordon Orians und Judith Heerwagen, »Humans, habitats and aesthetics«, in: Stephen Kellert und Edward O. Wilson (Hrsg.), *The Biophilia Hypothesis*, Island Press, Washington, DC, 1993, S. 157–163; und Arvay, *Der Biophilia-Effekt*, a.a.O., S. 65–73.

48 John Falk und John D. Balling, »Evolutionary Influence on Human Landscape Preference«, in: *Journal of Environment & Behavior*, 7/2010, doi: 10.1177/ 0013916509341244; und Arvay, *Der Biophilia-Effekt*, a.a.O., S. 76f.

49 Interview mit Michael Jackson, ausgestrahlt durch ITV2: www.youtube.com/watch?v=e6J7aQ4ptSI.

50 Qing Li, Toshiaki Otsuka, Maiko Kobayashi et al., »Effects of forest environments on cardiovascular and metabolic parameters«, in: Qing Li et al. (Hrsg.), *Forest Medicine*, a.a.O., S. 124.

51 H. Kawano, H. Yasue, A. Kitagawa et al., »Dehydroepiandrosterone supplementation improves endothelial function and insulin sensitivity in men«, in: *Journal of Clinical Endocrinology and Metabolism Impact Factor*, 88, Juli 2003, S. 3190–3195.

52 Vgl. www.ncbi.nlm.nih.gov/pmc/?term=DHEA.

53 Nicole Maninger, Owen Wolkowitz, Viktor Reus, Elissa Epel und Synthia Mellon, »Neurobiological and neuropsychiatric effects of dehydroepiandrosterone (DHEA) and DHEA sulfate (DHEAS)«, in: *Frontiers in Neuroendocrinology*, 30 (1), Januar 2009, S. 65–91, doi: 10.1016/j.yfrne.2008.11.002.

54 Für alle, die es genau wissen wollen: Bei diesem degenerativen Prozess handelt es sich um *Lipidperoxidation*, also um eine oxidative Degradation von Lipiden.
55 Nikolaos Samaras, Dimitrios Samaras, Emilia Frangos, Alexandre Forster und Jacques Philippe, »A review of age-related dehydroepiandrosterone decline and its association with well-known geriatric syndromes – Is treatment beneficial?«, in: *Rejuvenation Research*, 16 (4), August 2013, S. 285–294, doi: 10.1089/rej.2013.1425.
56 Siehe https://de.wikipedia.org/wiki/Yin_und_Yang_(Symbol).
57 Zusammengefasst nach Mark Bear, Barry Connors und Michael Paradiso, *Neurowissenschaften. Ein grundlegendes Lehrbuch für Biologie, Medizin und Psychologie,* Springer Spektrum, Berlin/Heidelberg 2012, S. 547–552.
58 Kurt Kotrschal, »Die evolutionäre Theorie der Mensch-Tier-Beziehung«, in: Otterstedt und Rosenberger (Hrsg.), *Gefährten. Konkurrenten. Verwandte*, a.a.O., S. 63.
59 Bum-Jin Park, Yuko Tsunetsugu, Juyoung Lee, Takahide Kagawa und Yoshifumi Miyazaki, »Effect of the forest environment on physiological relaxation using the result of field tests at 35 sites throughout Japan«, in: Qing Li et al. (Hrsg.), *Forest Medicine*, a.a.O., S. 57–67.
60 Qing Li, Toshiaki Otsuka, Maiko Kobayashi et al., »Effects of forest environments on cardiovascular and metabolic parameters«, in: Qing Li et al. (Hrsg.), *Forest Medicine*, a.a.O., S. 117–135.
61 Ö1-Radiokolleg vom 30.11.2015, Österreichischer Rundfunk.
62 Rodney Matsuoka, *High School Landscapes and Student Performance*, Dissertation, University of Michigan, Ann Arbor 2008, S. 78–92, http://deepblue.lib.umich.edu/handle/2027.42/61641.
63 Richard Louv, *Das Prinzip Natur. Grünes Leben im digitalen Zeitalter*, Beltz, Weinheim 2012, S. 50.
64 Zusammengefasst aus Arvay, *Der Biophilia-Effekt*, a.a.O., S. 72; und Clare Cooper Marcus und Naomi A. Sachs, *Therapeutic Landscapes. An Evidence-Based Approach to Designing Healing Gardens and Restorative Outdoor Spaces,* John Wiley & Sons, Hoboken, NJ, 2013, S. 14–46.
65 Bear, Connors und Paradiso, *Neurowissenschaften*, a.a.O., S. 548.
66 Henry David Thoreau, *Vom Spazieren* (Original: *Walking*), Diogenes, Zürich 2004, S. 46–51.
67 William Borrie, Angela Meyer und Ian Foster, »Wilderness experiences as sanctuary and refuge from society«, in: *Wilderness visitor experiences – Progress in research and management*, United States Department of

Agriculture, Forest Service, Rocky Mountain Research Station, Missoula, MT, 4.–7. April 2011, S. 70–76.

68 United States Department of Agriculture, *Wilderness visitor experiences*, USDA – United States Department of Agriculture, Washington, DC, 2012.

69 Mehr über die Natur als Psychotherapeutin in Arvay, *Der Biophilia-Effekt*, a.a.O., S. 53–187.

70 Jean-Jacques Rousseau, *Die Bekenntnisse,* Deutscher Taschenbuch Verlag, München 2012, S. 162.

71 Vgl. www.nature.com/news/2010/100519/full/465282a.html?s=news_rss?iframe=true&width=100%&height=100%.

72 »Ratte verarbeitet Information so gut wie der Mensch«, Welt.de, Artikel 13921307, 14.3.2012.

73 Zitiert nach www.cshl.edu/Faculty/Anne-Churchland.html.

74 Kenneth S. Saladin, *Anatomy & Physiology. The Unity of Form and Function*, McGraw-Hill Education, New York, NY, 7. Aufl. 2014.

75 Henri Julius, Andrea Beetz, Kurt Kotrschal, Dennis Turner und Kerstin Uvnäs-Moberg, *Bindung zu Tieren. Psychologische und neurobiologische Grundlagen tiergestützter Interventionen,* Hogrefe, Göttingen 2014, S. 31.

76 Julius, Beetz, Kotrschal, Turner und Uvnäs-Moberg, *Bindung zu Tieren*, a.a.O., S. 32.

77 Wolf Herre und Manfred Röhrs, *Haustiere – zoologisch gesehen,* Springer Spektrum, Berlin/Heidelberg 2013, S. 136.

78 Kurt Kotrschal, C. Schlögl und T. Bugnyar, »Dumme Vögel? – Lektionen von Rabenvögeln und Gänsen«, in: *Biologie in unserer Zeit*, 6, 2007, S. 366–374; I. Pepperberg, *The Alex Studies. Cognitive and Communicative Abilities of Grey Parrots,* Harvard University Press, Cambridge, MA, 1999; N. Emery und N. Clayton, »The mentality of crows – convergent evolution of intelligence in corvids and apes«, in: *Science*, 306/2004, S. 1903–1907.

79 Vgl. C. Charnetski, S. Riggers und F. Brennan, »Effect of petting a dog on immune system function«, in: *Psychological Reports*, 95/2004, S. 1087–1091.

80 Julius, Beetz, Kotrschal, Turner und Uvnäs-Moberg, *Bindung zu Tieren*, a.a.O., S. 63.

81 Janelle Nimer und Brad Lundahl, »Animal-assisted therapy – a meta-analysis«, in: *Frontiers of Psychology*, 20 (3) 2007, 6, S. 1121; doi: 10.3389/fpsyg.2015.01121.

82 B. Headey, »Health benefits and health cost savings due to pets – preliminary estimates from an Australian national survey«, in: *Social Indicators Research*, 47/1999, S. 233–243.

83 Erika Friedmann, S. Thomas und T. Eddy, »Companion animals and human health – physical and cardiovascular influences«, in: A.L. Podberscek, E. Paul und J. Serpell (Hrsg.), *Companion Animals and Us. Exploring the Relationships between People and Pets*, Cambridge University Press, Cambridge, MA, 2000, S. 125–142; Erika Friedmann und S. Thomas, »Pet ownership, social support, and one-year survival after acute myocardial infarction in the cardiac arrhythmia suppression trial (CAST)«, in: C.C. Wilson und D.C. Turner (Hrsg.), *Companion Animals in Human Health*, Sage, Thousand Oaks, CA, 1998, S. 187–201; Erika Friedmann, A. Thomas, L. Cook, C. Tsai und S. Picot, »A friendly dog as potential moderator of cardiovascular response to speech in older hypertensives«, in: *Anthrozoös*, 20/2007, S. 51–63, doi: 10.2752/089279307780216605.

84 Andreas Zieger, »Erfahrungen mit Tieren in der Betreuung von schwersthirngeschädigten Menschen im Koma und Wachkoma und ihren Angehörigen«, in: Erhard Olbrich und Carola Otterstedt, *Menschen brauchen Tiere. Grundlagen und Praxis der tiergestützten Therapie und Pädagogik*, Kosmos, Stuttgart 2003, S. 214–227.

85 Vgl. www.a-zieger.de/Dateien/Vortraege/FolienVortragEschwege_R2006.pdf.

86 Stefanie Böttger, »Die Mensch-Tier-Beziehung aus neuropsychologischer Perspektive am Beispiel der tiergestützten Therapie«, in: Olbrich und Otterstedt, *Menschen brauchen Tiere*, a.a.O., S. 90 ff.

87 Y. Barak, O. Savorai, S. Mavashev und A. Beni, »Animal-assisted therapy for elderly schizophrenic patients – a one-year controlled trial«, in: *American Journal of Geriatric Psychiatry*, 9/2001, S. 439–442.

88 C. Marr, L. French, D. Thomson, L. Drum, G. Greening, J. Mormon et al., »Animal-assisted therapy in psychiatric rehabilitation«, in: *Anthrozoös, 13/2000, S. 43–47.*

89 Bente Berget, Oivind Ekeberg und Bjarne Braastad, »Animal-assisted therapy with farm animals for persons with psychiatric disorders – effects on self efficacy, coping ability and quality of life – a randomized controlled trial«, in: *Clinical Practice and Epidemiology in Mental Health*, 4 (9) 2008, doi:10.1186/1745-0179-4-9; und Jan Hassink und Majken van Dijk, *Farming for Health. Green Care Farming across Europe and the United States of America*, Springer, Dordrecht 2008.

90 Bente Berget, Oivind Ekeberg, O. Pedersen und Bjarne Braastad, »Animal-assisted therapy with farm animals for persons with psychiatric disorders – effects on anxiety and depression – a randomized controlled trial«, in: *Occupational Therapy in Mental Health*, 27/2011, S. 50–64.
91 Aubrey Fine (Hrsg.), *Animal Assisted Therapy. Foundations and Guidelines for Animal-Assisted Interventions*, Elsevier, London 2015, S. 118–121.
92 Ebenda, S. 195–205.
93 L. Havener, B. Gentes, B. Thaler, M. Megel, M. Baun, F. Driscoll et al., »The effects of a companion animal on distress in children undergoing dental procedures«, in: *Issues in Comprehensive Pedriatic Nursing*, 24/2001, S. 137–152.
94 Lynette Hart und Mariko Yamamoto, »Recruiting Psychosocial Health Effects of Animals for Families and Communities. Transition to Practice«, in: Fine, *Animal Assisted Therapy*, a.a.O., S. 58.
95 Erhard Olbrich, »Bausteine einer Theorie der Mensch-Tier-Beziehung«, in: Otterstedt und Rosenberger (Hrsg.), *Gefährten. Konkurrenten. Verwandte*, a.a.O., S. 116–117.
96 Das Interview mit Andreas Danzer in voller Länge siehe Arvay, *Der Biophilia-Effekt*, a.a.O., S. 15–18.
97 E. Sobo, B. Eng und N. Kassity-Krich, »Canine visitation (pet) therapy – pilot data on decreases in Child Pain Perception«, in: *Journal of Holistic Nursing*, 24/2006, S. 51–57.
98 Vgl. Julius, Beetz, Kotrschal, Turner und Uvnäs-Moberg, *Bindung zu Tieren*, a.a.O., S. 90.
99 Vgl. Joachim Bauer, *Das kooperative Gen. Evolution als kreativer Prozess*, Heyne, München 2010.
100 James A. Shapiro, *Evolution. A View from the 21st Century*, Prentice Hall, Upper Saddle River, NJ, 2013.
101 Heinz Penzlin, *Das Phänomen Leben. Grundfragen der theoretischen Biologie*, Springer Spektrum, Heidelberg 2014, S. 8.
102 Vgl. Julius, Beetz, Kotrschal, Turner und Uvnäs-Moberg, *Bindung zu Tieren*, a.a.O.
103 Penzlin, *Das Phänomen Leben*, a.a.O., S. 9.
104 Vgl. Veiko Krauß, *Gene, Zufall, Selektion. Populäre Vorstellungen zur Evolution und der Stand des Wissens*, Springer Spektrum, Heidelberg 2014, S. 20.
105 David Albert, »On the Origin of Everything«, in: *New York Times*, 23.3.2012, www.nytimes.com/2012/03/25/books/review/a-universe-from-nothing-by-lawrence-m-krauss.html?pagewanted=all&_r=0.

106 Laut dieser Theorie soll ein RNS-Molekül mit einer Membran das erste Lebewesen gewesen sein. RNS (Ribonukleinsäure) ist noch heute am Lesen und Schreiben des genetischen Codes der Zellen beteiligt.

107 Thomas Fuchs, *Das Gehirn, ein Beziehungsorgan. Eine phänomenologisch-ökologische Konzeption,* Kohlhammer, Stuttgart 2013, S. 46.

108 Jan Völker, Ästhetik der Lebendigkeit. Kants dritte Kritik, Wilhelm Fink Verlag, Paderborn 2011, S. 131.

109 Alle Einstein-Zitate aus Albert Einstein, *Mein Weltbild*, Ullstein, Frankfurt am Main 1981.

110 Ernst Pöppel, »*Wir* sind gemeint. Neurowissenschaftliche und evolutionstheoretische Aspekte des Bewusstseins auf der Grundlage eines pragmatischen Monismus«, in: Arndt Büssing und Niko Kohls (Hrsg.), *Spiritualität transdisziplinär. Wissenschaftliche Grundlagen im Zusammenhang mit Gesundheit und Krankheit*, Springer, Berlin/Heidelberg 2011, S. 3–21.

111 Michael Schmidt-Salomon, *Jenseits von Gut und Böse. Warum wir ohne Moral die besseren Menschen sind,* Piper, München 2012, S. 240–246.

112 Richard Louv, *Das Prinzip Natur. Grünes Leben im digitalen Zeitalter,* Beltz, Basel 2012, S. 29.

113 Hans-Jürgen Scheurle, *Das Gehirn ist nicht einsam. Resonanzen zwischen Gehirn, Leib und Umwelt*, Kohlhammer, Stuttgart 2013, S. 22 f.

114 Pöppel, »*Wir* sind gemeint«, a.a.O., S. 4.

115 Walter Heitler, *Naturwissenschaft ist Geisteswissenschaft*, Die Waage, Zürich 1972, S. 14.

116 Scheurle, *Das Gehirn ist nicht einsam*, a.a.O, S. 24 f.

117 Gerhard Roth, *Fühlen, Denken, Handeln: Wie das Gehirn unser Verhalten steuert*, Suhrkamp, Frankfurt a.M. 2003, passim.

118 Sie finden das gesamte Interview mit dem Patienten »Johannes« in: Arvay, *Der Biophilia-Effekt*, a.a.O., S. 182–187.

119 Vgl. Meredith Sabini, *C. G. Jung on Nature, Technology and modern Life,* North Atlantic Books, Berkeley, CA, 2007, S. I.

120 Vgl. Ebenda, S. 29.

121 Viktor Frankl, »Das Leiden am sinnlos gewordenen Leben«, Vortrag, Wien 1976, www.mediathek.at/atom/14836C5C-00F-001A1-00000948-148278B6.

122 Ralph Marc Steinmann, »Zur Begriffsbestimmung von Spiritualität«, in: Arndt Büssing und Niko Kohls, *Spiritualität transdisziplinär*, Springer, Heidelberg 2011, S. 42 f.

123 David Chalmers, *The Character of Consciousness,* Oxford University Press, New York 2010, S. 342–343.

124 Sigrun Preuss, *Ökopsychosomatik. Umweltbelastungen und psychovegetative Beschwerden,* Roland Asanger Verlag, Heidelberg 1995.

125 Siehe www.spektrum.de/lexikon/psychologie/oekopsychosomatik/10840, Stichwort Ökopsychosomatik, abgerufen am 7.1.2016.

126 Hilarion Petzold, *Die heilende Kraft der Gärten. Integrative Gartentherapie, seelisches Wohlbefinden, angewandte Ökopsychosomatik,* in: *Integrative Therapie. Zeitschrift für vergleichende Psychotherapie und Methodenintegration,* Vol. 37, Nr. 4, S. 365, Wien, 2011

127 Ebenda, S. 385

128 Hilarion Petzold, Susanne Orth-Petzold und Ilse Orth, *Freude am Lebendigen und weiser Umgang mit Natur. Die Frische, Kraft und Weisheit integrativer Garten- und Landschaftstherapie – Green Meditation, Therapeutic Guerilla Gardening,* in: Hilarion Petzold (Hrsg.), *Polyloge. Materialien aus der Europäischen Akademie für biopsychosoziale Gesundheit. Eine Internetzeitschrift für Integrative Therapie, Ausgabe 20/2013,* S. 1-78

129 Anke Prothmann, »Tiergestützte Interventionen in der Humanmedizin«, in: Otterstedt und Rosenberger (Hrsg.), *Gefährten. Konkurrenten. Verwandte,* a.a.O., S. 193.

130 Stefanie Böttinger, »Die Mensch-Tier-Beziehung aus neuropsychologischer Perspektive am Beispiel der tiergestützten Therapie«, in: Otterstedt und Rosenberger (Hrsg.), *Gefährten. Konkurrenten. Verwandte,* a.a.O., S. 84–89.

131 Louv, *Das Prinzip Natur,* a.a.O., S. 102.

132 »ORF Stöckl« vom 28.5.2015.

133 Murphy, Travers und Walport, *Janeway. Immunologie,* a.a.O., S. 700.

134 Ebenda, S. 708.

135 Vgl. www.netdoktor.de/news/kaiserschnitt-mehr-allergien-durch-unguenstige-darmflora.

136 Vgl. www.welt.de/gesundheit/article144000974/Was-bei-Kindern-wirklich-Allergien-ausloest.html.

137 D. Matthews, S. Jenks, »Ingestion of Mycobacterium Vaccae Decreases Anxiety-Related Behavior and improves Learning in Mice«, in: *Journal of Behavioural Processes,* 96, S. 27-35, Elsevier, 2013, doi: 10.1016/j.beproc.2013.02.007.

138 Murphy, Travers und Walport, *Janeway. Immunologie,* a.a.O., S. 708-709.

139 »ORF Stöckl« vom 28.5.2015.

140 Nicolai Hartmann: *Der Aufbau der realen Welt*, Walter de Gruyter, Berlin 1964.

141 Der Begriff »Holon« (aus dem Griechischen für »das Ganze«) wurde von Arthur Koestler geprägt.

142 Zitiert nach B. Kegel: *Epigenetik. Wie Erfahrungen vererbt werden*, DuMont, Köln 2009, S. 56. Diese »peinlichen« Annahmen bilden auch heute noch die »wissenschaftliche« Basis der gentechnischen Praxis.

143 Siehe zum Beispiel W.W. Gibbs, »The unseen genome. Gems among the junk«, in: *Scientific American*, November 2003, www.imb.uq.edu.au/download/large/TheUnseenGenome.pdf.

Register